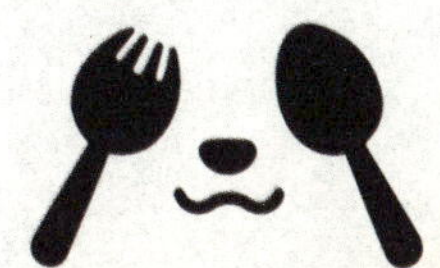

妇产科主任定本

怀孕坐月子百科

陈倩 主编

北京大学第一医院妇产科
主任医师、教授

中华医学会围产医学分会
秘书长、常务委员

中国纺织出版社有限公司 | 国家一级出版社
全国百佳图书出版单位

图书在版编目（CIP）数据

妇产科主任定本怀孕坐月子百科 / 陈倩主编．—北京：中国纺织出版社，2016.8（2024.3 重印）

ISBN 978-7-5180-2586-2

Ⅰ．①妇…　Ⅱ．①陈…　Ⅲ．①妊娠期—妇幼保健—基本知识②产褥期—妇幼保健—基本知识　Ⅳ．① R715.3 ② R714.6

中国版本图书馆 CIP 数据核字（2016）第 100359 号

策划编辑：樊雅莉　　　　责任印制：王艳丽

中国纺织出版社出版发行

地址：北京市朝阳区百子湾东里 A407 号楼　邮政编码：100124

销售电话：010—67004422　传真：010—87155801

http://www.c-textilep. com

E-mail:faxing@c-textilep. com

中国纺织出版社天猫旗舰店

官方微博 http://weibo.com/2119887771

鸿鹄（唐山）印务有限公司印刷　各地新华书店经销

2016 年 8 月第 1 版　2024 年 3 月第 2 次印刷

开本：710×1000　1/16　印张：20

字数：318 千字　定价：49.80 元

凡购本书，如有缺页、倒页、脱页，由本社图书营销中心调换

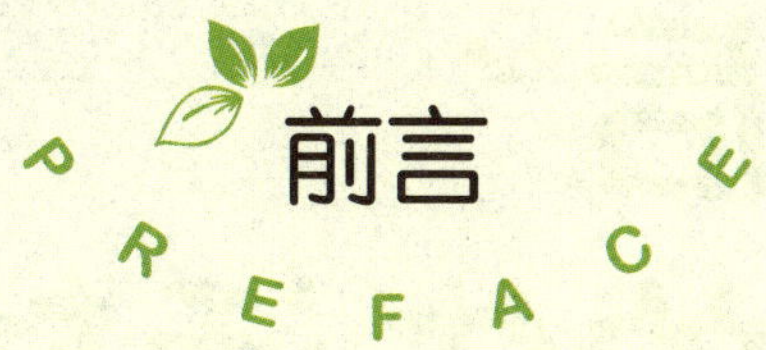

孕育生命是每个家庭的大事儿。不管你是初次怀孕，还是准备要二孩，都会遇到各种各样的问题。

★完美备孕

备孕就要把家里的猫狗送走?
月经不调不容易怀上吗?
孕前检查有必要做吗?
想生二孩，你“请示”过身体了吗?

★幸福怀孕

宫外孕是什么，会找上我吗?
第一胎孕吐较厉害，这次还会如此吗?
生娃和职场该如何平衡?
看孕检单子如同看天书?

★顺利分娩

分娩痛怎么缓解?
我该自己生还是剖宫产?
无痛分娩对我和宝宝影响大吗?
头胎剖宫产，这次还得剖?

★安心坐月子

剖宫产手术时的麻药会影响喂奶吗?
高龄产妇坐月子要特别注意什么?
产后大量出汗怎么办?
产后恶露不尽怎么调?

别担心，翻开此书，我们会一一为你解答。本书从备孕、怀孕、产检、孕期营养、胎教、分娩、坐月子这 7 个方面，向读者介绍从“中标”到“卸货”、到月子期的营养保健，告诉你每个月需要做什么、不能做什么，为你所遇到的种种问题解疑答惑。特别增加了高龄产妇、二孩的热点，对 35~40 岁、41~48 岁想要孩子的女性也提供了实用知识点，如羊水穿刺等；融入心理学知识，帮你解决大孩心理建设、手足关系、二胎养育、亲子等问题。

这本书就像你的产科医生，帮你缓解压力，轻松度过 40 周孕期，让你顺利实现 1+1=3 或者 4 的美好愿望！

怀孕后 每天的生活轨迹

每天穿得暖暖的，让小宝贝也暖暖和和的。

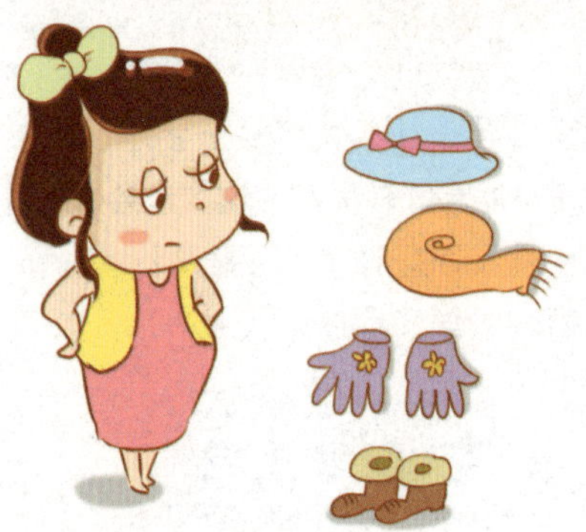

每天补充营养，让小宝贝健健康康的。

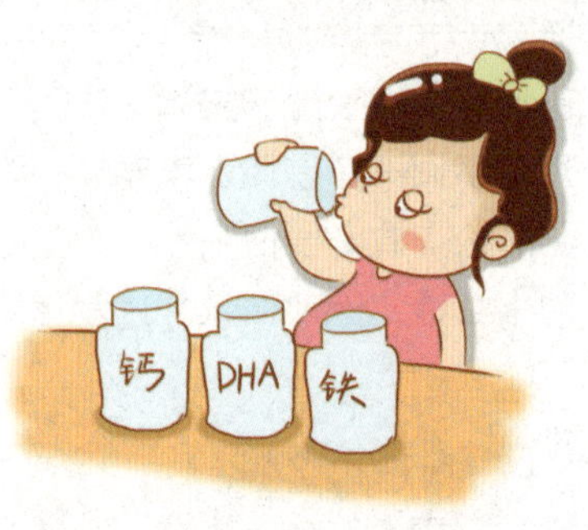

每天吃几个水果，小宝贝将来会水灵灵的。

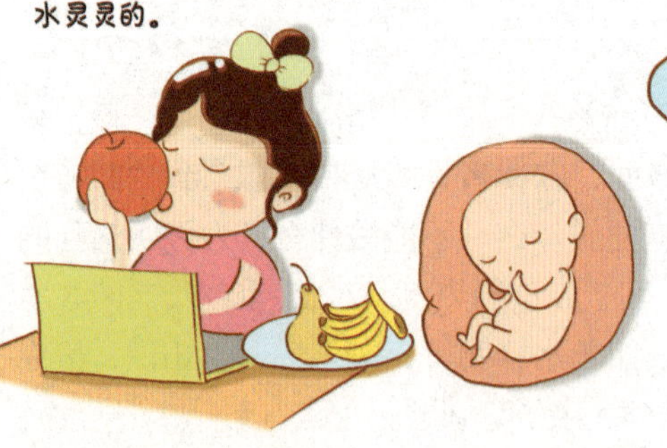

每天带着小宝贝散步，让宝贝跟我一起运动。

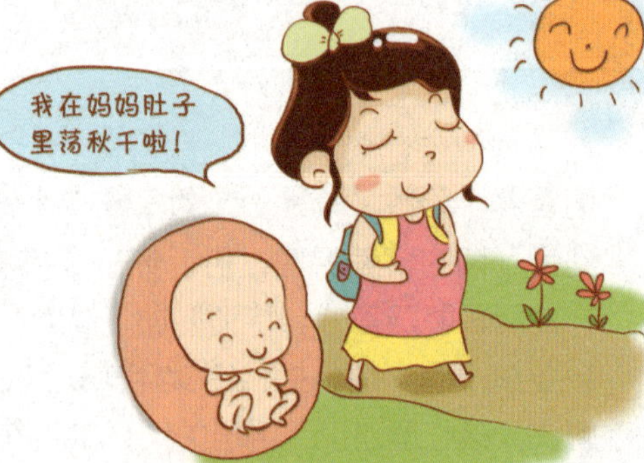

每天带着小宝贝认真工作，让小宝贝做个聪明的小孩。

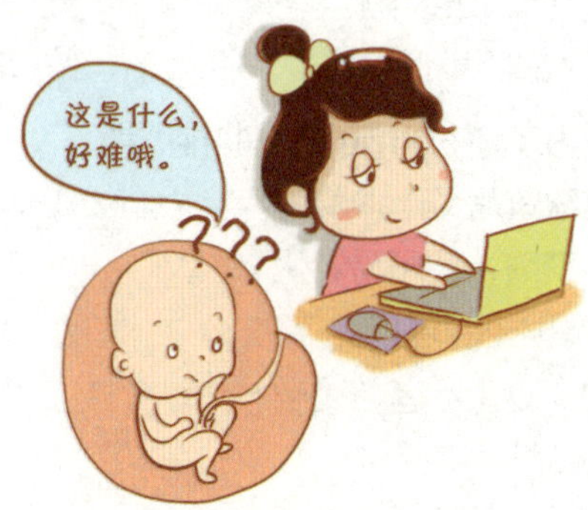

每天晚上给小宝贝听音乐，让他心情舒畅。

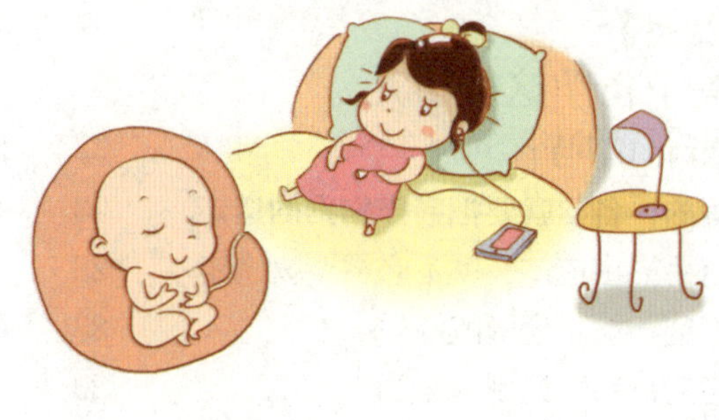

每天跟小宝贝一起做甜甜蜜蜜的梦。

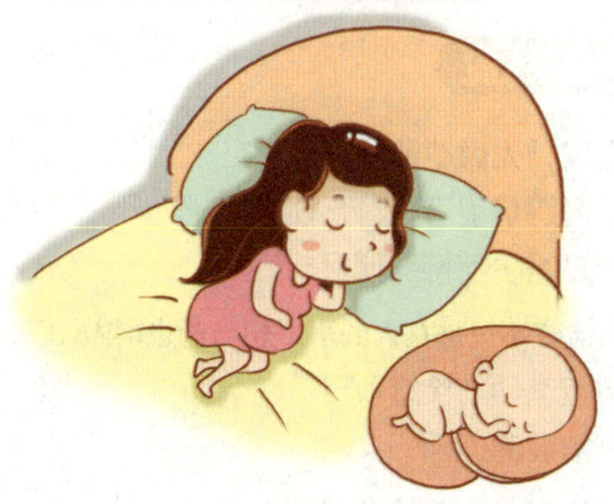

每天都开开心心的，我快乐，小宝贝也快乐。

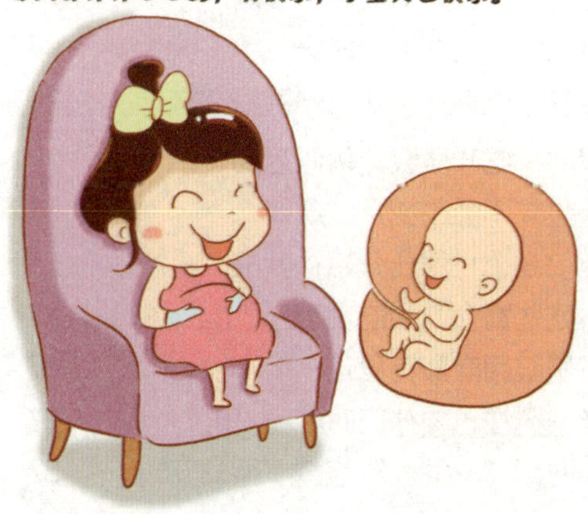

目录

CONTENTS

★备孕篇

★ 怀孕分娩篇

Part3

孕 3 月（孕 9~12 周）

Part4

孕 4 月（孕 13~16 周）

★月子篇

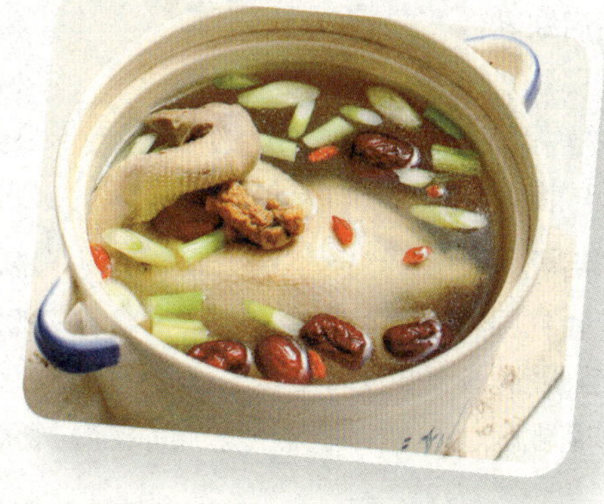

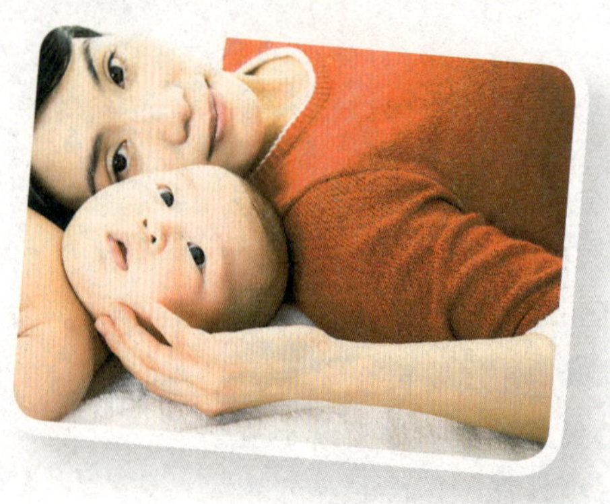

Part4
呵护新生儿，吃得饱、睡得香、长得快

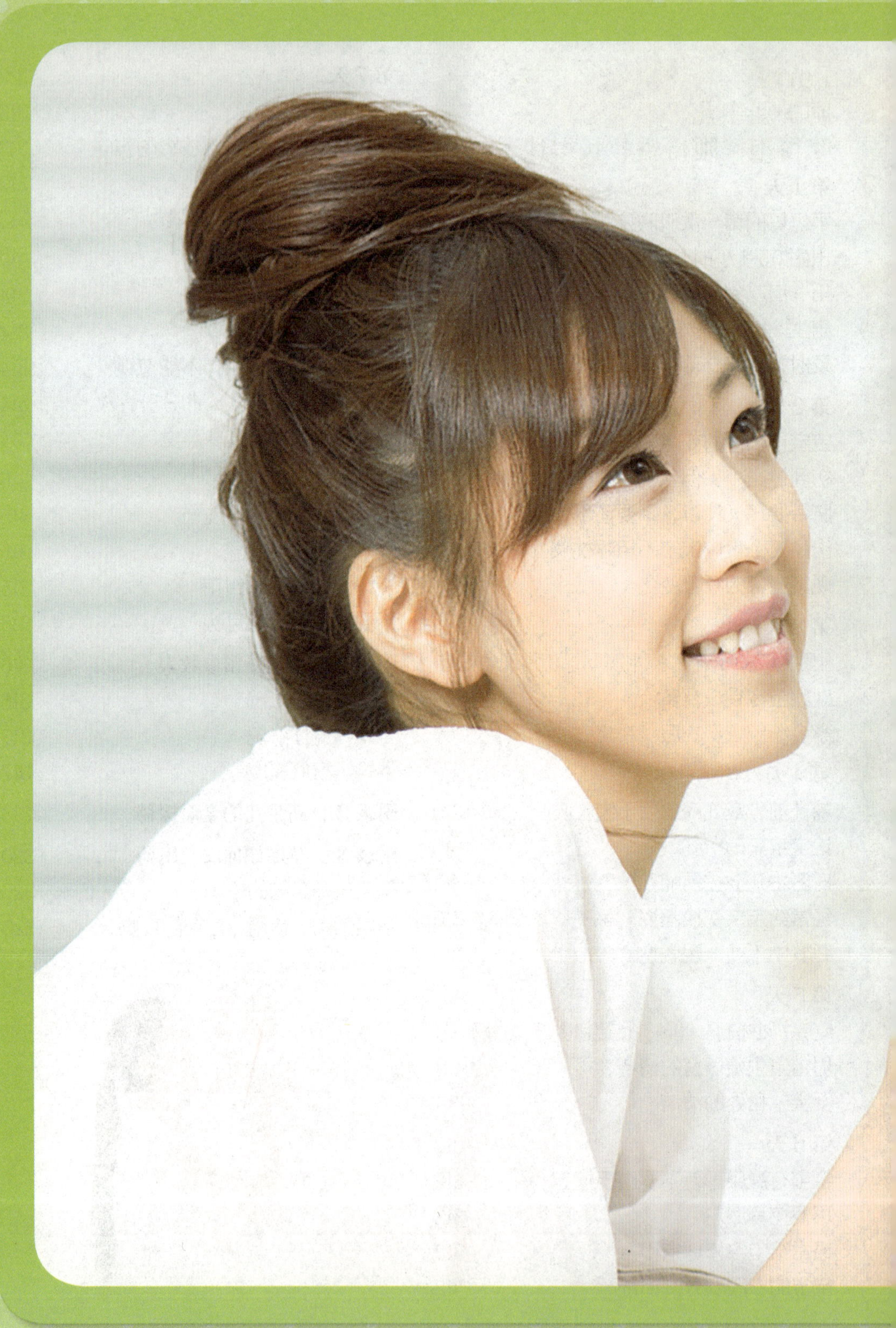

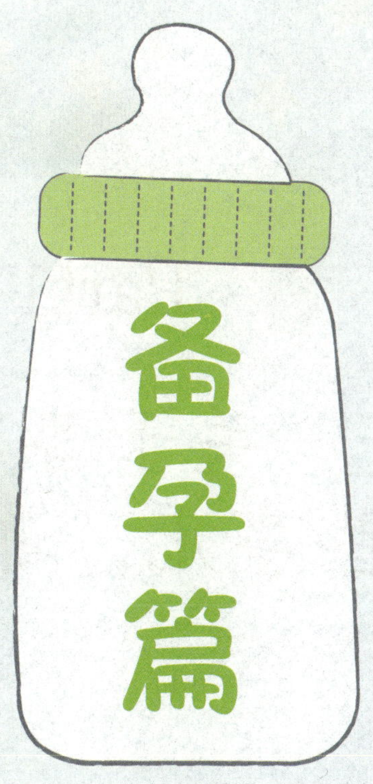

备孕篇

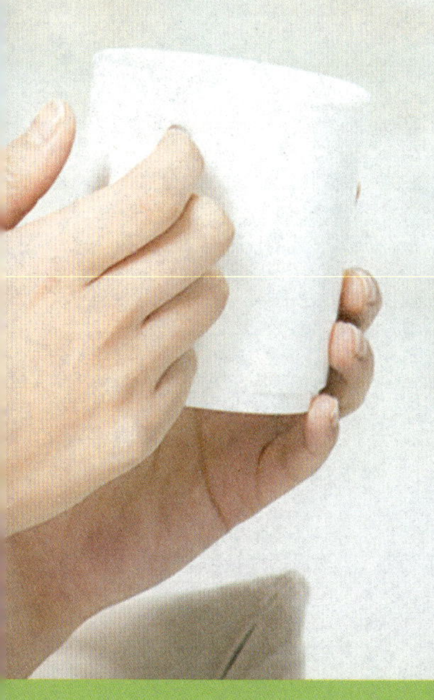

怀孕原本是件水到渠成的事，而现在却变得复杂起来，不孕、难孕的现象逐年增加，而且还时常有怪现象发生：费尽心思却不孕，一朝放松就马上怀孕了。实际上，对怀孕的科学而又清晰的了解是前提，再加上夫妻间的密切配合，在天时地利人和的情况下，就能孕育出一个健康、聪明的宝宝。

Part1

关于备孕
这些事儿，都靠谱吗

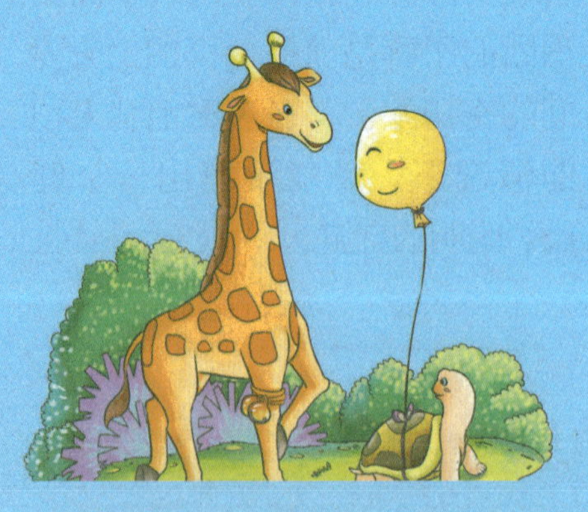

假的：备孕就要把猫猫狗狗的送走

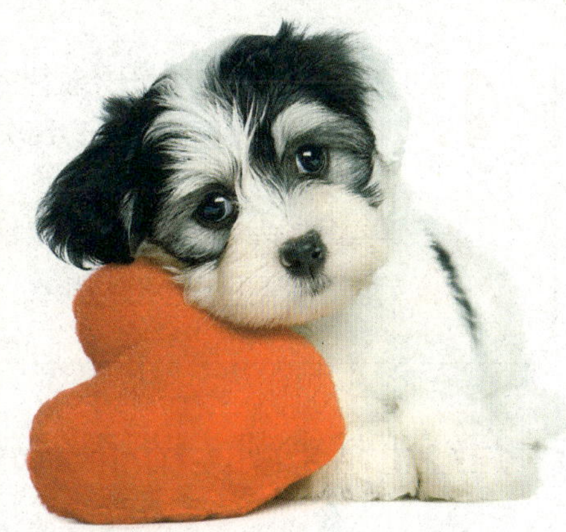

Q 我家有只非常可爱的吉娃娃，养了五六年，相伴时间比我老公还长。我和老公准备要孩子，家人都说养宠物对胎儿不好，都主张送走吉娃娃，必须送走吗？

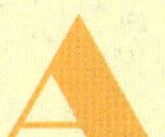

A 不用送走，狗狗对宝宝的影响很小，可以养的。

有弓形虫抗体，就不必将宠物送走

提起弓形虫，备孕的朋友会很害怕，因为TORCH筛查，即我们通常说的优生五项检查里有这一项。以前大家普遍认为，既然它在优生检查项目中，且和猫、狗等有一定关系，那从备孕期开始就把家里的宠物送人。但现在，观念发生了变化，很多国内外妇产科权威专家都认为，如果你已经感染了弓形虫并产生抗体，孕期可以不用送走宠物。

狗狗一般不会影响怀孕

狗是弓形虫的中间宿主，它的粪便和排泄物都没有传染性。弓形虫主要在狗的血液和肌肉中存在，口腔内也可能有弓形虫。除非你和狗狗进行了“舌吻”或吃了狗肉才会感染，正常接触是不会感染弓形虫的。现在养狗都会定期注射疫苗，还会随时监测，传染弓形虫等病毒的可能性微乎其微，所以养狗一般不会影响怀孕。

猫的铲屎官让别人来当

现在，流浪猫比较多，靠翻垃圾桶找食物，比较脏。但是，家养的猫经常洗澡，比较干净，常吃熟食，而且和外面的流浪猫没什么接触，应该问题不大。需要注意的是，猫屎中可能含有弓形虫，所以铲屎官还是让位给其他人吧。此外，家里养花草施的花肥里也可能含动物粪便，备孕女性尽量不要碰触。

假的：同房后“倒立”容易怀上

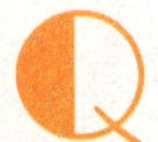

决定要孩子了，就开始规律生活、做身体检查，医生说我的子宫颈比较狭窄，我很担心精子通不过，所以每次同房都要垫枕头甚至做倒立，这样能帮助怀孕吗？

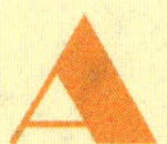

子宫颈狭小不是问题，关键看角度。角度不好，才需要垫枕头或倒立来增加精子游进子宫颈的概率。

月经正常来潮，精子一定能通过子宫颈

每个月总有那么一次，女性的子宫内膜剥脱，月经来潮，就说明“管道”是很通畅的。因为精子其实是很小很小的，需要显微镜才能看得到。子宫颈既然能通过月经血、排出内膜，那么精子也肯定能通过。所以，即使子宫颈再狭窄，只要月经规律，精子就能通过。备孕女性要摆脱紧张情绪，相信自己，只要检查没问题就能怀孕。

平躺并不会让精子流出

女性在同房后，如果正常躺卧，会感觉下体有液体流出，但这些液体并不是精子。精子射入阴道，经过液化，大部分精子会分离出来，如同小蝌蚪一样游到宫腔里。如果此时，宫腔内有卵子，那么精子自然而然就和卵子结合变为受精卵。接着受精卵会游回到子宫腔内着床。因此，不要担心平躺会让精子流出。

子宫颈角度若不好，同房后需垫高或倒立

一些女性子宫颈的角度不太好，此时就需要采取一些手段，如倒立或垫高等，经过物理作用提高精子游进子宫颈的概率。但是，倒立或垫高的时间不要超过 30 分钟。这样，既给精子创造了一定的条件，同时又给它们留下充分自由竞争的空间，让真正有活力的精子在竞争中脱颖而出，与卵子结合。

需要提醒各位备孕女性，子宫后位是非常正常的，没有任何问题。而且不论是子宫前位还是子宫后位，如没有其他症状或不适，是不需要治疗的，大部人都可以顺利怀孕，也不影响受孕率。

假的：同房有性高潮，更可能生男孩

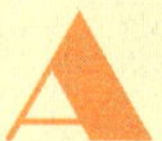婆婆常常有意无意地在我面前流露出想要个孙子的意思。老公是独子，倒也能理解。听说同房时夫妻都有性高潮，就有可能怀上男孩，是真的吗？

A 是否性高潮和性别没关系，性别是由性染色体决定的。

性高潮与生男生女没啥关系

现在，不少小夫妻由于长辈的压力，对生男孩还是比较热衷的。但是，生男生女真心不是好选择的。网上有“同房时有性高潮，生男孩概率高”的说法，这是毫无科学依据的。性高潮主要与双方配合有关，对女性来说，很大程度上是处于情感上的；对男性来说，可能更偏向于感官一点。这跟生男孩女孩是完全没关系的。

胎儿性别由性染色体决定

在精子和卵子不期而遇结合为受精卵的那一瞬间，宝宝的性别就已经被决定了，起关键作用的是性染色体。受精时，若含X性染色体的精子与卵子结合，受精卵为XX型，发育为女宝宝；若含Y性染色体的精子与卵子结合，受精卵为XY型，发育成男宝宝，因此，胎宝宝的性别完全由男性的精子决定。

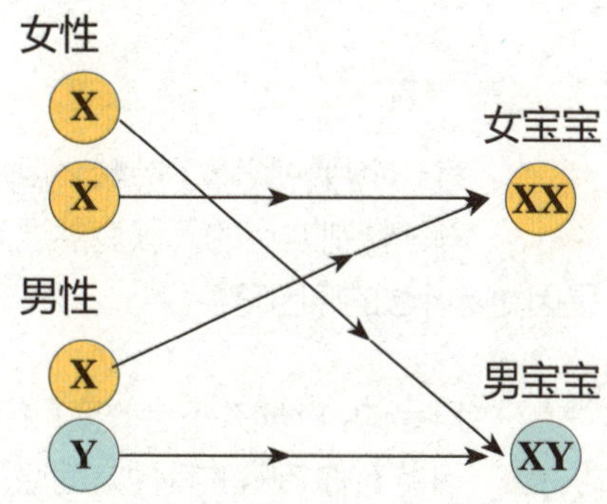

男孩儿或者女孩儿，顺其自然就好

除非特殊原因，医院禁止用B超检查胎儿性别。不过民间流传很多预测胎儿性别的方法，如形体观察、月份计算、饮食习惯等，这些有个共同特点，就是都不靠谱。所以，备孕夫妻们顺其自然吧，无论宝宝是男是女都是上天赐给你们的天使。

夫妻双方共享性高潮更易受孕

在性和谐中射精，精子的活力旺盛，精液中的营养物质和能量充足，能促使精子及早与卵子结合。女性处于性高潮时，卵子生命力强，体内激素分泌旺盛。这时，宫腔内形成一种负压，对精液有类似于抽吸的作用，能缩短精子的游动路程。因此，夫妻双方应注意性生活的质量，丈夫要抓住妻子进入性高潮的机会让其受孕。

假的：吃叶酸会让例假迟到

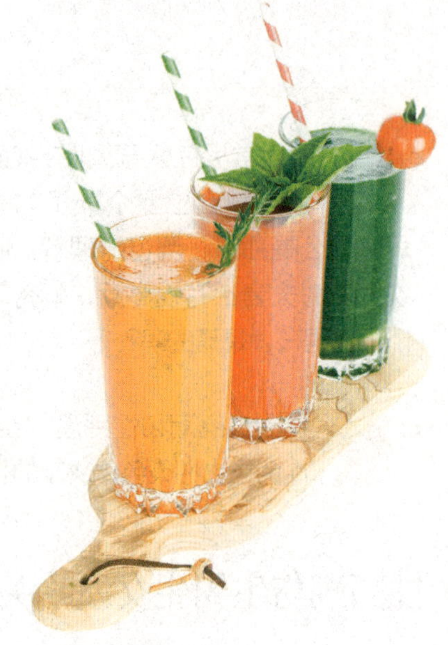

Q 有一个月，我吃了叶酸，但是发现以往特别准点的例假竟然迟到了，是因为吃叶酸的原因吗？

A 不是的，叶酸并不会改变月经周期。可能有你忽略的其他方面原因改变了来月经的时间。

叶酸并不会改变月经规律

实际上，叶酸是代谢方面的物质，不是激素，并不会改变固有的月经规律。其他方面的原因，如紧张焦虑，老想着要怀孕，或者碰巧工作压力大，或者内分泌失调等，都会使月经周期发生改变。不要只关注叶酸，就把月经不规律嫁祸给叶酸了。

孕前 3 个月就要开始补叶酸

怀孕的最初 2 个月，是胎宝宝重要器官的快速发育阶段，当孕妈妈意识到已经怀孕时，可能已经错过了小生命发育的最重要时期。因此，女性应至少提前 3 个月开始补充叶酸，能有效预防胎儿神经管畸形和其他出生缺陷。一般来说，每天摄入叶酸 400 微克，吃到怀孕 3 个月即可停止。

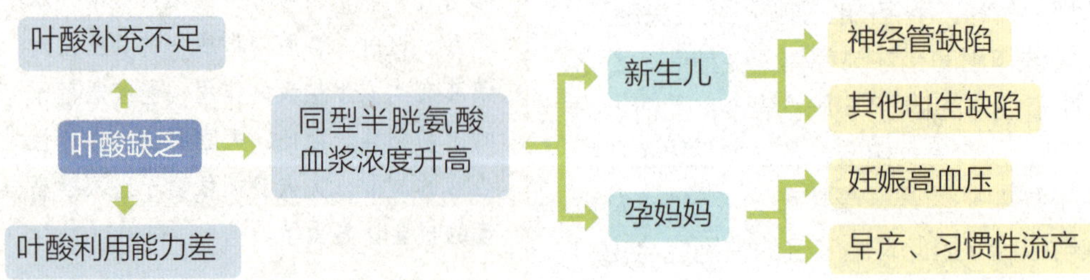

多吃些富含叶酸的食物

食物种类	叶酸含量（微克 /100 克）	食物种类	叶酸含量（微克 /100 克）	食物种类	叶酸含量（微克 /100 克）
鸡肝	1172	干香菇	135	茴香	121
核桃仁	103	猪肝	425	西红柿	132
豌豆	113	黄豆	181	鸭蛋	125
花生	108	菠菜	100	燕麦	190
西蓝花	120	油菜	149	鸡蛋	110

过量服用叶酸有危害

叶酸在孕育过程中的作用非常显著，但是过多服用叶酸会带来很多害处。主要有以下几个方面：①会掩盖维生素 B_{12} 缺乏的早期表现，导致神经系统受损害。②可能影响锌的吸收，导致锌缺乏，会使胎宝宝发育迟缓，低体重儿出生率增加。③会干扰抗惊厥药物的作用，诱发惊厥。

备孕男性也要补充叶酸

补充叶酸能降低染色体异常的精子所占的比例。一个健康男性的精子中，有 4% 的精子染色体异常，而精子染色体异常可能会导致不孕、流产以及婴儿先天愚型。有研究表明，每天摄入充足叶酸的男性，其染色体异常的精子所占的比例明显低于叶酸摄入量低的男性。精子形成的周期长达 3 个月，所以备孕男性也要提前 3 个月注意营养补充，可每天补充 400 微克叶酸。

不要用“叶酸片”代替“斯利安”

叶酸增补剂每片中仅含 0.4 毫克叶酸，是国家批准的唯一预防药品，即我们通常所说的“斯利安”。而市场上有一种治疗贫血用的“叶酸片”，每片含叶酸 5 毫克，相当于“斯利安”片的 12.5 倍。女性在备孕及孕早期切忌服用大剂量的叶酸片，应听从医生的指导，切忌自己乱买药、滥服药。

假的：没过 35 岁，卵巢功能都很强

Q 我一个朋友 25 岁，是做市场营销的，前段时间公司整改裁员，她特别紧张，3 个多月没睡好觉，天天提心吊胆的，虽然后来没涉及她，但经历这事后，她的月经就一直没来了，这是怎么回事？

A 你朋友需要去医院检查看是否是卵巢早衰，如果情况较轻，可通过生活、饮食、运动来调整；如果是不可逆转的，只能靠吃药促使月经来潮，但就比较难怀孕了。

卵巢是卵泡的小仓库

不要看卵巢那么小，结构却不简单，它由皮质、髓质和卵巢门构成，有结缔组织、血管、淋巴和神经，而卵泡就藏在皮质中。

女孩子在胚胎 20 周的时候，就拥有惊人数量的卵泡——多达 700 万个，随着胎儿的发育有的卵泡退化、消失，等到女孩子出生的时候拥有原始卵泡约 200 万个。但是，等到女孩子发育成熟，仅剩约 400 个成熟卵泡，它们以每月 1 个或者 2 个的速度排出，就是我们常说的“排卵”。如果遇到排出的两个卵子都受孕，就会生下双胞胎。

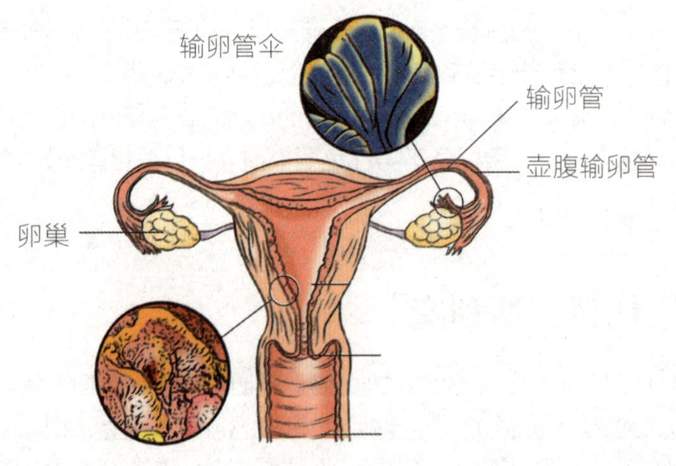

卵巢在子宫两侧、输卵管后下方，由韧带吊垂着。长约 4 厘米，宽 3 厘米，厚 1 厘米，重 5~6 克。女性出生后卵巢中有 200 万个原始卵泡，青春期后剩下 400 个成熟卵泡，然后以每月 1~2 个的速度“排卵”。

压力太大易致卵巢早衰

女性在40岁前，由于卵巢内卵泡耗竭或因医源性损伤，发生卵巢功能衰竭，这就是卵巢早衰。卵巢早衰以低雌激素及高促性腺激素为特征，表现为继发性闭经，也常伴围绝经期症状。经历过高危因素影响的女性容易出现卵巢早衰，如压力太大、遭受重大精神打击等。

你的卵巢未老先衰了吗？

1. 月经不调、阴道干涩。
2. 性生活障碍、性冷淡、排卵率低。
3. 易怒、抑郁、失眠。
4. 发胖、小腹臃肿、水桶腰、臀部下垂。
5. 皮肤干燥、无弹性，头发干枯、无光泽，脱发。
6. 免疫力低，容易感冒。
7. 骨质疏松。
8. 尿多、尿频、尿失禁。

以上是卵巢早衰的几种表现，你中招了吗？

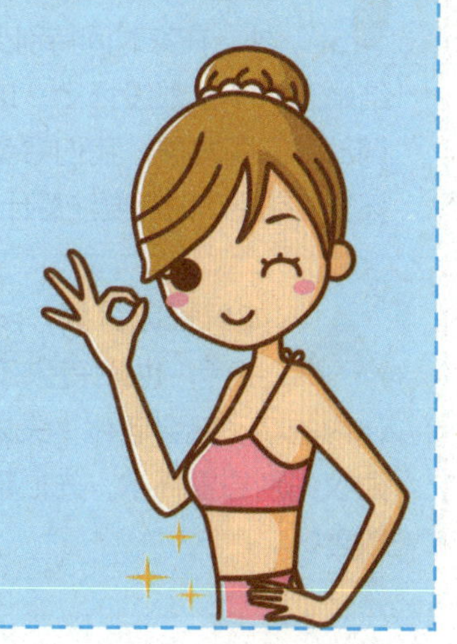

25岁是最佳生育年龄

25岁是女性生育的最佳年龄段，此时女性的身体已完全发育成熟，卵子质量最高，生育能力处于最佳状态。而且，此阶段女性的产道弹性和子宫收缩力最大，可大大降低流产、早产、死胎及畸形儿的发生率。

35岁后女性卵巢功能开始衰退，卵子质量变差，胚胎的畸形率也会上升。但现在，很多女性朋友20多岁拼学历，30多岁拼资历，经常把生孩子的事情延迟，等到条件好了，想要宝宝时，往往出现状况，如卵巢功能衰退等。

5招神奇的卵巢保养术

1 多摄入富含维生素和植物雌激素（豆制品富含）的食物。这是卵巢的天然保养法。

2 适量运动，充足睡眠。经常进行像散步这样的运动，不要久坐，尽量别熬夜。

3 吸烟伤害卵巢。吸烟对卵巢危害特别大，严重者甚至会导致更年期提前到来。

4 心情保持愉快，女性生气容易导致气血不通，影响卵巢的健康。

5 性生活和谐，能延迟卵巢的功能退化。

假的：为了“一击而中”，非排卵期采取禁欲策略

Q 我老公因为工作原因在国外，在家时间特别少，所以结婚五六年了都没怀上。这次工作调动，回国发展，我们希望能尽快怀上，在备孕时需要注意什么？

A 如果长期分居，没有夫妻生活，也没有人工排精，体内的精子就会老化，失去活力，建议先别急着怀孕，先把精子质量改善好。

长时间禁欲，精子易老化

男性如果长时间没有性生活或排精，精子的质量就会下降，衰老精子的比例会上升。这种老化的精子不容易让妻子受孕，即使怀孕了，也容易造成胎宝宝智力低下、畸形或导致流产。

养精蓄锐≠非排卵期要禁欲

有种观点认为，不在排卵期就不过夫妻生活，要让丈夫养精蓄锐，为排卵期的受孕做准备，这是不对的。夫妻生活频率过低，精子贮藏时间过长，容易出现部分老化或失去活力。女性每月只有1颗卵子，卵子的受精活力也就保存十几小时的高峰时间，低频率的夫妻生活很容易错过这个短暂又宝贵的受孕机会。

和谐的夫妻生活有益受孕

有句俗语，“床头吵架床尾和”，为什么没说“街头”或“街尾”呢，说的就是性生活对夫妻感情的影响，它是调控夫妻感情的一个非常重要的方式。因此，小夫妻最好5~7天有1次性生活，能和谐夫妻关系，也能养精蓄锐，迎接排卵期的好孕。

一侧睾丸每秒大约生成1500个精子，1次射精可以射出2.5亿~5亿个精子。

精子的特性

精子从产生到成熟时间很长，需要 90 天。

- 一年 365 天，时刻有精子产生。
- 精子不耐高温，在高温下会死亡。
- 如果精子长期不用，积累的精子会老化、死亡。
- 精子喜欢碱性环境，不耐酸。
- 精子的有效授精时间是 48 小时左右。
- 精子有尾巴，靠尾巴摆动前进。

精子产生的条件很苛刻

精子虽然很小，但是它的产生条件非常苛刻。

- 需要足够的营养。精原细胞分裂演变成精子需要大量的营养物质，特别是号称人体“建筑材料”的蛋白质。
- 需要低温环境。精子的成长要求阴囊内的温度比体温最少低 1℃，而睾丸里的温度比体温要低 0.5 ~ 1℃，否则精子的生长就会终止，例如，一次高热会死掉很多精子。
- 需要一定的时间。精子从产生到成熟需要 3 个月的时间。

知道了这些条件，我们就知道应该怎么做了。为了生个聪明健康的宝宝，备孕爸爸应该做到以下几点：

- 提前半年戒烟、忌酒。
- 每天进食足够的食物，保证营养。
- 不能洗桑拿浴。
- 不能长期节欲，成熟超过 7 天的精子会大量死亡，长期分居的夫妇第一次同房是不容易怀孕的。
- 多吃些碱性食品。

备注： 备孕爸爸要保证让阴囊处于较低的温度中。尤其需要注意的是，备孕爸爸千万不要去洗桑拿浴。桑拿浴的温度要比体温高出许多，长时间让阴囊处于高温环境下，会直接杀死精子，导致不育。

Part2

孕前身体调理，为孕育健康的宝贝加分

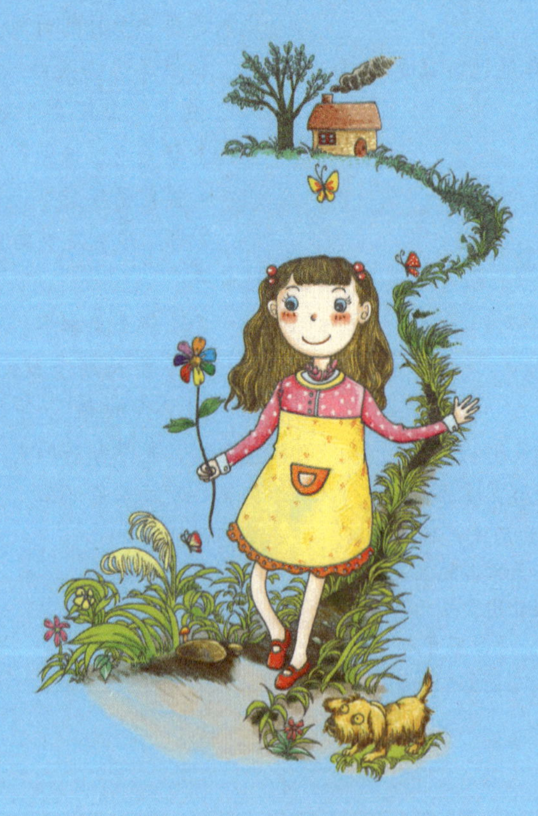

孕前检查

想当妈，先做孕前检查

备孕妈妈孕前常规检查项目

检查项目	检查内容	检查目的	检查方法	检查时间
身高体重	测出具体数值，评判体重是否达标	如果体重超标，最好先减肥调整体重，使其控制在正常范围内	用秤、标尺来测量	怀孕前3个月
血压	血压的正常数值：高压小于140毫米汞柱；低压小于90毫米汞柱	孕前及早发现血压异常，及早治疗，有助于安全度过孕期	用血压计测量	怀孕前3个月
血常规血型	白细胞、红细胞、血沉、血红蛋白、血小板、ABO血型、Rh血型等	判断是否患有地中海贫血、感染等，也可预测是否会发生血型不合等	采指血、静脉血检查	怀孕前3个月
尿常规	尿糖、红细胞、白细胞、尿蛋白等	有助于肾脏疾患的早期诊断	尿液检查	怀孕前3个月
生殖系统	通过白带常规筛查滴虫、真菌感染，尿道炎症以及淋病、梅毒等性传播疾病，有无子宫肌瘤、卵巢囊肿、宫颈上皮内病变等	筛查是否有妇科疾病，如患有性传播疾病、卵巢囊肿、子宫肌瘤、宫颈上皮内病变，要做好孕前咨询、必要的治疗和生育指导	通过阴道分泌物、宫颈涂片及B超检查	怀孕前3个月
肝肾功能	包含肝肾功能、乙肝病毒、血糖、血脂等项目	肝肾疾病患者怀孕后可能会出现病情加重、早产等	静脉抽血	怀孕前3个月
口腔检查	是否有龋齿、未发育完全的智齿及其他口腔疾病	孕期原有的口腔隐患容易恶化，严重的还会影响胎宝宝的健康。因此，口腔问题要在孕前解决	口腔检查	怀孕前3个月
甲状腺功能	促甲状腺激素TSH、游离甲状腺素FT_4、甲状腺过氧化酶抗体TPOAb	孕期可使甲状腺疾病加重，也会增加甲状腺疾病发生风险	静脉抽血	怀孕前3个月

备孕妈妈孕前特殊项目检查

检查项目	检查目的
乙肝病毒抗原抗体检测	乙肝病毒可以通过胎盘引起宫内感染或者通过产道引起感染，可能会导致胎宝宝出生后成为乙肝病毒携带者，做此项检测可让备孕妈妈提早知道自己是否携带乙肝病毒
糖尿病检测	备孕妈妈怀孕后会加重胰岛的负担，可能会出现严重并发症，因此备孕妈妈要做空腹血糖检测，有糖尿病高危因素者要进行葡萄糖耐量试验
遗传疾病检测	为避免下一代有遗传疾病，备孕夫妻有一方有遗传病史的要进行相关检测
性病检测	艾滋病、梅毒等性病具有传染性，会严重影响胎宝宝的健康，做此项检测可让备孕妈妈及早发现自己是否患有性病
ABO、Rh血型检查	了解备孕夫妻双方血型，尤其是当备孕妈妈为 Rh 阴性血、备孕爸爸为 Rh 阳性血时，孕期要监测新生儿溶血问题
TORCH检查	检查备孕妈妈是否感染弓形虫、风疹病毒、巨细胞病毒、单纯疱疹病毒等，备孕妈妈一旦感染这些病毒，怀孕后可能会引发流产、死胎，胎儿畸形、先天智力低下、神经性耳聋等
染色体检查	有不良孕产史，或家族有遗传性染色体疾病，或双方有染色体异常者可进行基因检测分析

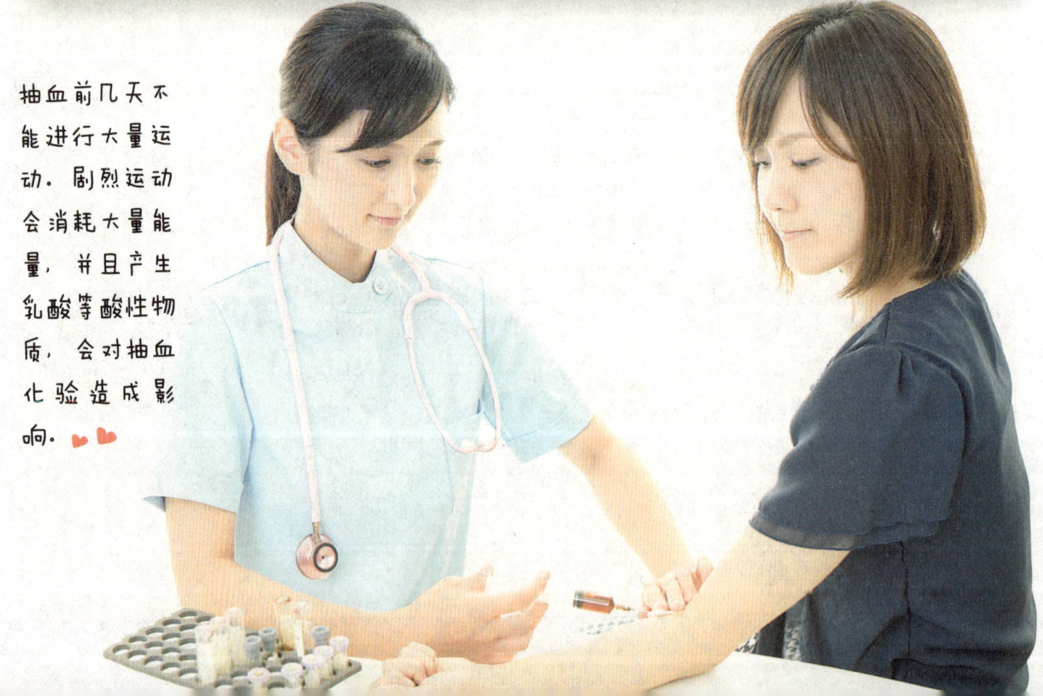

抽血前几天不能进行大量运动。剧烈运动会消耗大量能量，并且产生乳酸等酸性物质，会对抽血化验造成影响。

孕前检查不只是女人的事，想当爸也得做

备孕爸爸孕前检查项目

检查项目	检查目的
血常规、血型	检查有无贫血、血小板少等血液病，确定 ABO、Rh 血型等
血糖	检查是否患有糖尿病
血脂检查	是否患有高脂血症
肝功能	检查肝功能是否受损，是否有急（慢）性肝炎、肝癌等肝脏疾病的初期症状
肾功能	检查肾脏是否受损，是否有急（慢）性肾炎、尿毒症等疾病
内分泌激素	检查体内性激素水平
精液检查	了解精液是否有活力或者是否少精、弱精。如果少精、弱精，则要进行治疗，加强营养，并戒除不良生活习惯，如抽烟、酗酒、穿过紧的内裤等
男性泌尿生殖系统检查	检查是否有隐睾、睾丸外伤、睾丸疼痛肿胀、鞘膜积液、斜疝、尿道流脓等情况，这些对下一代的健康影响极大
传染病检查	如果未进行体格检查或婚检，需做肝炎、梅毒、艾滋病等传染病检查
全身体格检查	全身检查及生育能力评估

正常精液的指标

精液量： 每次 2 ~ 6 毫升。不足 1.5 毫升为精液量过少症，而超过 8 毫升则为精液量过多症。

精液液化情况： 30 分钟完全液化。超过 1 小时还未液化者称为精液液化不良症。

精子形态： 正常形态精子不少于 50%。

精液 pH 值： 7.2 ~ 8.0。

精液中精子数量： 2000 万 / 毫升以上。

精子存活率： 70% 以上精子是活的。

精子活动力： 按照精液质量的优劣分为 a、b、c、d 级，50% 以上属于 a 级与 b 级。

单从精液无法断定男性生育能力，还应综合考虑精子数量、畸形率、活力、液化时间、活动率等方面。

孕前检查必须要检查口腔

怀孕后的雌激素会加重口腔问题

女性怀孕后，体内的雌激素迅速增加，免疫力降低，牙龈的血管会发生增生，血管的通透性增强，牙周组织变得更加敏感，有些以前没有口腔问题的孕妈妈可能也会患口腔疾病。

孕期有口腔问题不利于胎宝宝发育

怀孕了，如口腔有问题，疼起来只能忍着，心里比较烦躁，饭也不能好好吃，营养摄入不够，不利于胎宝宝的生长发育。而且怀孕期口腔有问题，有生出畸形儿、流产的风险，还会引发早产或导致新生儿低体重。因此，最好在备孕期间就处理好牙齿问题。

孕前检查避免孕期口腔疾病

孕前口腔检查主要包括对牙周病、龋齿、冠周炎、残根、残冠等的检查。最好能洗一次牙，将口腔细菌去掉，确保牙齿的洁净，保护牙龈，避免孕期因为牙菌斑、牙结石过多而导致的牙齿问题。

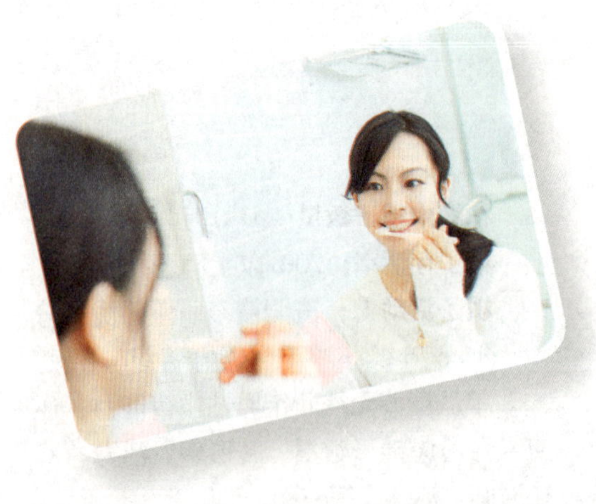

孕前必须治疗的口腔问题

牙周病：孕期牙周病越严重，发生早产和新生儿低体重的概率就越大。怀孕前应消除炎症，去除牙菌斑、牙结石等局部刺激因素。

龋齿（蛀牙）：怀孕会加重龋齿，孕前未填充龋洞可能会发展成深龋或急性牙髓炎。

阻生智齿：没有萌出的智齿上如果牙菌斑堆积，四周的牙龈就会发炎肿胀，随时会导致冠周病发作，甚至出现海绵窦静脉炎，对孕期健康不利。

残根、残冠：怀孕前，如果有残根、残冠，应该及时治疗，或拔牙或补牙，以避免孕期疼痛、肿胀。

调好身体

私处要注意清洁，但不能过分

正常情况下如何清洗阴部

用温水淋浴是最好的方式。如果没有淋浴条件用盆洗时，必须专盆专用。清洗阴部前，先洗净双手，从前向后清洗外阴，再洗大、小阴唇，最后洗肛门周围及肛门，每天1~2次。

特殊状况如何清洗

月经期间

勤换卫生巾，用温水清洗。不要用冷水，夏天也不行。经期，因为子宫内膜有无数小伤口，子宫颈口张开，洗澡时只能沐浴，不可盆浴、坐浴，避免脏水易进入阴道。大便后，从前向后擦拭，避免污染阴道。

孕期

怀孕期间，白带会明显增多，特别容易感染病菌，最好能每天用温开水清洗阴部至少2次。每天换内裤，并立即洗净，在阳光下晾晒。白带如明显增多且有异味，应及时就医。

滴虫性阴道炎

每天用偏酸性清洗液清洗1~2次，防止毛滴虫生长，外阴部和阴道都需要清洗。

真菌性阴道炎

每天用碱性清洗液清洗1~2次，防止真菌生长，同时清洗外阴部和阴道。

宫颈糜烂

每天清洗1~2次，采用电熨治疗后1个月内避免盆浴和阴道冲洗，子宫颈放药后禁止坐浴。

需要到医院接受检查的情形

- 分泌物呈褐色或粉红色（可能是非经期出血导致）
- 分泌物呈黄绿色的泡沫状
- 分泌物呈现白色乳酸、奶酪状
- 性器官有较强的瘙痒感和疼痛感

月经不调就不容易怀上吗

月经周期只要规律就不影响受孕

一般来说，卵泡期是由月经结束后的第1天开始至卵巢排卵为止。因为雌激素和孕激素的调节作用，有些人月经期和卵泡期发展得快一些，有些人慢些，而排卵日到下次月经来的时间是不变的，这才出现月经周期因人而异的现象。纵向来说，每个人每个月卵泡期一般是固定的，所以只要月经规律，排卵正常，一般不会影响受孕。

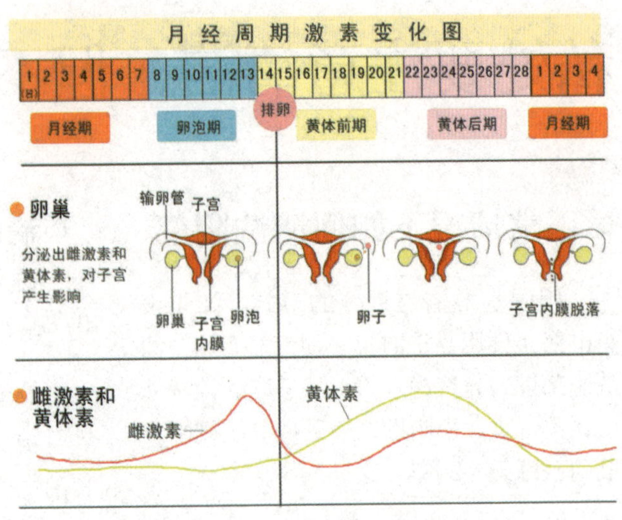

不规律的月经会影响受孕

有些女性月经没规律，或者原来规律突然不规律了，有时3个月或更长时间来1次，有时1个月来1次，或者突然1个月来2次，这都是有问题的。必须去医院做全面检查和治疗，甲状腺激素是必查项目。

月经不调的调理建议

1 规律生活。备孕女性熬夜、过度劳累、生活不规律都会导致月经不调，所以备孕女性养成规律生活，月经就可能恢复正常。

2 放松心情。备孕女性月经不调如果是因为受挫折和压力过大，需要放松压力，保持愉悦的心情。

3 注意保暖。月经期间，备孕女性不要长期吹电风扇纳凉，也不要长时间坐卧在风大的地方，更不要直接坐在瓷砖地上，以免受寒。经期不要冒雨涉水，避免小腹受寒。

4 多吃富含铁和滋补性的食物。女性应合理搭配饮食，避免过度减肥，多补充足够的铁质，以免因月经量过多而发生缺铁性贫血。

痛经最好要在孕前调养

• 了解自己是哪种类型的痛经

痛经可分为“原发性痛经”和“继发性痛经”两类。

原发性痛经是指从第1次来月经就一直疼痛，90%以上的痛经都是这种类型。

继发性痛经是指由盆腔器质性疾病引起的，如子宫内膜异位症。子宫内膜异位正有几种病理分型，比如子宫肌腺症、卵巢内膜样囊肿、盆腔子宫内膜异位症等。继发性痛经就是以前不痛，现在痛了，还可表现为越来越厉害的、渐进性的痛经，就像内膜样囊肿一样，原来没有这个囊肿，后来有了，还越来越大。因此，要先了解自己的痛经到底是什么类型的。

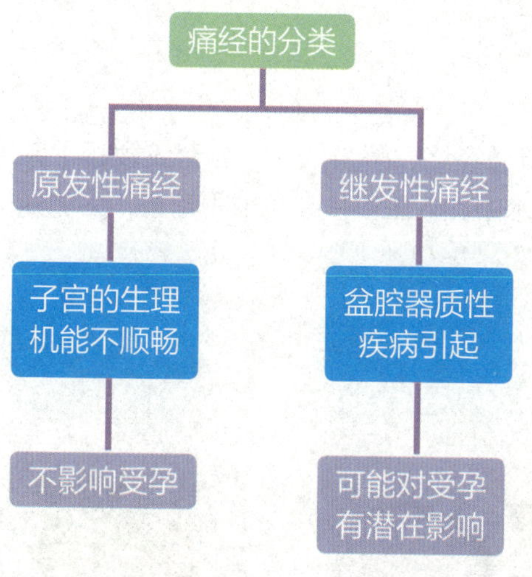

• 原发性痛经的调理建议

1 保持身体暖和，并松弛肌肉，尤其是痉挛及充血的骨盆部位。多喝热的药草茶或热柠檬汁。

2 月经来潮时，应避免一切生冷及不易消化和刺激性的食物，如辣椒、生葱、生蒜、胡椒、酒等。此期间，痛经者可适当吃些有酸味的食品，如酸菜、食醋等，有缓解疼痛的作用。

3 常食用些具有理气活血作用的蔬菜和水果，如荠菜、香菜、胡萝卜、橘子、佛手、生姜等。身体虚弱、气血不足者，宜常吃补气、补血、补肝肾的食物，如鸡肉、鸭肉、鸡蛋、牛奶等。

• 治疗继发性痛经取决于原发病型

继发性痛经是一种由于生殖器官病变而导致的痛经类型，最常见的就是由子宫内膜异位症、骨盆腔发炎或由粘连、肿瘤等引发的。这种类型的痛经一般都在初次月经来潮后几年才会出现症状，即原来没有痛经现象，后来才开始感觉疼痛，且痛经程度会越来越严重。

继发性痛经患者可以先让医生做一个详细的妇科检查，再进行消积、化淤、散肿等治疗，一旦消除了病因，痛经自然也就消失了。

不要宫寒，养出健康温暖好子宫

宝宝不爱住“冷宫”

中医专著《傅青主女科》中说：“夫寒冰之地，不生草木，重阴之渊，不长鱼龙。今胞胎既寒，何能受孕？”说的就是阴森寒冷的地方，寸草不生，没有生命力。可见子宫的温暖和滋润关系着宝宝的生长，而所谓的阳光和雨露，相当于肾阳和肾阴。中医认为，阴阳不足，会导致宫寒不孕，阳虚停育。

胎儿在成长的时候，依靠这些温暖和能量茁壮成长，如果肾气不足、阳气不充盈，会直接影响胎儿的“居住环境”。宫寒不是一朝一夕形成的，多与体质和生活习惯有关。从体质上来说，女性多为虚寒体质，从生活习惯上来讲，热天长期生活在空调房间内，喜食生冷寒凉食物等，都易造成宫寒。

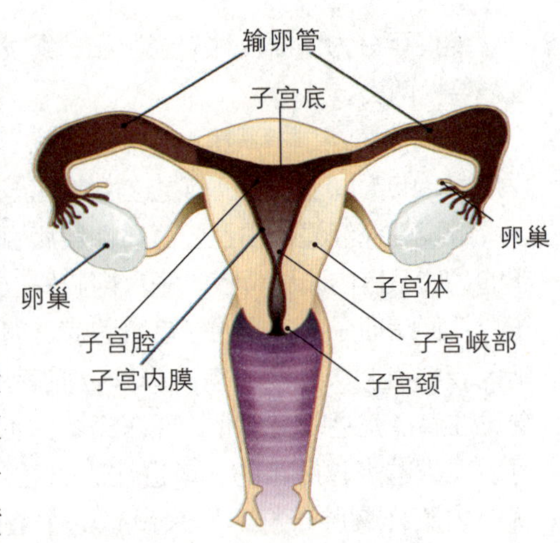

健康的子宫会让女人孕育健康的宝宝，更会滋养女人的一生。

热水泡脚是最原始的祛寒法

坚持用热水泡脚有利于促进气血运行、疏通经络、解表散寒，能有效缓解手脚冰凉，温暖全身，促进脑部供血等。如果能在热水中加入生姜片、花椒等辅料，会加强祛风散寒的功效。

4 道好料理吃出温暖子宫

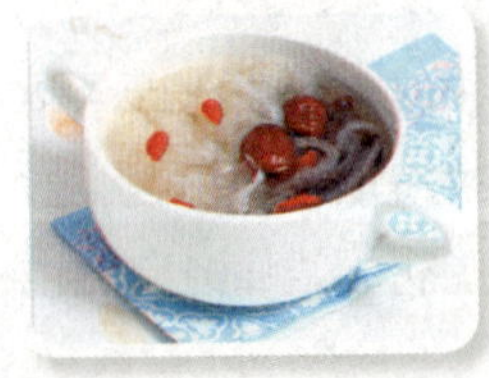

海参竹荪汤 缓解宫寒

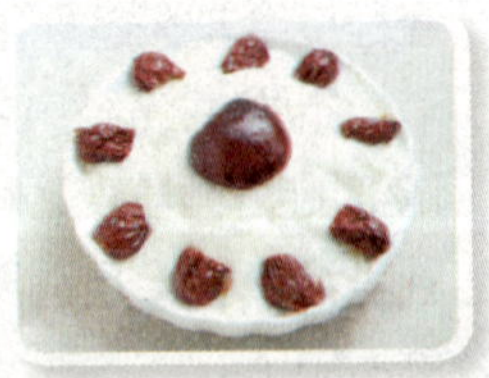

蜜枣樱桃扒山药 暖手脚

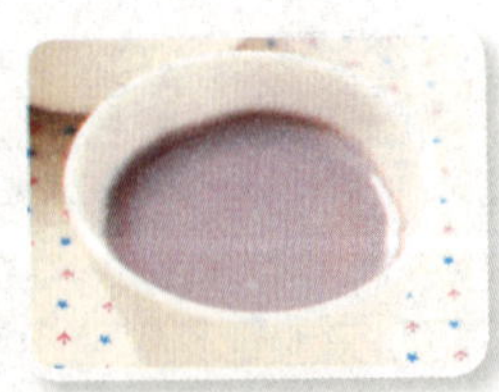

红枣燕麦黑豆浆 多方面养护子宫健康

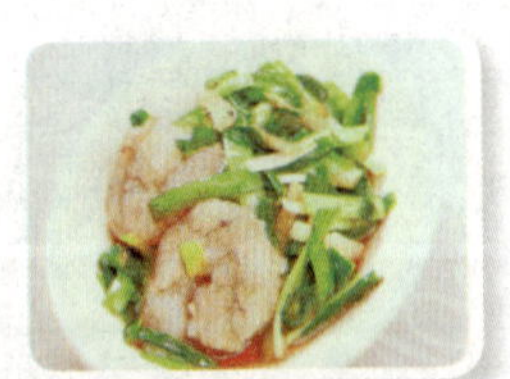

韭菜炒虾仁 温肾壮阳、缓解宫寒

流产后，也可以再要个宝宝

早孕流产是优胜劣汰的结果

出现了早孕流产征兆，很多孕妈妈费尽心思保胎，其实大部分早孕流产没必要。如果流产的原因是胚胎本身的染色体异常，说明胚胎有问题，流产是自然淘汰的过程，没必要人为地保住一个可能有缺陷的孩子。上一胎发生先兆流产的女性，经过休息调理身体就能好起来。

自然流产后，查明原因再备孕

发生过流产，就要在备孕时查明原因，才能防止再次发生流产。可以从下面这些角度来寻找：

1 从遗传因素看，主要是男方的精子、双方的染色体、女方的卵子和内分泌激素等；还要查 ABO 溶血、妇科疾病、母胎的免疫是否有问题。

2 看有没有病毒感染，如 TORCH 病毒感染等。

自然流产后，对子宫内膜剥落得比较干净、不需要做清宫手术的女性来说，不会造成子宫损伤，子宫恢复比较快，一般等 2 个或以上月经周期就能再怀孕。但如果采取的是损伤性的清宫手术，需要在医生指导下，休养半年以上再怀孕。

面对习惯性流产，内心要强大

女性只要连续流产 2 次以上就要怀疑是否为习惯性流产了，要到医院接受相应的检查。一般来说分娩次数多、年龄大者，习惯性流产的概率高。习惯性流产需要查明原因，并对症下药、及时治愈。应该记住，哪怕已经有了两次流产，下次能怀上正常、健康胎儿的可能性还是很大的。

习惯性流产调理建议

1 流产后俗称坐“小月子”，同样需要调理身体，使身体机能恢复正常，切忌触碰冷水。加强个人卫生，保持会阴清洁，禁止盆浴。注意稳定情绪，避免恼怒、担忧或受到惊吓，丈夫应多安抚妻子，短期内不要有性生活。

2 应去医院检查，听从医生的建议，不可自己胡乱用药。禁止接触 X 线、放射性同位素，绝对避免用此类设备对腹部进行检查，以防胎儿发生畸形而流产。

3 尽量避免到流行性感冒、伤寒、肺炎等流行病区活动，也少去人群拥挤的公共场所，以减少受感染的可能；不要主动或被动吸烟；不接触宠物。

流产后多久夫妻可同房

无论是自然流产还是人工流产，至少要1个月后才能同房。这是因为，流产后，子宫颈的黏液栓还没有形成，不能阻止细菌的侵入。

肥胖≠好生养，且易患多囊卵巢综合征

孕前肥胖易患多囊卵巢综合征

备孕女性体型如偏胖，常常会有月经不调，还可能有糖尿病，或糖耐量异常，或胰岛素释放有问题。而胰岛素拮抗容易导致肥胖，同时胰岛素拮抗跟高雄性激素有一定关系。所以，大多数多囊卵巢综合征的女性都很胖，肥胖的女性体内脂肪含量高，而脂肪含量高容易导致排卵障碍，降低卵子质量。

另外，肥胖孕妈妈流产率为 8.7%，而体重正常的孕妈妈流产率为 2.1%。另外，孕妈妈肥胖，也会增加难产概率。

孕前 BMI ＞ 25.0 就是超重

BMI 即体重指数（Body Mass Index），是用来衡量一个人的体重是否正常的标准，测量简单、实用，可反映全身性超重和肥胖。

BMI= 体重（千克）÷ 身高（米）^{2}

减肥饮食从低卡、低糖、零脂、高纤维开始

1. 从选择低卡、低糖、零脂、高纤维食材着手，最有效的瘦身过程就开始了。当身体消耗掉的热量超过吃进去的热量时，自然就会瘦。

综合营养素和热量含量排名：

排名	食物	功效
Top1	绿豆芽	清宿便，排毒瘦身
Top2	芦笋	美味的膳食纤维
Top3	黑木耳	养颜瘦身佳品
Top4	南瓜	柔滑肌肤、延缓衰老
Top5	西柚	消水肿、饱腹减食量
Top6	梨	润肺去燥好食材

2. 肥胖女性应控制糖类食物和脂肪含量高的食物的摄入量，米饭、面食等主食均不宜超过每天标准供给量（300~500 克）。

3. 动物性食物应选择脂肪含量相对较低的鸡肉、鱼肉、虾、蛋、奶，少选脂肪含量相对较高的猪肉、牛肉、羊肉，可适当增加豆类和豆制品的摄入。

4. 少吃油炸、坚果类的食物。

有过宫外孕经历，如何备孕

宫外孕就是受精卵把家安在子宫以外的地方

正常情况下，受精卵会由输卵管迁移到子宫腔，然后“安家落户”，慢慢发育成胎儿。但是，由于种种原因，受精卵在迁移的过程中出现了意外，没有到达子宫，而是在别的地方停留下来，这就成了宫外孕，医学术语又叫异位妊娠。90% 以上的宫外孕发生在输卵管。这样的受精卵不但不能发育成正常胎儿，还可能引发危险。

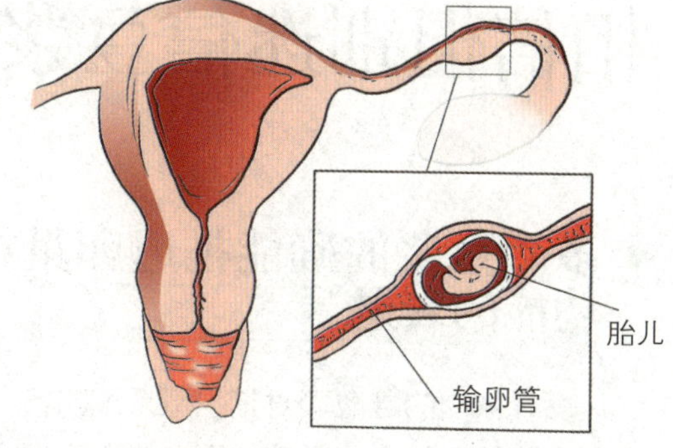

术后半年内避孕并做常规检查

宫外孕后能否怀孕要结合自身情况来定，如果处理得当，正常怀孕的概率很高。

宫外孕的处理分两种：保守治疗和手术切除。保守治疗，一是手术切开取胚，二是吃药杀胚，中药、西药皆可。一般来说，保守治疗是针对宫外孕发现较早时，比较紧急的还是需要手术切除。

宫外孕往往发生在子宫颈、腹腔或卵巢上，在输卵管上的占大多数，因此很多时候手术可能会切除一侧或两侧的输卵管。因此，在下次怀孕前应对输卵管进行评估。建议做输卵管造影等相关检查，确诊输卵管是否通畅，排除盆腔炎、腹膜炎等妇科炎症。

宫外孕治愈后，一般应避孕 6 个月以上再考虑妊娠。再次怀孕后，有一部分人将再次发生宫外孕。这就是说，当患有宫外孕而切除一侧输卵管后，对侧输卵管仍有再次发生宫外孕的可能。因此，有过宫外孕史的女性，如果再次妊娠，最好在怀孕 50 天后做一次 B 超检查，根据孕囊及胎儿心脏搏动所处的位置，判断是宫内妊娠还是宫外孕，以便在早期消除隐患。

均衡营养，提高抵抗力

宫外孕治愈后，一般不会影响卵巢功能，发生过宫外孕的女性与其他女性在备孕时饮食要求一样，保证膳食平衡，满足身体正常的需要。如摄入足够的优质蛋白，可以吃些鸡肉、猪瘦肉、蛋类、奶类和豆类及其制品等，新鲜蔬果也要吃一些，以保证维生素的补充。还应加强锻炼，如散步、游泳、打球等，提高机体抵抗力。

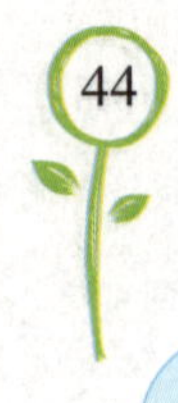

相信但别迷信豆浆的助孕力量

多喝豆浆的确能推迟卵巢功能的衰退

女性体内的雌激素对其生殖系统的各个器官及外形体态有调控作用，雌激素保证了女性卵巢功能的正常。豆浆中含有的大豆异黄酮，被称为植物雌激素，这种植物雌激素虽与人体内的雌激素不同，但在结构上非常接近。对于体内雌激素偏低、卵巢功能逐渐衰退的高龄备孕女性来说，多喝豆浆能延迟卵巢功能的衰退。

豆浆不是万能助孕食物

豆浆能够帮助备孕女性受孕，但豆浆不是万能的助孕食物。对于多囊卵巢综合征、高雄激素血症等原因造成的不孕，必须依靠药物或医疗手段来进行治疗，这是豆浆无法取代的。

可见，单纯依靠豆浆来补充雌激素是不科学的。

大豆异黄酮对双向调节体内雌激素有益

当大豆异黄酮进入人体，发现你体内的雌激素水平过低时，就会与你原有的雌激素受体相结合，表现出雌激素激动剂的作用。

当你的雌激素过高时，可以与你自身的雌激素竞争受体点位，使体内自身雌激素失去活力，表现为抗雌激素作用。

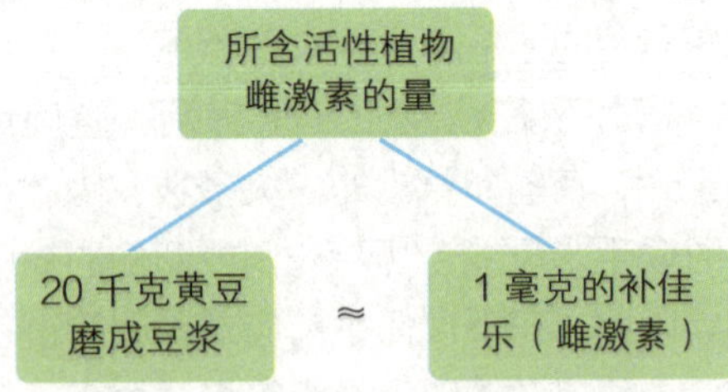

要想补充1毫克的雌激素，得喝20千克黄豆磨成的豆浆，现实生活中是无法实现的。

番茄红素是提高精子质和量的宝贝

番茄红素能辅助治疗不育

番茄红素是植物中含有的一种天然色素，具有很强的抗氧化性和抗辐射、清除自由基的作用。

番茄红素对男性的前列腺有益，它还可消除精子内造成男性不育的有害物质，提高精子的浓度与活力，辅助治疗不育；对女性来说，多食富含番茄红素的食物可预防乳腺增生和卵巢肿胀，对治疗不孕也有好处。

番茄红素没有任何副作用

研究发现，番茄红素本身没有副作用，备孕男女可以长期食用。

备孕男女在食用番茄红素或选购番茄红素保健品、膳食补充剂时，应仔细辨别其原料来源是否天然无污染，提取技术是否先进无残留等。此外，健康人每天补充5毫克的番茄红素（或吃1~2个番茄）就能满足人体基本需要，不需额外补充。

如何更有效摄取番茄红素

人体只能从外界食物中摄取番茄红素。番茄红素主要存在于番茄中，其他含一定番茄红素的食物，如：葡萄、芒果、木瓜、柿子、西瓜、番石榴、胡萝卜等。由于番茄红素大部分存在于果皮中，且是脂溶性的，人体吸收困难，那么，如何从番茄中更有效地摄取番茄红素？

1. 购买应季、新鲜、成熟的番茄。

番茄红素的含量与番茄的品种、成熟度关系重大。一般果实越成熟、颜色越红的番茄中番茄红素含量越多；露天生长的番茄较大棚种植的番茄含量高；夏季番茄较冬季含量高。

2. 食用烹饪后或加工过的番茄。

烹饪时的高温加工可加速番茄红素等抗氧化剂的释放，有利于人体吸收；加工过的番茄汁、番茄酱、番茄沙司等食物中，番茄红素也释放较多，被人体吸收的概率也高。

过来人经验谈

一般可以从超市里选购番茄酱、番茄调味酱和番茄沙司。辨认它们很容易——只需看看营养成分表上的钠含量就可以了。纯番茄酱的钠含量几乎为零；番茄调味酱是699毫克/100克，番茄酱加了一点盐和改性淀粉；番茄沙司是1155毫克/100克。

如果选购番茄沙司，就别再加糖和盐了；番茄酱不会影响到盐的用量，对甜味的影响也小。因为番茄酱能够带来酸味和香味，少放一点盐也足够香浓好吃，可以帮助人们减少盐的摄入。

维生素 E 是一种天然“生育酚”

维生素 E 能促进生殖

天然维生素 E 能促进垂体前叶分泌促性腺激素，从而调节性机能，对女性特别有益。在黄体开始萎缩，月经来临期间，雌激素和孕激素水平下降，解除了对下丘脑的负反馈，垂体开始分泌 FSH 和 LH 两种促性腺激素，卵巢中的卵泡开始发育。如果垂体前叶分泌的 FSH 和 LH 不足，卵泡就不会发育，或者发育得很慢。

在月经期间，增加FSH的分泌，启动卵泡发育。

在排卵期，天然维生素E存在于卵泡液中，改善卵泡质量，促使卵泡正常发育。

在黄体期，增加黄体数量，提高孕激素水平，从而改善黄体功能。

在孕早期，使黄体和胎盘的职能交接顺利，减少胎停育的风险。

富含维生素 E 的食物

果蔬类：菠菜、卷心菜、山药、甘薯、莴苣等。
坚果类：胡桃、榛子、杏仁等。
压榨植物油：花生油、葵花籽油、橄榄油、玉米油、芝麻油等。
其他食物：小麦胚芽、鱼肝油、黄豆等。

维生素 E 并非多多益善

维生素 E 虽然对人体有诸多好处，但过量摄入对身体是有害的，可能造成恶心、呕吐、视物模糊及胃肠疾病等，严重时会造成免疫力下降、下肢水肿、肺栓塞等病症。推荐每天摄入维生素 E 的含量在 100~200 毫克。日常生活中，大多数人可以从饮食中摄取充足的维生素 E，无须额外补充。

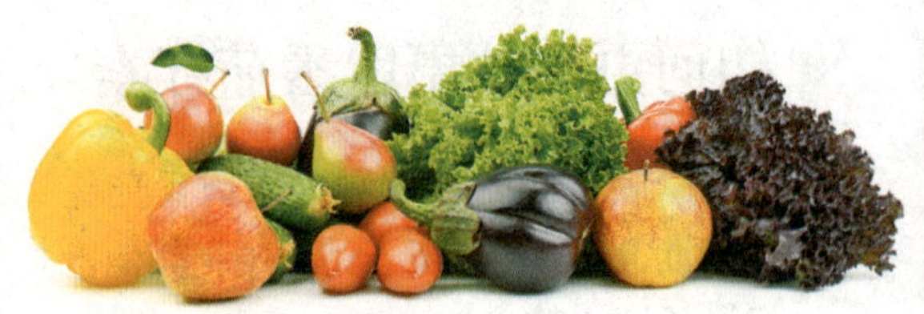

果蔬中含有丰富的维生素 E，每天食用 100~200 克水果 +300~500 克蔬菜可帮助受孕。

二孩、高龄备孕女性看过来

二孩进行时

想生二孩，你“请示”过身体了吗

想要生二孩的备孕女性，需要提前半年时间去医院进行相关检查及评估，如：子宫颈检查、妇科内分泌检查、子宫检查等，这样可以保证二孩怀得安心、生得健康。尤其是已过最佳生育年龄（25~35岁）的孕妈妈，由于各项脏器功能减弱，生出畸形胎儿的概率较适龄孕妈妈大很多，孕前检查必不可少。有家族性遗传疾病的备孕夫妇，即使头胎健康，也应提前做检查，因为二孩不排除患有遗传疾病的可能。

年纪大了生二孩安全吗

大龄孕妈妈生二孩是存在一定的安全风险的，但是只要做好备孕工作和孕期养护，这些风险是可以降低的。大龄孕妈妈准备生二孩，需要注意以下几点：

子宫检查

健康子宫孕育健康宝宝，大龄孕妈妈备孕二胎需要进行子宫检查。特别是头胎是剖宫产的孕妈妈，更要注意剖宫产的切口及恢复情况，在医生指导下做好备孕准备。

严密监控身体状况

大龄孕妈妈与年纪轻的孕妈妈相比，患妊娠高血压、妊娠糖尿病的可能性更大，需要随时检查，对身体状况进行严密监控，以防给备孕二胎造成危害。

控制体重

大龄孕妈妈备孕二胎除做好相关检查外，还应注意控制自身体重，可在医生建议下，选择散步、体操等运动，以减少生二胎的风险。

已放置避孕环的女性这样做

1. 要二孩，取环后的调养很重要。

取环不久的女性千万不要着急怀孕，等身体恢复好后再怀孕也不迟。取环后的具体注意事项及身体调养建议如下。

适当休息，避免过重的体力劳动

一般取环后要休息 1~2 天，1 周内不要做过重的体力劳动，以免造成出血过多。

注意卫生，避免感染

取环后要保持阴道的清洁卫生，每天温水清洗外阴，不要着凉。2 周内不要进行性生活，也不要坐浴、盆浴、游泳及洗桑拿浴，以防感染引发炎症。

注意阴道流血

有些女性取环后阴道会出少量血或血性白带，一般过一两天就会自然消失。因为取环会对子宫内膜及子宫颈产生刺激，故而会导致出血。如果发现阴道流血较多，超过平时月经血量 1 倍以上或流血时间较长，月经周期的变化比较明显，应到医院检查。

注意补充营养

取环后应注意饮食调理，适当增加营养，特别是多吃一些铁质含量丰富的食物，如瘦肉、猪肝、猪腰、鸡蛋等食品，也可多吃豆制品，增加新鲜蔬菜和水果的摄入，少食酸辣、生冷等刺激性强的食物。一般经过上述饮食调理，能有效地预防因取环后副作用给人体带来的体能消耗。

2. 取环后 1~2 个月要二孩最好。

取环后不能立刻受孕，一般 1~2 个月再怀孕比较合适。因为曾放置在宫腔内的节育环会导致子宫内膜出现无菌性的炎症反应，增生白细胞和巨噬细胞，子宫也有所改变，从而让受孕困难。

对于正在计划怀二孩的妈妈，取环后最起码要经过 2~3 次正常的月经周期后再怀孕，让子宫内膜有恢复的时间。

顺产妈妈隔 1 年可以考虑二孩

如果头胎是顺产，产后恢复期相对较短，一般只需经过 1 年，女性的生理功能就可基本恢复。经过检查，输卵管、子宫等生殖系统情况正常，就可以考虑怀二孩了。

剖宫产后 2 年可以考虑怀二孩

虽然剖宫产后 2 年可以考虑生二孩。但备孕女性也要通过孕前超声或核磁共振检查评估剖宫产瘢痕愈合情况，再结合自己的月经情况，请专业人士进行判断，是否可以考虑怀二孩。

怀二孩的年龄别太大

怀二孩最好在 35 岁前。随着女性年龄的增大，卵巢、输卵管、子宫、宫颈这些具有生殖功能的脏器也会衰老，就像暴露在空气中的机器一样，随着使用频次的增多和时间的延长，会逐渐磨损、生锈或坏掉。而一些不良的生活方式（如抽烟、喝酒、熬夜、过度减肥等）、有害因素（如药物、放射线、有害气体、化学污染、手术损伤等）和有害行为（多次人工流产）还会加剧损害它们的功能，加速它们的衰老，尤其是卵巢。

因此，对每一个女性来说，年龄都是非常重要的因素，直接影响到是否能顺利怀孕，是否能生育健康的宝宝。

生二孩，先做大宝的思想工作

很多大宝对即将到来的二宝有排斥心理，大部分是因为大宝感觉到将要有一个人要代替或者影响自己在爸爸妈妈心中的地位，而且家里很多原本属于他（她）一个人的东西，之后可能会被弟弟或妹妹共享，因此大宝心里会缺乏安全感。备孕二胎的夫妻，一定要耐心沟通，做好大宝的思想工作，让他（她）明白二宝的到来是一件开心的事情，千万不要对大宝有斥责或打骂的行为，否则会适得其反。

让大宝感觉到，你们仍然爱他

备孕夫妻由于想要二孩，可能没有更多的精力去关心大宝和他（她）的教育、饮食、起居等问题，有的还会把大宝交给老人带，这样大宝就会有种被“抛弃”的感觉，感觉爸爸妈妈不爱自己了，从而没有了安全感。这时候备孕二孩的夫妻，应该让大宝感觉到即使二宝到来了，他们对大宝的爱并不会减少，并且引导大宝感受家庭新成员到来的好处。

瘢痕子宫再孕还需要额外检查哪些

瘢痕子宫再孕相对于正常女性需要做很多的孕前检查项目，如：心电图、血常规、巴氏涂片、生殖内分泌检查、卵巢储备功能、输卵管造影、排卵后黄体酮检查等。此外，患有卵巢囊肿、子宫肌瘤等疾病的女性还需要结合以往病史在医生指导下进行其他详细检查，发现问题，及时治疗，才可再次怀孕。

高龄备孕进行时

卵巢功能检测必须做

高龄备孕女性错过了最佳生育年龄，卵巢功能开始衰退，可能会出现排卵障碍，对正常的受孕和生育造成影响，与此同时，雌激素、孕激素也减少了，无法维持子宫内膜环境的良好状态，对受精卵着床造成不利，因此高龄女性备孕时必须进行卵巢功能检测。

卵巢功能检测一般是在备孕女性来月经的 3~5 天内，通过检查其内分泌生殖激素来评定卵巢功能。

良好的生活习惯让卵巢更年轻

培养良好的睡眠习惯，保证睡眠充足

大龄备孕女性每天晚上要定时入睡，睡觉时间最好不要超过 11 点，这样可以将体内的新陈代谢维持在良好状态，帮助减慢卵巢衰老的速度。

合理膳食、均衡营养

高龄备孕女性应多吃一些有美容养颜、保护卵巢功效的食物，比如坚果、蔬菜、水果及瘦肉等。杜绝烟酒，少吃垃圾食品。

少穿塑身内衣，多运动

穿宽松舒适的衣服，少穿塑身衣，因为它会使卵巢功能受损，加快卵巢衰老的速度。研究发现，经常运动能够延缓卵巢衰退，因此大龄备孕女性要坚持锻炼身体。

舒缓精神压力

研究发现，精神长期处于高度紧绷状态的女性，不仅容易衰老，肌肤也暗淡无光，卵巢衰老的速度也比较快，因此大龄备孕女性不要给自己太大的精神压力，要保持乐观积极的心态。

大龄女性要卸下心理负担

有的大龄女性特别着急想怀孕，越着急反而越怀不上，还给自己造成了很大的心理压力。可以从下面几点来卸下心理负担：

1. 和丈夫来一场惬意的旅行，放松紧绷的神经，不去想怀孕这件事，让自己的内心轻松，好孕自然来。

2. 下班后和丈夫一起进行散步等运动，运动是调节情绪的良药。

3. 心情低落时，听一些欢快的音乐或者回忆让自己开心的事情。

4. 把自己心中困惑、担忧的问题写在纸上，写出最佳解决方法，预测最坏结果，你会发现事情并没有你想象的那么糟糕。

高龄女性一定要如实告诉医生的事儿

1. 告诉医生自己实际的周岁年龄，因为 35 周岁以上的孕妇发生染色体异常或生出畸形儿的概率相对较高。

2. 告诉医生是否因生病服用过某种药物，并询问所服药物对胎儿是否有害。

3. 告诉医生自己或丈夫是否有先天畸形。

4. 告诉医生自己或丈夫的家人是否有遗传病史。

5. 告诉医生自己从前是否生育过畸形儿。

自然受孕 1 年内怀上仍属正常

从生理角度讲，女性最佳的生育年龄在 23~28 岁，超过 35 岁受孕率会有所降低。但研究表明，正常夫妇 1 个月内受孕成功率为 20%~50%；3 个月内受孕成功率为 57%；6 个月内受孕成功率为 72%；1 年内受孕成功率为 85%。换句话说，有 85% 的夫妻在 1 年内基本能自然受孕成功。所以，高龄女性也不用过于担心，正确理解受孕能力与年龄的关系，夫妻双方积极地做好备孕，放松心态，就会有好结果的。

随着年龄的增加，大龄女性卵子的活力会越来越低，身体的各部分组织也逐渐老化，加上大龄女性一般工作压力较大、夫妻性生活激情减淡，卵子和精子的质量也会下降，从而降低了怀孕的概率，因此生殖系统无特殊情况的大龄备孕女性决定要宝宝之后就不要再拖延了。

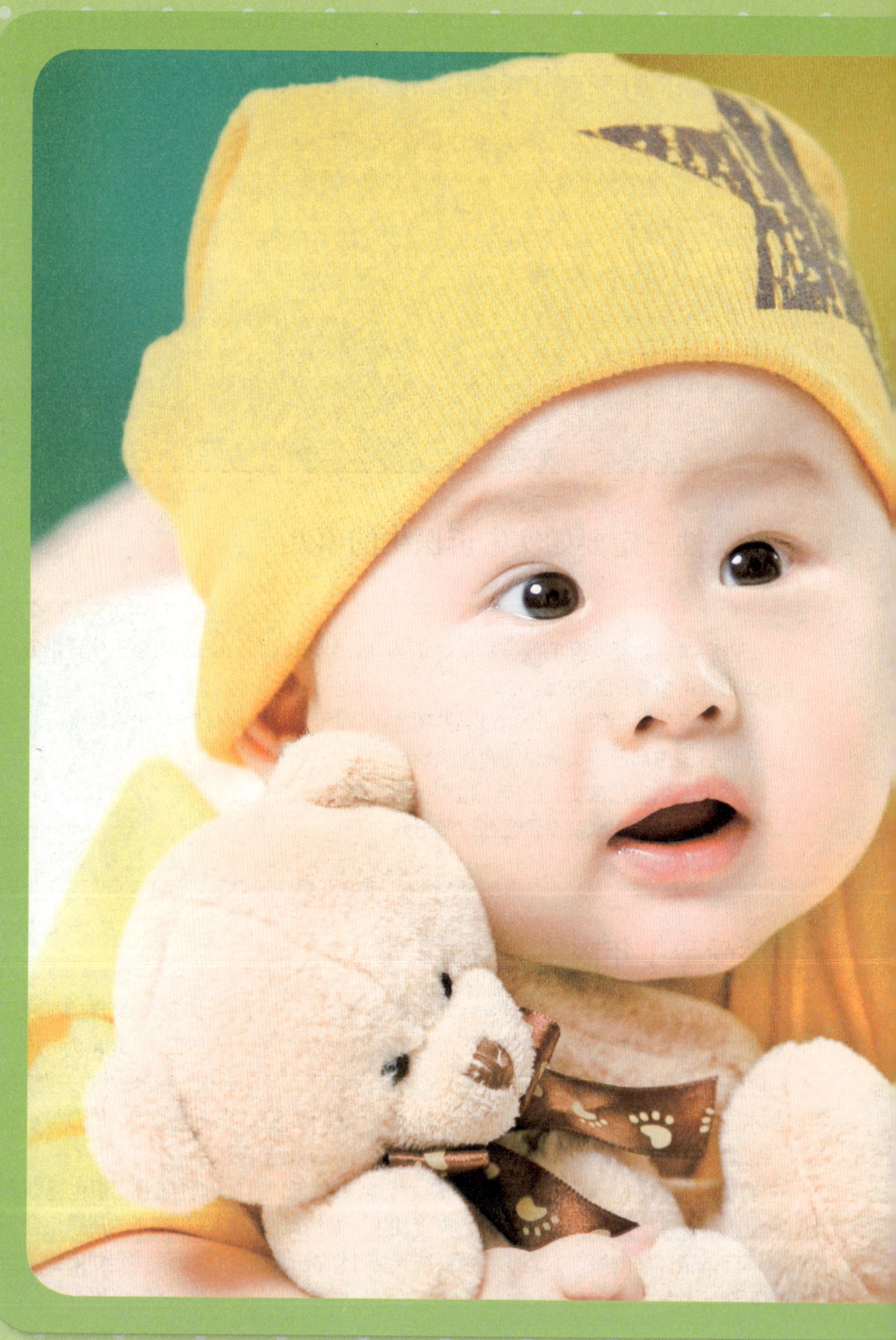

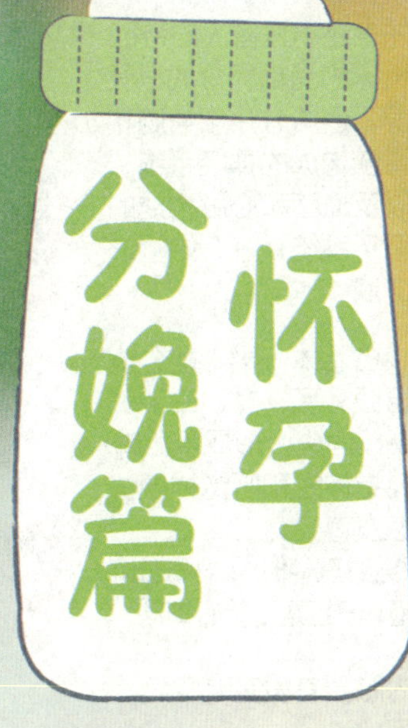

“升级”成父母是人生中最重要的大事之一，让我们既为之感动而温暖，又为之迷惑和紧张。从计划孕育宝宝到宝宝呱呱落地，怀孕如同闯关，顺利做完每次检查、平稳过完每一周，都感觉自己升级了。等足月“卸货”后，肚子江湖的风波才慢慢平息。

280天奇妙的生命历程

从一枚肉眼看不到的小小受精卵，到发育成一个健康、活力四射的新生婴儿，胎宝宝要在妈妈的腹中稳稳妥妥地待上280天，其间发生了翻天覆地的变化！在胎宝宝成长

1~4周 孕1月

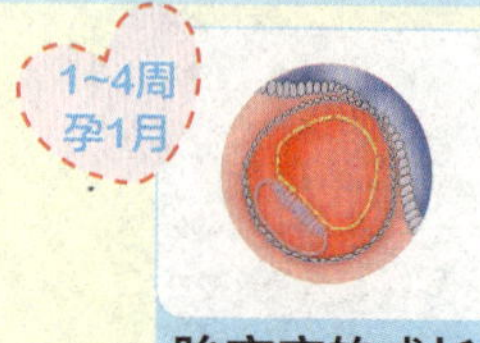

胎宝宝的成长
身长：1厘米
体重：1克

- 外表还不具备人的特征
- 着床的受精卵分成三胚层，逐渐分化出大脑和脊髓构成的神经系统，以及血管和心脏构成的循环系统，并开始输送血液

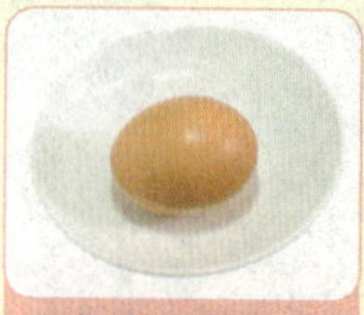

孕妈妈的变化
子宫：鸡蛋大小

- 没有怀孕症状
- 有些孕妇偶尔出现浑身无力或与感冒类似的症状
- 怀孕3周快结束时可能出现轻微的孕吐

5~8周 孕2月

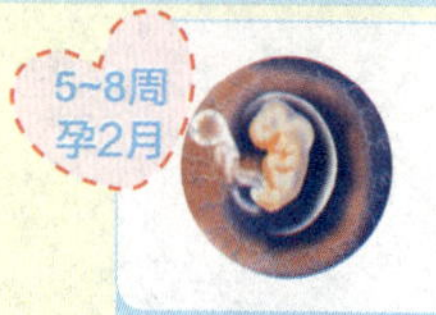

胎宝宝的成长
身长：2厘米
体重：4克

- 头占胎体一半，能分辨出眼、耳、鼻、口了
- 尾巴消失，形成手和脚
- 视觉神经和听觉神经快速发育
- 心脏初具雏形，8周时可通过B超看到胎心搏动

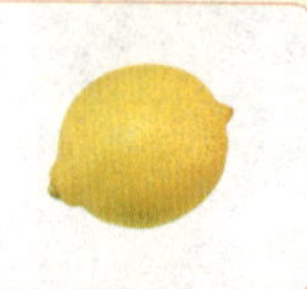

孕妈妈的变化
子宫：柠檬大小

- 多数孕妇开始出现恶心、呕吐等孕吐症状
- 基础体温升高已持续3周以上
- 乳房微胀，浑身困倦，不安

9~12周 孕3月

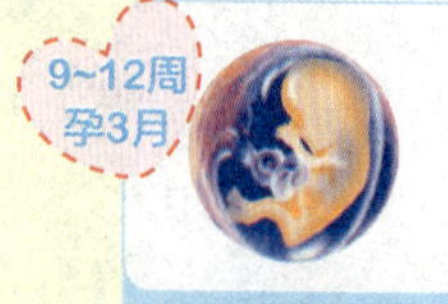

胎宝宝的成长
身长：9厘米
体重：20克

- 内脏器官发育几乎已完成
- 四肢已经可以活动
- 面部轮廓更加分明

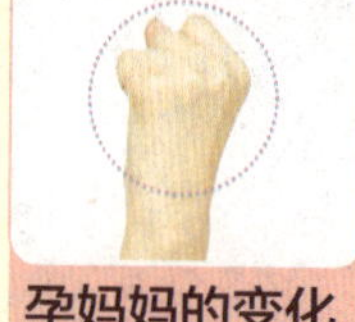

孕妈妈的变化
子宫：拳头大小

- 膀胱受压迫，小便次数增多
- 乳房变大、变硬，乳头颜色开始变黯，并有疼痛感
- 阴道乳白色分泌物增多

13~16周 孕4月

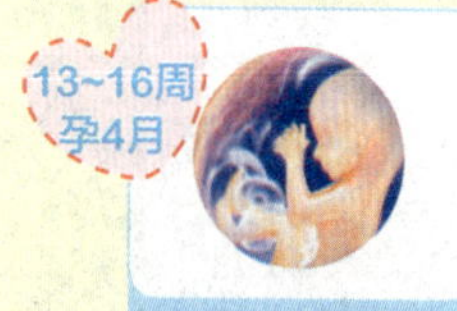

胎宝宝的成长
身长：16~18厘米
体重：110~120克

- 脸部出现绒毛，皮肤呈深红色，无皮下脂肪
- 内脏器官各居其位，开始出现呼吸运动
- 生殖器官形态已经形成，可以确认性别了

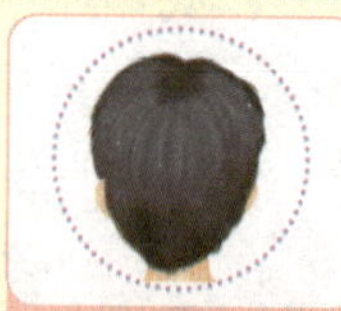

孕妈妈的变化
子宫：小孩头部大小

- 多数孕妇孕吐症状逐渐消失，食欲增长
- 子宫变得像小孩头部一样大，用手触摸下腹部，能感觉隆起
- 支撑子宫的韧带紧绷，胯部和腰部偶尔会疼痛

17~20周 孕5月

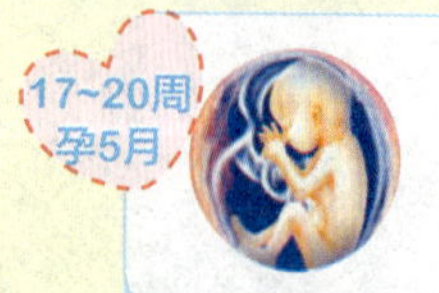

胎宝宝的成长
身长：约25厘米
体重：300克

- 手部运动活跃，开始长出头发和指甲
- 听觉发育迅速，能够感觉到外部声音
- 不仅能感觉喜怒哀乐，还会做出表情

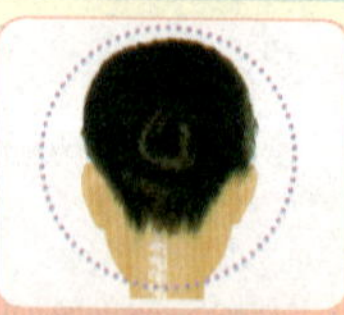

孕妈妈的变化
子宫：成人头部大小

- 体重增加，下腹凸起
- 有些孕妈妈开始感觉到胎动，就像有小球在肚子里滚动的感觉
- 乳腺发育，并开始分泌黄色的液体

的这 280 天（40 周）里，孕妈妈会经历很多人生的第一次，第一次听到胎心，第一次感受胎动……下面跟着我们来了解一下在这 40 周里胎宝宝是如何一步一步长成，孕妈妈又有哪些变化吧！

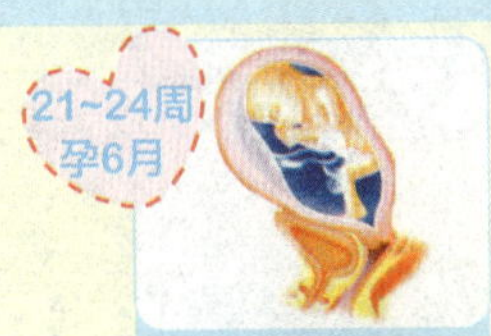

胎宝宝的成长
身长：28~30厘米
体重：650克

- 在羊水中自由伸展，经常变换姿势
- 全身覆盖胎脂，皮肤仍为皱缩状
- 头发变浓，长出眉毛和睫毛
- 会吞咽羊水，开始排尿

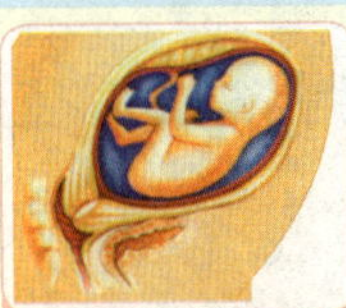

孕妈妈的变化
子宫：子宫底高度20~24厘米

- 腹部凸起明显
- 乳房分泌液体
- 下肢可能出现静脉曲张

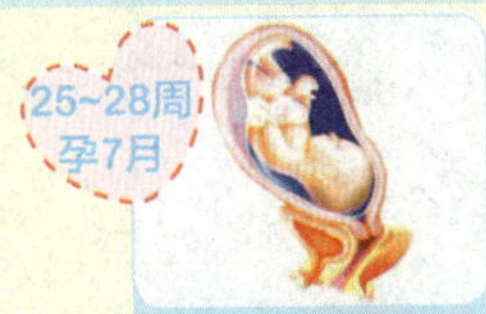

胎宝宝的成长
身长：35~38厘米
体重：1千克

- 内脏发育更完善，但呼吸功能和肌肉发育还未成熟
- 有重复吞咽羊水的动作

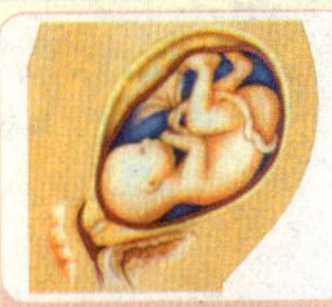

孕妈妈的变化
子宫：子宫底高度24~28厘米

- 腹部经常有紧绷感，胎动也更加频繁了
- 子宫增大压迫血管，开始有腰痛、静脉曲张、痔疮等不适
- 新陈代谢消耗的氧气量加大，活动时易气喘吁吁

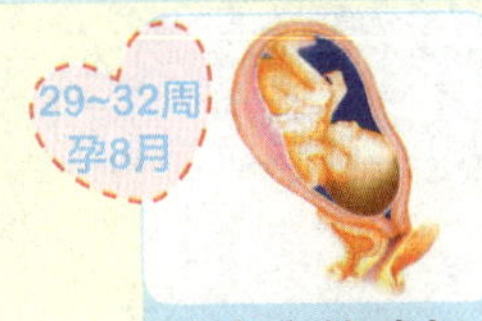

胎宝宝的成长
身长：40厘米
体重：1.5千克

- 头部明显增大，脑细胞和神经细胞连接在一起并开始活动，此时即使早产，生存概率也比较高
- 对声音能做出反应了
- 完全睁开眼睛了

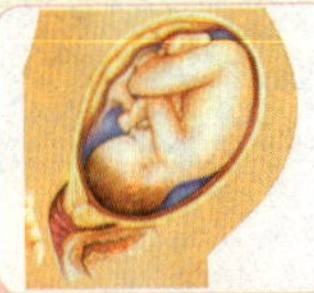

孕妈妈的变化
子宫：子宫底高度26~30厘米

- 腹部会忽然间有紧绷感，用手摸感觉像球一样硬实，每天出现4~5次的紧绷感是正常的
- 乳房变大，乳头和外阴的颜色开始变黯

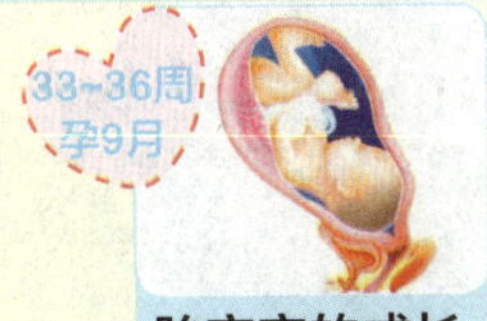

胎宝宝的成长
身长：45~46厘米
体重：2.6千克

- 皮下脂肪增多，面部褶皱消失，身体呈现新生儿的模样
- 头朝下准备迎接分娩，但有些胎儿到预产期为止头部还朝上
- 每天有500毫升小便

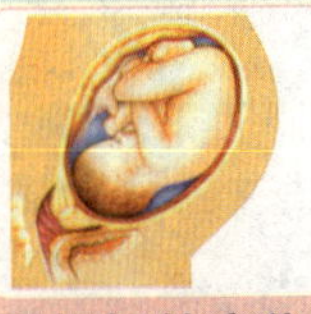

孕妈妈的变化
子宫：子宫底高度27~32厘米

- 尿频、腰背痛等不适加重
- 子宫压迫胃、肺及心脏，造成气喘或胸口痛

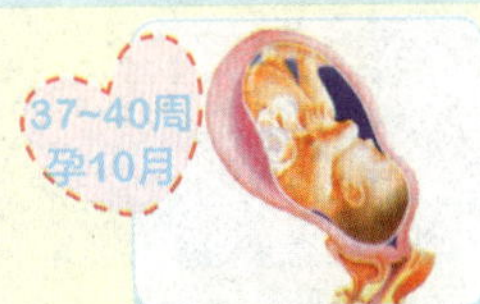

胎宝宝的成长
身长：50厘米
体重：3千克

- 为了分娩下降到骨盆内
- 内脏功能更加完善、肌肉发达、有抵抗力，做好随时出生的准备
- 被羊水环绕，胎动比平时减少了

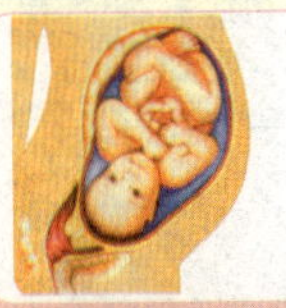

孕妈妈的变化
子宫：子宫底高度29~35厘米

- 胸闷或胃部压迫感慢慢消失，食欲开始增加了
- 子宫口和阴道变得柔软，分泌物增多
- 仍感觉不适，对分娩有焦虑

胎儿各器官生长关键期的营养需求

胎儿各器官系统＼孕周	1周	2周	3周	4周	5周	6周	7周	8周	9周	10周	11周	12周	13周	14周	15周	16周
甲状腺						发育完整 碘、蛋白质、碳水化合物										
大脑				大脑所有功能形成 碘、叶酸												
心脏				开始跳动、全部建成 蛋白质、铁、钙、锌												
神经系统					形成神经管 蛋白质、卵磷脂、维生素 A、维生素 B_1、维生素 B_2、叶酸、锌、钙、镁、铜、碘											
消化系统				小肠蠕动、胃肠功能建立 蛋白质、B 族维生素、维生素 C、钙、镁、锌、铜												
四肢						四肢芽出现 蛋白质、维生素 A、维生素 D、维生素 K、钙										
眼					眼球、眼睑形成 维生素 A、β - 胡萝卜素、B 族维生素											
唇						唇开始发育 叶酸、维生素 A、钙、铁										
肺										长出细支气管 蛋白质、维生素 A、维生素 C、						
肾										有排尿功能 锌、B 族维生素、维生素 C、维生素 E						
生殖器官										构建生殖器、能辨男女 锌						
牙齿和骨骼								骨骼生长 钙、磷、维生素 D								

注 1. 此表是为了让孕妈妈了解胎儿的器官发育情况和所需的关键营养，但孕期营养的关键是均衡，在重

2. 孕晚期胎儿各器官发育基本完成，饮食全面均衡即可满足胎儿的营养需求。

17周	18周	19周	20周	21周	22周	23周	24周	25周	26周	27周	28周	29周	30周	31周	32周	33周	34周	35周	36周	37周	38周	39周	40周
				大脑表面积快速增加 DHA、卵磷脂、蛋白质、碳水化合物、维生素 B_{12}、钙、铁、锌、铜																			
听觉发育 蛋白质、卵磷脂、维生素 A、维生素 B_1、维生素 B_2、叶酸、锌、钙、镁、铜、碘																							
肺泡上皮发育 维生素 E、钙、镁									可呼吸 蛋白质、维生素 A、维生素 C、维生素 E、钙、镁														
肾发育完成 锌、B 族维生素、维生素 C、维生素 E																							

补充某种营养的同时，也不要忽视其他营养。

Part1

孕1月（孕1~4周）为“精王子”和“卵公主”制造浪漫约会

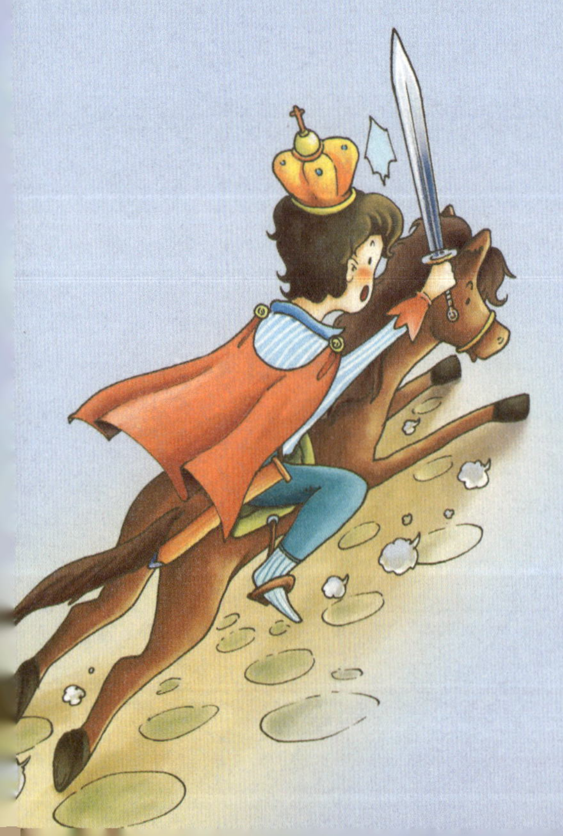

孕 1 月生活饮食宜忌速查

宜

孕妈妈要补充叶酸，以降低胎宝宝出现神经管发育缺陷的概率。多吃富含叶酸的食物，如菠菜、油菜等绿叶蔬菜和动物肝脏，有益于胎宝宝的神经系统和大脑发育。

准爸爸注意摄取含锌及精氨酸的食物，如豆类、花生、牛肉、鸡肝、葡萄、西红柿等，帮助提高精子活力。

防辐射服作用不明，要和电脑、手机、微波炉、打印机等电磁波辐射适当保持距离。

忌

工作中，靠喝绿茶来提神的习惯，恐怕得戒掉了，可以尝试喝些果汁来补充体力。

芦荟、螃蟹、甲鱼、薏米等性味寒冷的食物，对孕妈妈不利，应该尽量避免食用。

如果这个阶段出现类似感冒的症状，不要盲目吃药，这可能是宝宝到来的信号。

怀孕初期，有些孕妈妈容易犯困，不要习惯性地喝咖啡提神，应该敏感一些，看看最后一次月经的到来时间。

孕 1 月保健关键词

不要随便吃感冒药：在这个月，可能会有类似感冒的症状，不能草率地认为就是感冒而吃药，因为这很有可能是早期妊娠反应。如真感冒了，应及时到医院就诊。

暂时把自己当成孕妈妈：衣服尽量选择宽松、舒适的；养生定时进餐的习惯，不要吃辛辣、刺激、油腻的食物，如辣椒、八角等。

规律作息：保持平和心态，不要过度忧伤、兴奋等。

保持外阴清洁：孕妈妈应每天用温度适宜的温水，从前向后清洗外阴，并用消毒过的干净毛巾擦干。内衣、内裤也要经常更换。

图解孕 1 月胎儿的生长

胎儿的萌言萌语：爸爸妈妈对我的到来浑然不知

亲爱的爸爸妈妈，你们好！我是你们的胎宝宝，我已经悄悄地在妈妈那温暖舒适的子宫里安营扎寨了，只不过你们还浑然不知呢，呵呵。等你们知道的时候，我相信肯定会激动不已的，因为我是你们生命的延续，是你们爱情的结晶，那就让我暂时保守这个秘密吧。

第 1 周：发育中的卵子小姐和精子先生

按照 280 天计算，这时妈妈正值大姨妈期，一枚正在发育的卵子小姐等待着从卵巢中排出，而精子先生与精子家族的众兄弟们被收纳在备孕爸爸的袋袋里。

第 2 周：相遇前煎熬的等待

在本周，有一枚卵子小姐从妈妈的卵巢内力挫众姐妹脱颖而出，沿着输卵管游向子宫。健康的精子先生在准爸爸的体内不断成熟，等待着与卵子小姐的相遇。

盼子心切可能会出现假孕

有些女性结婚后，急盼早日孕育爱情的结晶，特别是备孕很长时间也没成功的，或是受到长辈过多期望的，看着别人怀抱着可爱的宝宝，心里便越发羡慕着急。这样每天朝思暮想，便会在大脑皮层形成强烈的“盼子兴奋灶”，导致下丘脑及脑垂体的功能紊乱，月经停闭。

闭经后，在体内性激素影响下，小腹的脂肪会产生堆积，于是在强烈的盼子心理因素作用下，就更感觉自己已是有孕在身了。接着，身体还会相继出现厌食、择食和呕吐的类似怀孕反应。甚至有的女性在怀孕的心理幻觉作用下，导致体内雌激素和雄激素发生比例失调，会奇妙地感觉到新生命的气息，甚至能感觉到胎动。其实，这纯粹是心理因素在作怪。

建议备孕妈妈应对怀孕抱着顺其自然的心态，免得因盼子心切而出现假孕现象，给自己造成不利的身心影响。

第3周：我成为一枚受精卵

一个健硕无比、幸运的精子先生冲破重重关口，在输卵管内率先与卵子小姐结合形成了一枚受精卵。于是，一颗种子悄悄萌芽。这颗种子即将成就小小的我。

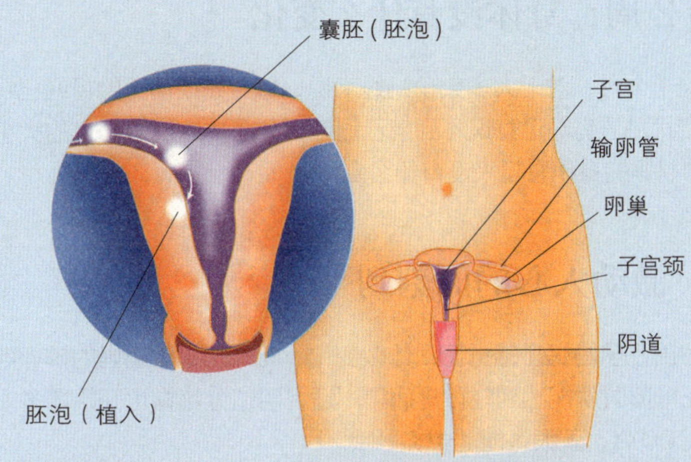

受精卵分裂成中空的胚泡，并来到子宫腔里着床

第4周：我在妈妈的子宫中安营扎寨

我这枚受精卵，承载着无数期待与祝福，以飞快的速度加剧分裂着，变成了一个球形细胞团（胚泡），沿着输卵管游进子宫腔，并深深地植埋于子宫内膜里，这一过程就是“着床”。这一伟大使命要等到下一周才能完成。这时我还是以受精卵形式存在着，身长只有1厘米、体重约1克，肉眼几乎看不见它。

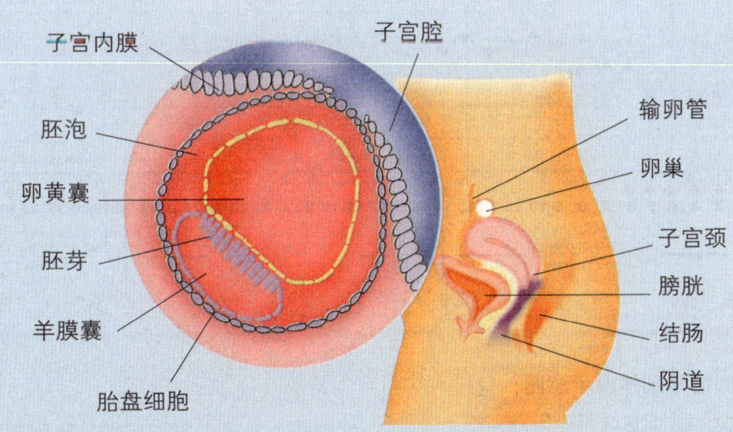

图解孕 1 月妈妈的变化

第 1~ 第 2 周：身体没有什么变化

在怀孕的前半个月，对于大多数孕妈妈来说，每月如期而至的月经已经干净，身体没有什么明显症状，孕妈妈也意识不到自己已经怀孕了。这时，子宫的大小与怀孕前基本等同，所以孕妈妈的身体看起来没有什么变化。

第 3 周：激动人心的时刻到来

在妊娠第 3 周，孕妈妈还感觉不到什么变化。此时正是孕妈妈的排卵期，如果孕妈妈足够细心，在排卵时就能感到轻微疼痛等不适，阴道分泌物也开始增多。如果恰好在排卵日前后 2 天 OOXX，就很可能“中奖”哦。

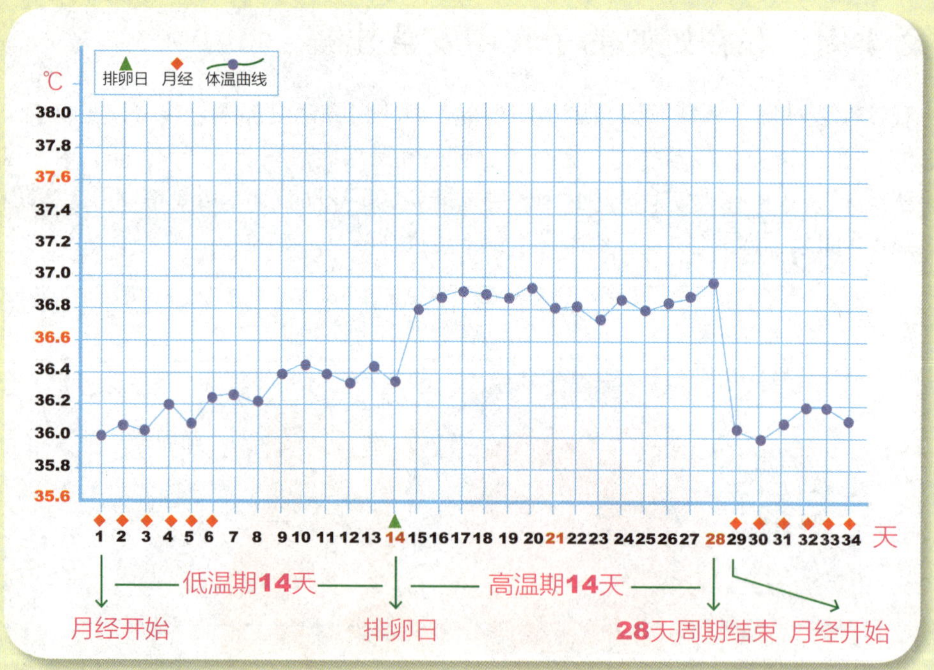

有排卵的基础体温示意图：有排卵的月经周期基础体温呈双向型，即月经前半期体温偏低，后半期体温偏高（升高 0.3 ~ 0.5℃）。

第4周：“大姨妈”没有按时来报到

如果在第4周末期，发现“大姨妈”迟迟未到或者下体有少量血水流出，就要提高警惕了，可以到医院检查或自行验尿。如验孕纸显示为“中队长”，那么，恭喜你已经成功晋升为孕妈妈。

在本周，孕妈妈的体形没有任何变化。不少孕妈妈有类似感冒或腹泻的症状，要想到自己有怀孕的可能，不要随意用药。此时，孕妈妈的子宫有鸡蛋大小了。

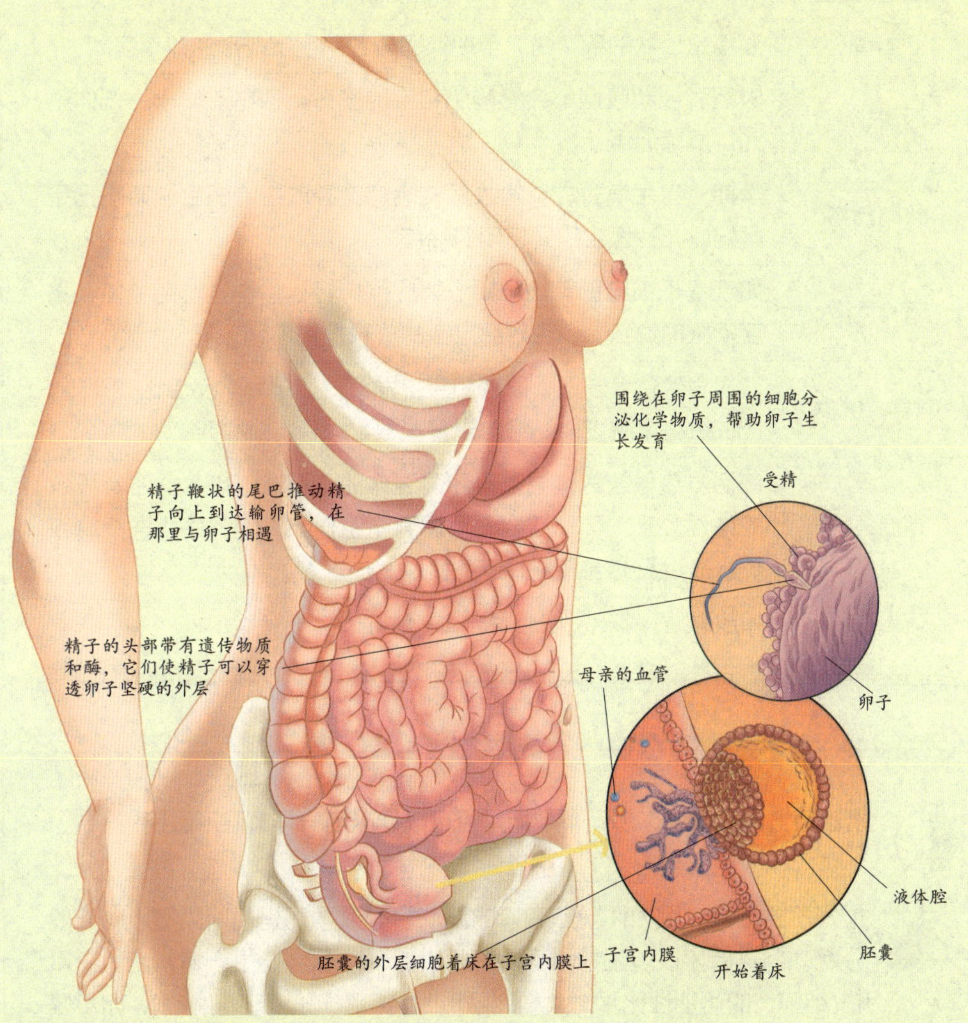

远离容易致畸的环境和物质

现在，你可能不知道自己已经怀孕了，但还是把自己当做孕妈妈吧，特别注意保护好“成形期”胚胎的正常发育，为生个健康聪明的宝宝做好第一步。

需要远离这些	原因分析
酒精	酒精是公认的致畸物，孕期饮酒导致胎宝宝畸形的概率很高
烟熏环境	吸烟和被动吸烟都会影响胎宝宝的发育，容易造成出生低体重儿、发育迟缓儿
致畸药物	孕期一旦生病，应及时去医院治疗，并向主治医生说明自己是孕妈妈，在医生指导下用药治疗
精神刺激	如观看恐怖电影等。孕期心情应保持轻松愉悦，避免惊悚、高度紧张的情绪，以免对胎宝宝的成长发育不利
偏食、挑食	容易导致营养缺乏，影响胎宝宝发育。如果早孕反应比较严重，应在进食量减少时，增加进餐次数，以保持膳食平衡
高温环境	包括发热导致的体温上升和高温作业、桑拿、热水盆浴等导致的体温上升。孕早期要注意调离高温作业环境，停止洗桑拿和热水盆浴及泡温泉，并避免接触发热患者
有害物质	如放射线、农药、铅、汞、镉等物质

Q 刚知道自己怀孕了，想问下孕期是否可以像以前一样戴隐形眼镜？

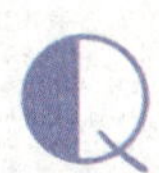

最好不要佩戴。因为怀孕后激素的波动会导致孕妈妈视网膜增厚，一般分娩 6 个月后才恢复正常。孕妈妈角膜的小动脉会发生挛缩，使血流量减少，引发结膜炎的可能性比平时大。而隐形眼镜会阻隔角膜接触空气，如果佩戴，将使角膜缺氧，发生损伤，引起敏感度下降，从而导致视力减退、无故流泪等。所以建议孕期使用框架眼镜，或咨询医生选择适宜的眼药水来增加润滑度。

雾霾天，孕妈妈该怎样保护自己

戴口罩

孕妈妈虽然戴口罩也无法完全阻挡有害颗粒物的吸入，但是却为呼吸道多设了一层屏障，总比没有任何防护强。

穿长衣

孕妈妈不要为了潇洒而短打扮，穿得太零碎就增大了身体和有害空气接触的面积，穿长长的大衣，既保暖，又健康。

进屋先洗脸洗手

孕妈妈“全副武装”在室外逗留后，皮肤接触有害颗粒物最多的地方就是脸和手了，所以，进到室内要及时洗脸洗手。

用鼻呼吸

鼻腔里的鼻毛和黏液可以吸附空气中的有害颗粒物，而用嘴呼吸，就直达扁桃体了，所以一定要用鼻呼吸。

擤鼻子

按时清理鼻腔，注意是要擤鼻子，而不是挖鼻子，挖鼻子会损坏鼻腔，如同自毁“长城”。

户外短平快

在雾霾天气，孕妈妈要减少在户外活动的时间，短暂停留，平和呼吸，小步快走。

巧开窗

雾霾天，可将窗户打开一条缝通风，不让风直接吹进来，通风时间为10 ~ 20分钟。若遇到连续污染天，开窗通风时可在纱窗附近挂上湿毛巾，起到过滤、吸附的作用。

早睡觉

孕妈妈到了晚上尽量不要熬夜，早睡早起可以提高机体免疫力，从而预防疾病。

多喝水

水是生命之源，雾霾天空气质量差，孕妈妈稍微多喝点水，可加快体内水分的更新，对身体非常有好处。

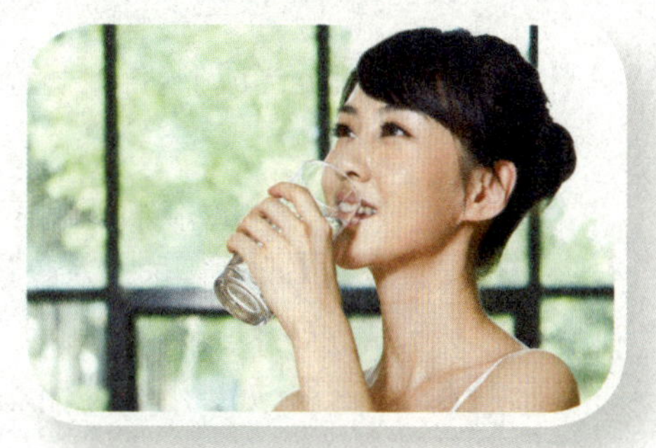

当心别感冒了

别把怀孕征兆误当感冒

孕1月，对大多数孕妈妈来说，身体往往没有什么变化，只有少数身体比较敏感的孕妈妈在这个月月末可能会有怕冷、低热、慵懒和嗜睡等不适症状，但此时还没有到下个月月经“光顾”的日子，孕妈妈也不会把此类症状与怀孕联系起来，还以为是自己感冒了呢！

随时可能怀孕，要防感冒

1 防寒保暖，预防季节性流感。孕妈妈应根据天气增添衣物，防流感。

2 讲卫生，防止病从口入。如勤洗手，餐具分开，避免交叉感染。

3 尽量不去人群密集的公共场所，实在不行可戴口罩来隔离传染源。

4 保持适宜的室内温湿度，室内温度为17~23℃，湿度为40%~60%，孕妈妈可通过开窗通风、使用加湿器等来调节。

感冒了，怎么办

孕期治疗感冒的原则是控制感染、排除病毒、降体温。

轻度感冒

仅有鼻涕、流涕及轻度咳嗽等症状，无需用药，多喝开水，注意休息，补充维生素C和保暖，大多数可不治而愈。如症状仍不改善，可口服感冒清热冲剂或板蓝根冲剂等中成药。

感冒较重并伴有高热者

可选用柴胡注射液退热和纯中药止咳糖浆止咳。同时，可采用物理降温法尽快控制体温，在颈部、额部放置冰块，或用湿毛巾冷敷。

对感冒合并细菌感染者

应加用抗生素治疗。若孕妈妈病情严重，需要打针，青霉素是首选。青霉素除少数特异体质可发生过敏反应外，孕早、中、晚期都可放心使用，对母婴双方都很安全。

Q 把怀孕征兆当成了感冒，吃了感冒药，宝宝还能要吗？

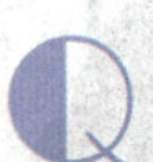

A “全或无”定律，解释为“不是生存，就是死亡”。定律是这么说的，若用药是在胎龄1周内，对胎儿的影响或者是因药物导致胚胎死亡，或胚胎不受影响，就能继续正常发育，也就是说在这时期用药，只要胚胎不死亡，就能正常发育。但是，如果用药时间比较模糊，最好在医生指导下决定是否保胎。

孕 1 月妈妈这样吃，长胎不长肉

孕 1 月宝宝发育与核心营养素

妊娠周数	胎儿器官系统发育	须重点补充的营养素	食物来源
第 1~ 第 4 周	是一个小小的“胚芽”，长度只有 1 厘米左右，体重只有 1 克	脂肪、蛋白质、碳水化合物、钙、维生素 C、B 族维生素	牛奶、鱼、蛋、豆制品、水果和深绿色蔬菜

孕 1 月饮食原则：选自己喜欢吃的

1 为了避免或减少如恶心、呕吐等早孕反应，可采用少食多餐的方法，饮食最好清淡，不吃油腻和辛辣食物，多食易于消化吸收的食物。

2 食用食物前，蔬菜要充分洗净，水果最好削皮，能避免农药污染。

3 采用合理的加工烹调方法，减少营养物质的损失，使之符合卫生要求。烹调时尽量保留食物的原味，少用调味料。

4 养成良好的饮食习惯，定时用餐，三餐之间最好安排两次加餐，坚持“三餐两点心”的进食原则，“点心”可以是饼干、饮料（如牛奶、酸奶、鲜榨果汁等）、蔬菜和水果等。

5 孕妈妈进餐时最好能心情愉悦，这样在营造温馨的进餐氛围的同时，还有助于增进食欲。

一日三餐和加餐的安排

早、中、晚这三次正餐应该占全天总热能的 90%，大部分营养素的摄入，应该在三餐中安排进去，特别是优质蛋白质、脂肪、碳水化合物这三大营养物质。

加餐一般占到全天总热量的 10%，可以吃点核桃、花生、瓜子等坚果，或 100 克苹果、桃子、猕猴桃、香蕉、草莓等水果，加 1 份酸奶。

孕1月营养需求：叶酸

功效：

促进胎儿身体各器官的形成和神经系统的发育。

每日建议摄取量： 从孕前3个月开始，到怀孕后3个月，每天0.4~0.6毫克。

摄取来源： 食物来源：深绿色蔬菜、全谷类、豆类、水果等；营养补充剂：叶酸片（0.4毫克/片）。

摄取方式： 空腹吃，吸收最好。

摄取注意事项： 虽然含有叶酸的食物有很多，但因为叶酸很容易流失，从一般的饮食中不太容易摄取到足够的量，所以建议准备怀孕和处于怀孕初期的女性补充叶酸制剂。

食物简易测算法：

4棵中等菠菜（约100克）大概含有叶酸116.7微克

3棵中等油菜（约100克）大概含有叶酸103.9微克

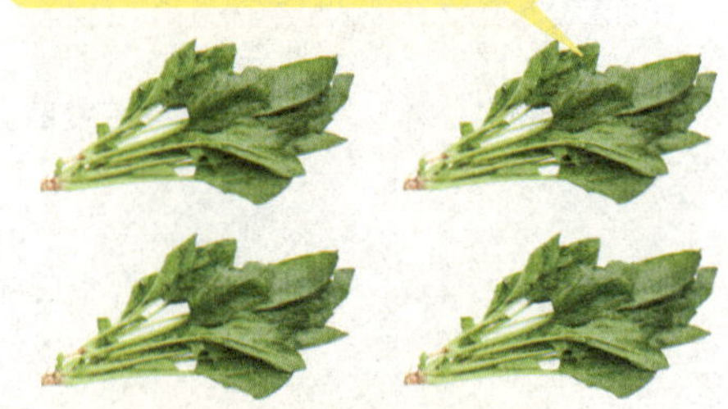

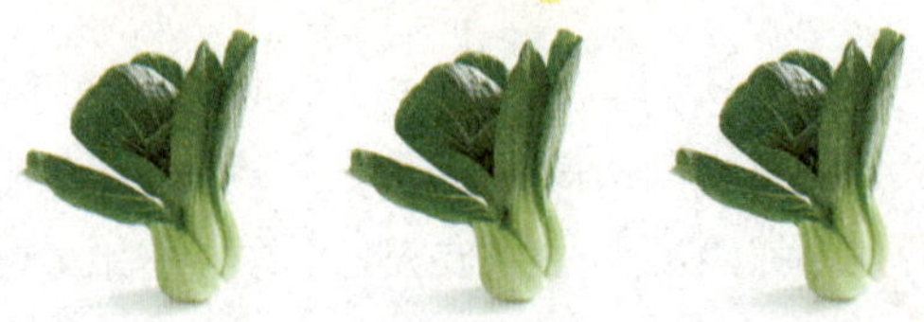

孕1月一日食谱推荐

餐次	用餐时间	推荐食谱
早餐	7:00~8:00	牛奶150毫升，猪肚大米粥1碗，花卷1~2个，蔬菜适量
加餐	10:00	果汁配消化饼适量
午餐	12:00~12:30	米饭100克，菠菜炒猪肝100克，西芹百合100克，菠菜鸡蛋汤适量
加餐	15:00	吃些坚果，如核桃、花生、腰果、开心果等
晚餐	18:00~18:30	荞麦面条1碗，芦笋鸡蛋沙拉50克，豆芽蘑菇汤适量
加餐	21:00	牛奶200毫升，威化饼干2片

主任医师推荐好孕美食

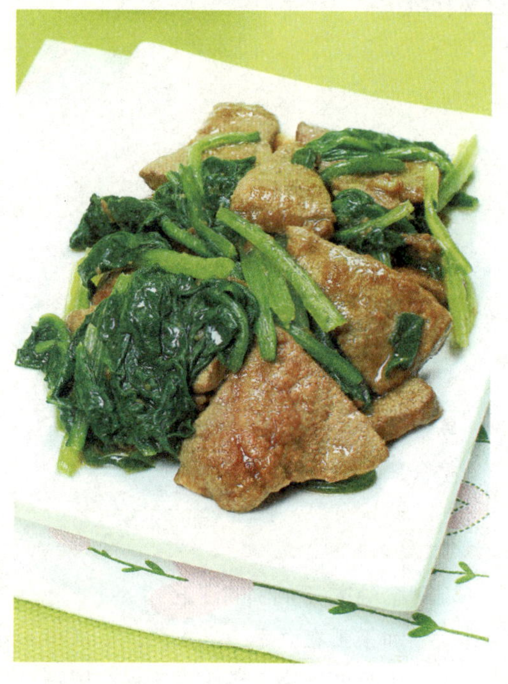

菠菜炒猪肝 补充叶酸、预防贫血

材料 猪肝250克，菠菜150克。

调料 葱末、姜末、酱油、料酒、白糖、淀粉、醋、植物油各适量。

做法

1 猪肝放入滴了少量醋的水里，浸泡2小时，捞出沥干，切片，加淀粉拌匀；菠菜洗净，切段，焯水，沥干。

2 锅倒油烧热，下猪肝，滑炒变色时捞出，将油沥干。

3 锅留底油，放葱末、姜末爆香，加酱油、料酒、白糖、菠菜、猪肝，炒匀后，用水淀粉勾芡即可。

芦笋鸡蛋沙拉 补充叶酸

材料 芦笋2根，鸡蛋1个，胡萝卜1根。

调料 白糖、盐、酸奶油、胡椒粉、蛋黄酱各适量。

做法

1 芦笋刮去根部硬皮，洗净，斜切小段；胡萝卜去皮，洗净，切斜菱形小片。

2 胡萝卜放入开水锅中，煮到合适口感，放入芦笋烫1分钟后同时捞出，过凉水，沥干水分；鸡蛋蒸熟后，取蛋白切小片，与胡萝卜片、芦笋段一起放入碗中。

3 蛋黄、蛋黄酱、酸奶油、胡椒粉和少许白糖、盐搅拌均匀，做成沙拉调味汁，淋入碗中，搅拌均匀即可。

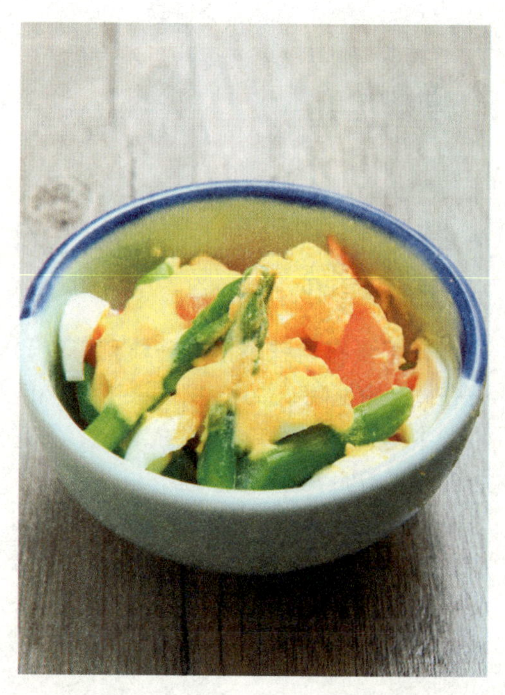

玩转孕检攻略：挑一个称心如意的医院

如何挑选适合自己的医院

1. 根据位置选择医院

怀孕后，孕妈妈要经常到医院进行定期产检，临近分娩时，更需要在出现异常情况后迅速前往医院，因此医院不要离家太远。对上班族来说，距离工作单位近也是不错的选择。

2. 考察医院的设施

应观察医疗设施的清洁度和安全性，还要确定产后是否可以喂母乳、住院病房共有多少床位、是否有儿科门诊等信息，以免等到分娩住院时才感觉医疗服务条件不满意。

3. 确认医院和医生的可靠性

在10个月的孕期生活中，妇产科医生要回答孕期咨询的许多问题，孕妈妈和他们的关系是否融洽也十分重要，所以要选择可靠的医院和值得信赖的医生。

4. 关注下周围的评论

如果正在考察一家医院，可以参考一下患者评论。选择离家近的医院时，还可以从身边的孕妈妈那里征求意见，比如检查时排队等候的时间长不长，是否有单人的房间可供选择等。

最好将产检医院作为你的生产医院

如果没有特殊情况，产检和分娩最好在同一家医院，中途也不要变换产检医院。中途如更换医院，陌生的环境、新的程序容易增加孕妈妈的心理压力。

整个孕期要经过十几次常规产检，如有并发症，需要去医院的次数会更多，孕妈妈和产检医院的医生、护士的接触就会特别频繁，因此维护好关系就很重要。

不必盲目选择大医院

孕妈妈不一定非要选择在知名度很高的综合性大医院生产。大医院在应急方面是会更好些，但如果身体健康、孕龄不大，就没有必要盲目选择大医院。综合性的大医院可能会接触其他各种疾病的患者，孕妈妈患上感冒或其他传染性疾病的可能性也会增加。

孕期运动带来的奇迹

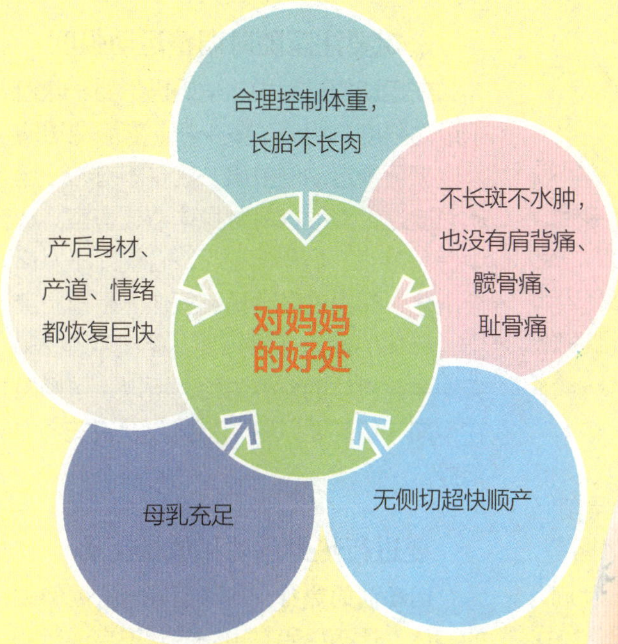

对妈妈的好处

- 合理控制体重，长胎不长肉
- 不长斑不水肿，也没有肩背痛、髋骨痛、耻骨痛
- 无侧切超快顺产
- 母乳充足
- 产后身材、产道、情绪都恢复巨快

对宝宝的好处

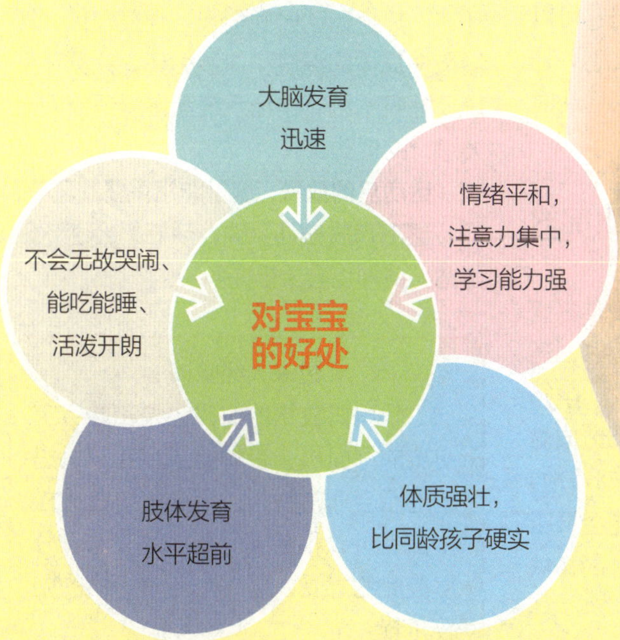

- 大脑发育迅速
- 情绪平和，注意力集中，学习能力强
- 体质强壮，比同龄孩子硬实
- 肢体发育水平超前
- 不会无故哭闹、能吃能睡、活泼开朗

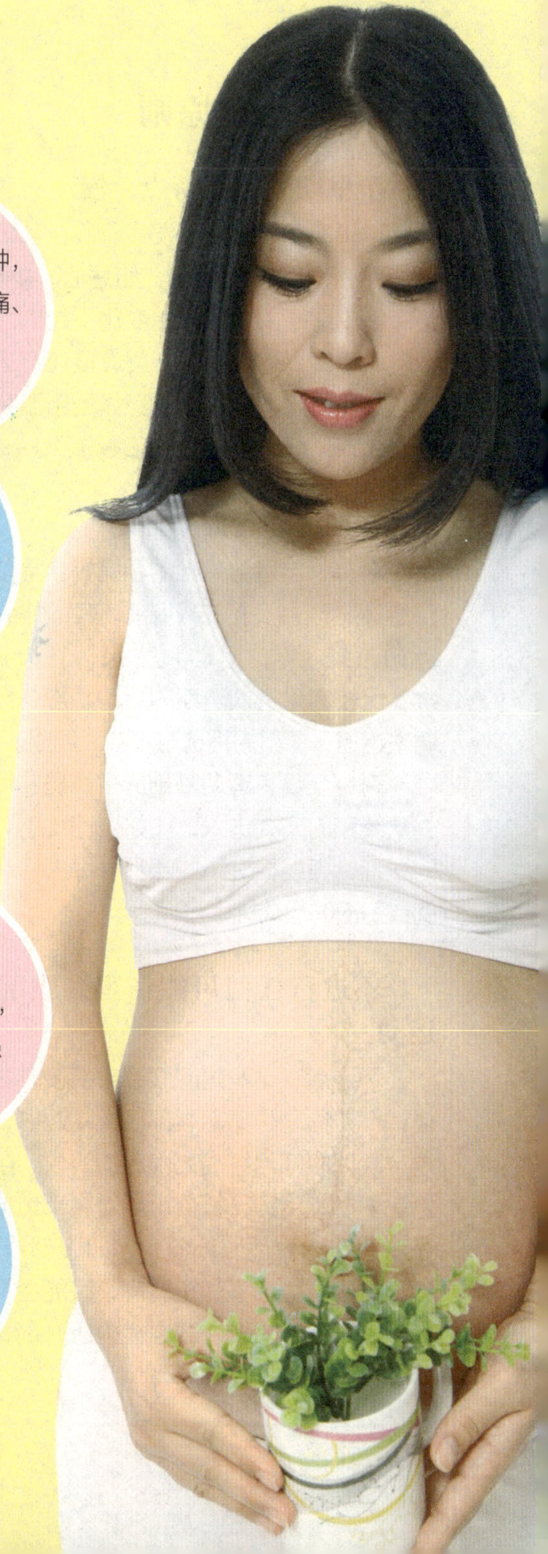

孕早期运动，以缓慢为主

● 孕早期运动原则

孕早期的运动特点：慢

孕早期，胚胎处于发育阶段，孕妈妈可能有强烈的早孕反应，如恶心、呕吐、头痛等，这是由荷尔蒙的变化引起的。这个阶段孕妈妈运动的话，就应该注意运动的方式和节奏，尽可能让身体处于温和舒适的状态，运动方式选择舒缓的。

孕期运动宜提早计划

对有一定运动基础的孕妈妈：孕前坚持游泳、瑜伽、搏击、跆拳道、舞蹈等，运动超过3年，运动频率保持在一周3次，比较容易进入孕期的运动状态，自我调整迅速，课程的挑选也不会太局限。

对完全没有运动基础的孕妈妈：可以先从缓和的方式进入，比如自己更感兴趣的课程，强度相对小的课程，每次运动时间或每周的运动频率可减少。

不进行任何可能伤害到腹部的运动

怀孕后，孕妈妈的腹部会慢慢发生变化，但无论是孕早期腹部还没隆起时，还是孕晚期腹部已经高高隆起的时候，孕妈妈都要时刻铭记，任何可能对腹部造成潜在威胁的练习都应该停止，如腹部着地、腹部挤压、腹部强烈扭转等，可能会挤压到胎儿，让子宫壁变薄，宫内压升高，从而导致流产的发生。

一定要注意随时调整运动强度

在运动的过程中，孕妈妈不要一味追求运动强度，用流了多少汗、衣服湿透的程度来衡量运动的效果，这是不对的。运动强度过大，很容易对身体造成伤害。从中医角度讲，《黄帝内经》记载：汗为津液所化，汗出过多会伤及气血。孕育胎宝宝，母体的健康非常重要，胎宝宝在280天中全靠母体的营养供给，所以，孕妈妈在孕期一切都要以胎儿和自我健康安全为前提。

要进行热身运动和放松运动

运动前的热身： 能够很好地舒展僵硬的身体，让孕妈妈有更好的状态完成运动动作，同时也是降低运动受伤风险的重要环节。热身运动时间稍长、强度较低，慢慢增加身体的温度和血液循环，让循环系统、呼吸系统、神经系统等慢慢适应即将要进行的运动。

运动后的放松： 这是非常重要的环节，一节课下来放松几分钟，孕妈妈会感觉很舒适，精神也会放松许多。

过来人经验谈

孕妈妈放松的时候也是和胎宝宝交流的好时机，有的胎宝宝在孕妈妈运动后会非常快乐，而孕妈妈在放松体位上可以和胎宝宝更好地交流，分享彼此的感受，是一个非常不错的胎教环节。

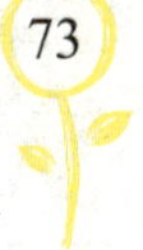

树式瑜伽缓解孕早期的不安情绪

瑜伽是调节心情的最好方式之一，在身体得到舒展的同时，心灵也得到了最好的放松。下面给孕妈妈提供的树式瑜伽，动作比较温和，适合整个孕期练习。

1 身体竖直站立，挺胸、沉肩，放松面部神经。

2 将身体重心转移到右腿，右手向上举、弯曲左膝盖，让左脚掌踏在右腿内侧。

3 目视前方固定一点，保持身体平衡，让左手上举、双手合十向上伸展，均匀自然深呼吸 4~5 次，然后换另一侧。

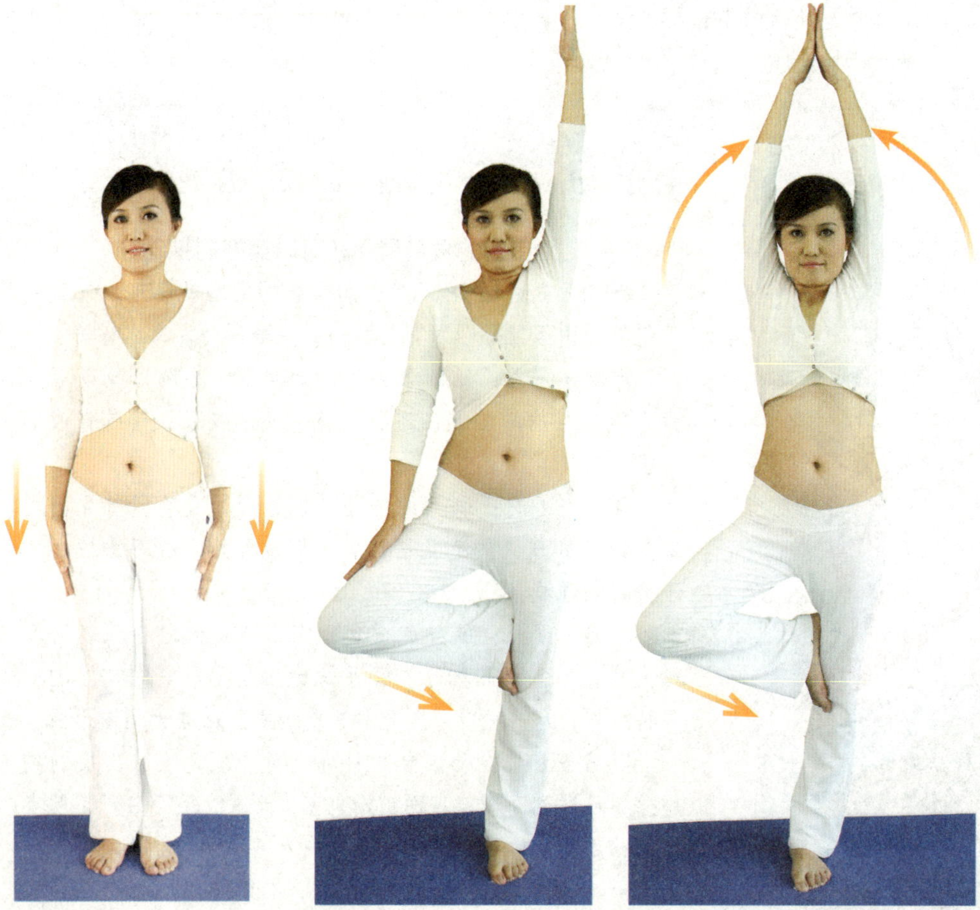

树式练习可以锻炼孕妈妈的专注力，在分娩时，注意力集中可以节省体力，还能缩短产程。刚开始练习这个动作，可能会站不稳，可以先用一只手扶着墙做，慢慢地找到平衡感。

胎教的意义，你了解吗

胎教对孕妈妈的益处

1 提高孕妈妈的修养
2 培养兴趣爱好
3 舒缓孕妈妈的心情
4 搭建与宝宝爱的桥梁

胎教对胎宝宝的益处

1 提高胎宝宝的大脑健康发育
2 促进胎宝宝的心理健康
3 完善胎宝宝的人格健康

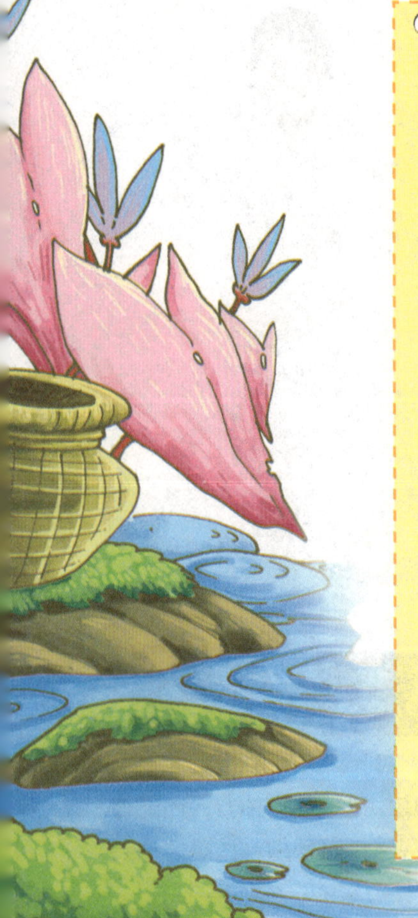

胎宝宝的发育是胎教可以实施的基础

孕1月：妊娠18天起，胎宝宝的大脑就会形成管状的神经管，中间部分会发育为脑，另一端则会发育成脊髓。

孕2～3月：脑的各部分，如间脑、小脑以及以后成为大脑皮层的端脑开始进行分化，还形成了聚集脑脊液的脑室。

孕4～5月：脑部的神经系统也开始发育，首先出现感受触觉和气味的感觉区，脑内部也开始形成感受快感和不快感的领域。

孕6～7月：脑细胞分化逐渐形成，大脑半球表面开始发育，包裹间脑和小脑而形成大脑皮层。其中前方的皮层特别厚，形成额叶，听觉和视觉的神经回路也逐渐形成。

孕8～9月：胎宝宝的脑部发育完成，大脑皮层的细胞分裂已达到高峰，表面皱褶也基本形成，到孕9月，胎宝宝的脑细胞会达到140亿个，与成人基本相同。

孕10月：脑的重量约400克，脑的神经细胞约有1000亿个。此后，神经细胞数量不会再增加。这时脑部开始髓鞘化，神经胶质细胞开始增加，脑部逐渐发达。

胎教从孕早期开始，妈妈宝宝更亲密

孕早期，胎宝宝从一颗小小的受精卵长到初具人形。虽然他还看不到，也听不到，最多能在羊水中动一动手脚，但从一开始，胎宝宝与孕妈妈就是心意相通的，孕妈妈愉快的想法、甜蜜的感觉，还有孕妈妈独有的幸福感，胎宝宝都能感觉得到，并形成了与孕妈妈最初的心灵交流。这种交流是妈妈宝宝亲密关系的纽带，将伴随宝宝出生。

那么，从现在开始，就让宝宝感觉你的爱吧！

孕早期胎教重心

孕早期是胎宝宝神经系统的快速发育期，各个主要器官的雏形也在这个阶段形成。在这个阶段，孕妈妈最应该关注的就是自己的营养和情绪，同时可以通过胎教让宝宝初步了解外面的世界。

情绪胎教

这个阶段孕妈妈情绪波动最为严重，但无论如何都要让自己保持平静和愉快。孕妈妈可以重拾以前的爱好，也可以培养新的爱好，读一读优美的诗歌、散文等。重要的是保持家庭的和睦；夫妻不和，伤心生气，对宝宝的伤害是最大的。

学习胎教

科学证实，胎宝宝一开始就有记忆能力，对孕妈妈的感知觉也有明显的反应，胎宝宝是有学习能力的。孕妈妈通过名画欣赏、音乐欣赏等，不但可愉悦精神，还能够将欣赏到的美妙事物通过意念传递给胎宝宝，在宝宝大脑中形成最初的印象。

孕早期胎儿器官发育

孕期	器官发育
第17~第40天	脑神经管的闭合
第17~第37天	眼泡形成
第20~第43天	上肢芽出现
第21~第50天	下肢芽出现
第29~第54天	心室中膈形成
第29~第58天	口唇形成
第37~第58天	肛门形成
第40~第100天	腭的闭合
第80~第105天	内脏及外表的雏形出现

孕早期每日生活、胎教内容安排表

早	6：00~7：00	起床，并向胎宝宝问声好
	7：00~8：00	吃早饭，感受着突然而来的小生命，体会一下即将为人母的心情。早孕反应即将来临，孕妈妈可要做好准备
	8：00~10：00	**在职孕妈妈** 备孕时，就要考虑当怀孕后是否继续工作，如果坚守在工作岗位上的，就要继续保持充沛的精力投入到工作中 **居家孕妈妈** 孕妈妈可能不知道已经怀孕了，但也不要再穿高跟鞋了，穿宽松的衣物和平底鞋
	10：00	加餐，吃根香蕉、核桃或开心果等
	10：00~12：00	**在职孕妈妈** 在月经迟迟不来的时候，就要想到自己可能怀孕了，要合理安排好产检的时间 **居家孕妈妈** 抽点时间来学习，工作的时候想充电，现在有机会了
中	12：00~13：00	**在职孕妈妈** 现在开始健康的工作餐吧，挑选少油卫生的饭店，自己带工作餐更健康。饭后吃点水果，如 4~5 个草莓或樱桃 **居家孕妈妈** 在家按照喜好来进行饮食，但要避开螃蟹、薏米等不适合孕妈妈的食物，可喝点补充雌激素的豆浆。饭后注意休息
	13：00~15：00	**在职孕妈妈** 工作时，注意休息，即使没有证实已经怀孕了，也要把自己当做孕妈妈，不要登高，不要踮脚伸手够东西 **居家孕妈妈**可稍事休息 1 小时，再学习一点自己感兴趣的事情，如阅读孕产知识、弹琴等
	15：00	记得补充水分加餐：全麦面包、1 杯酸奶等
	15：00~18：00	**在职孕妈妈** 有效率的工作能让生活更轻松，不要将时间浪费在无穷无尽的上网中。按时下班，注意路上行车安全 **居家孕妈妈** 将家里打扫干净，布置一个温馨的居家氛围
晚	18：00~19：00	晚餐，七分饱，简单又健康的，吃饭不要太快，最好细嚼慢咽
	20：00~22：00	听听音乐，培养母子乐感，可以听的音乐有《土耳其进行曲》《云雀》《动物狂欢节·天鹅》《小夜曲》《小天鹅舞曲》等
	22：00	睡觉，保持高质量的熟睡状态

当个从容不迫的职场孕妈妈：了解法律对在职孕妈妈的保护

不被辞退

工作单位无权因怀孕、休产假、哺乳等情形，降低工资标准或辞退孕产妈妈。

产检时间也算劳动时间

孕妈妈按照医务部门要求，在工作时间内进行产前检查，算作劳动时间，按出勤对待。

药费报销

女职工生育保险条例规定：已经参加生育保险的女职工，怀孕期间的检查费、接生费、手术费、住院费和药费，由社会保险机构按照一定的标准进行支付。

规定劳动时间和劳动强度

孕妈妈的劳动强度和劳动时间有规定：不能安排孕妈妈从事第三级劳动强度的劳动以及孕期禁忌从事的劳动；不能延长劳动时间；不能胜任原劳动的，根据医务部门的证明，减轻劳动强度或改为其他劳动；在劳动时间内安排一定的休息时间；怀孕7个月以上，不得安排其延长工作时间和从事夜班劳动。

产假

以北京为例，无论一孩还是二孩，产假都是128天（98天国家规定假期+30天生育奖励假），同时增加配偶陪产假15天。

医生建议

如果是装修不久的办公室，要经常打开门窗进行通风换气，还要注意搞好办公室的清洁卫生，驱除室内各种有毒、有害气体且室内禁止吸烟。

当工作时情绪不好，可以通过各种方式去排解，不能一味地忍受或者逃避。可以与关系较好的同事交流一下，探讨一下工作方法或者成功案例，回顾一下过去的辉煌成就以赢得别人的赞美，这些都有助于改善心中的郁闷。

夏天吹空调时，冷风尽量往上吹。因为冷空气的比重较热空气的要大，所以在吹空调的时候，最好将扇叶朝上，然后固定住风向，让冷风向上方吹，这样的话，空气之间就得到了充分的循环，整体环境就会变得凉爽一些。

Part2

孕2月（孕5~8周）

“害喜”让人难受又欣喜

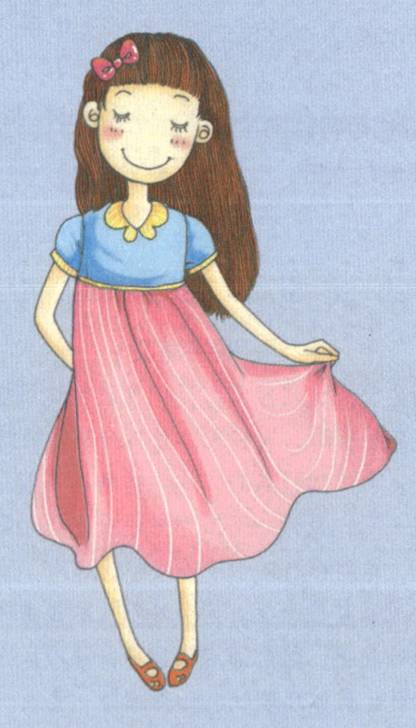

孕2月生活饮食宜忌速查

宜

孕妈妈可随身携带开心果、松子这类坚果，饿了就吃，这样不仅补充营养，也可以缓解孕早期的孕吐现象。

针对孕吐，孕妈妈可以尝试凉拌黄瓜、凉拌土豆丝等开胃菜，能减少对胃黏膜的刺激，其中的醋也能改善孕妈妈的胃口。

这个月如果月经迟迟没有来的话，孕妈妈需要到医院检查一下是否怀孕了，以便为宝宝的到来早做准备。

忌

很多孕妈妈会嗜好吃酸味食物，但需要注意的是山楂不能多吃。山楂对子宫有兴奋作用，能促进子宫收缩，过量食用容易引起流产。

发生孕吐时，孕妈妈不要自行服用止吐药，这样会妨碍宝宝的生长发育。

尿频是孕早期妈妈最容易出现的症状，平时要适量补充水分，若有尿意，尽量不要憋尿，以免造成膀胱感染，加重尿频。

麝香有活血化瘀的作用，所以孕期应该远离含有麝香的食物。

孕2月保健关键词

早孕反应：这是正常的生理现象，不必惊慌，要以轻松的心态面对。

尿频：尿频通常是子宫增大压迫膀胱引起的。

致畸敏感期：妊娠3~8周是胎宝宝致畸高度敏感期，孕妈妈一定要注意远离致畸因素。

大脑发育关键期：胎宝宝的神经系统开始发育。

流产：在孕12周前，都是容易流产的早孕期，依然要注意生活、出行等的安全。

准生证：一旦确定怀孕，孕妈妈就要在户口所在地办理准生证，免得大腹便便时跑起来麻烦。

图解孕 2 月胎儿的生长

胎儿的萌言萌语：“小屋里”正发生着翻天覆地的变化

这个月里，我在妈妈的“小屋里”一面享受着快乐幸福的生活，一面像个拼命三郎一般快速“打造”自己，使自己以极快的速度快点成材。首先，我成功地完成了“着床”的伟大使命，这时的我，神经系统、血液循环器官的原型几乎都已经出现，肝脏也有了进一步的发育。与妈妈紧密相连的唯一通道——脐带也从这个时期开始慢慢形成。

第 5 周：大脑发育的第一个高峰

这时的我仍然只是一个小小的胚胎。在本周，我这个圆形的细胞团开始伸长，头尾可辨，样子就像一根小豆芽。我的中枢神经系统开始发育，脑、脊髓、肌肉、骨骼开始形成，肝脏和肾脏也开始发育。

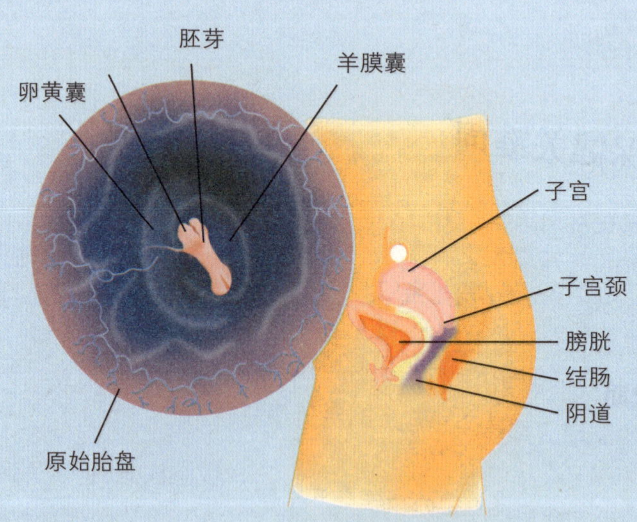

第6周：胳膊和腿渐现的小芽儿

在妈妈的子宫里，我正在飞速成长，已经有了大脑，我的肾脏和肝脏在继续发育，神经管开始连接大脑和脊髓。我原始的消化道及腹腔、胸腔、脊椎开始形成，胳膊和腿也有了小小的芽儿。我拥有了自己的血液，并在心脏"怦怦"的跳动声中开始循环了。

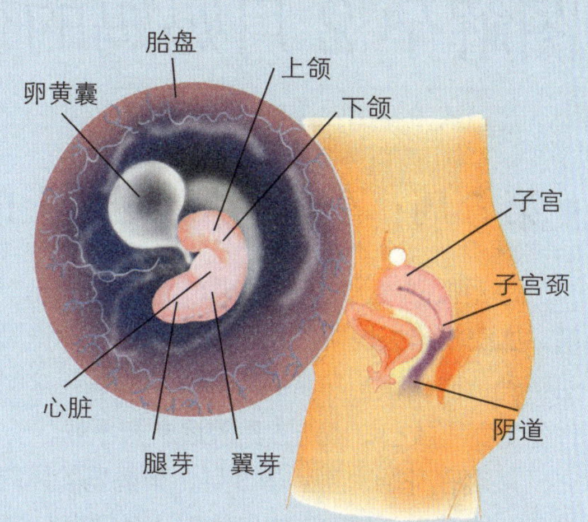

第7周：脑垂体开始发育，我更聪明了

到本周末时，我的尾巴基本消失，长着一个特别大的头，在眼睛的位置会有两个黑黑的小点，而且开始有了鼻孔。我的手臂和腿开始变长，手指也从现在开始发育。这时心脏开始划分成心房和心室，而且每分钟的心跳可达150次，是成人心跳的2倍，脑垂体也开始发育。

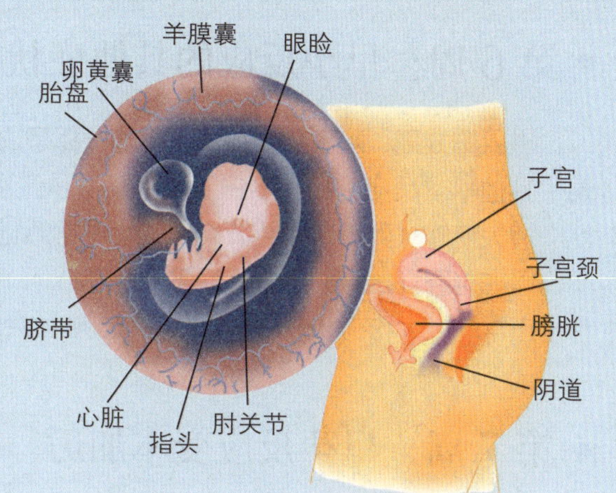

第8周：能自由地活动了

现在的我已经有了舌头和鼻孔，鼻尖也出现了，腭部融合成了嘴巴，眼睛和内耳也到了发育的关键期。我的各个内脏器官初具规模，骨头开始硬化，胳膊、腿变长且开始形成关节。

我有了一项新技能——移动，我可以在羊水中自由自在地活动了，开始也许是无意识的，不过用不了几天我就有意识了。这时我的身长约2厘米，体重约4克。

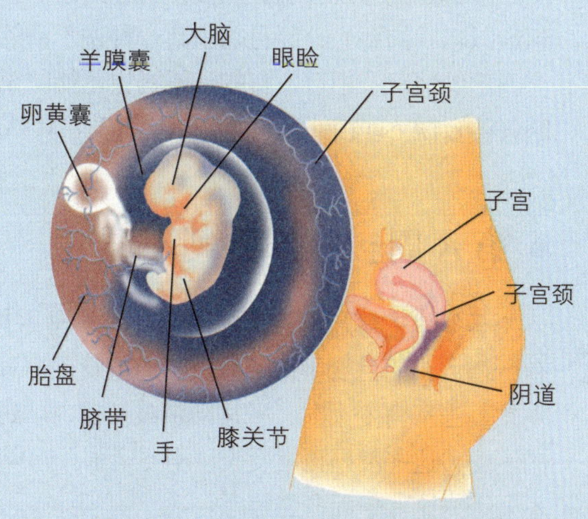

图解孕 2 月妈妈的变化

第 5 周：孕激素大量送货上门

每月按时光顾的“大姨妈”没有到来，孕妈妈会是什么心情呢？一定是欣喜激动吧。如果觉得去医院测试早孕太麻烦，你也可以买来早孕试纸在家里检查，只要使用方法正确，准确率也非常高。有些孕妈妈在这时会流少量的经血，这属于正常现象，如果你仍觉得不放心，不妨去医院诊断一下吧。

从现在开始一直到孕 3 月，孕妈妈的体内会产生大量的孕激素。激素的分泌影响着你体内的细胞，帮助你的身体更适合孕育宝宝。

第 6 周：早孕反应的其他症状初现端倪

进入第 6 周，除了月经过期不至这一怀孕的最初迹象外，孕妈妈的身体已经开始出现了其他早孕反应的症状。由于雌激素与孕激素的刺激作用，孕妈妈会感到胸部胀痛，乳房增大变软，乳晕有小结节突出，会时常感觉疲倦、犯困，而且排尿次数增多。多数孕妈妈在这周开始感到恶心，偶尔会呕吐，但一般来说都不严重。这些令人心烦的症状都是正常的，大约在 3 个月之后恶心与晨吐就会结束。

第 7 周：早孕反应变本加厉

孕妈妈的心跳会明显加快，新陈代谢率增加了约 30%。早晨醒来后孕妈妈可能会感到难以名状的恶心，而且嘴里有一种说不清的难闻味道，这是怀孕初期大多数孕妈妈都会遇到的情况。相反，有的孕妈妈也可能时常有饥肠辘辘的感觉，而且会饥不择食地吞咽各种食物。现在的孕妈妈经常会有莫名其妙的情绪波动，这是体内激素作用的结果。

第 8 周：腹部感到不适

孕妈妈的腹部现在看上去仍是“一马平川”，但子宫变化却很明显，不但比怀孕前有所增大，而且变得很柔软。阴道壁及子宫颈因为充血而变软，呈紫蓝色，子宫峡部特别软。当子宫变大时，子宫韧带被拉扯，孕妈妈的腹部可能会有痉挛，有时会感到瞬间的剧痛，这些都是正常反应，不要紧张。如果对这种疼痛放心不下，就要马上去看医生，不要因为这件事而产生焦虑。

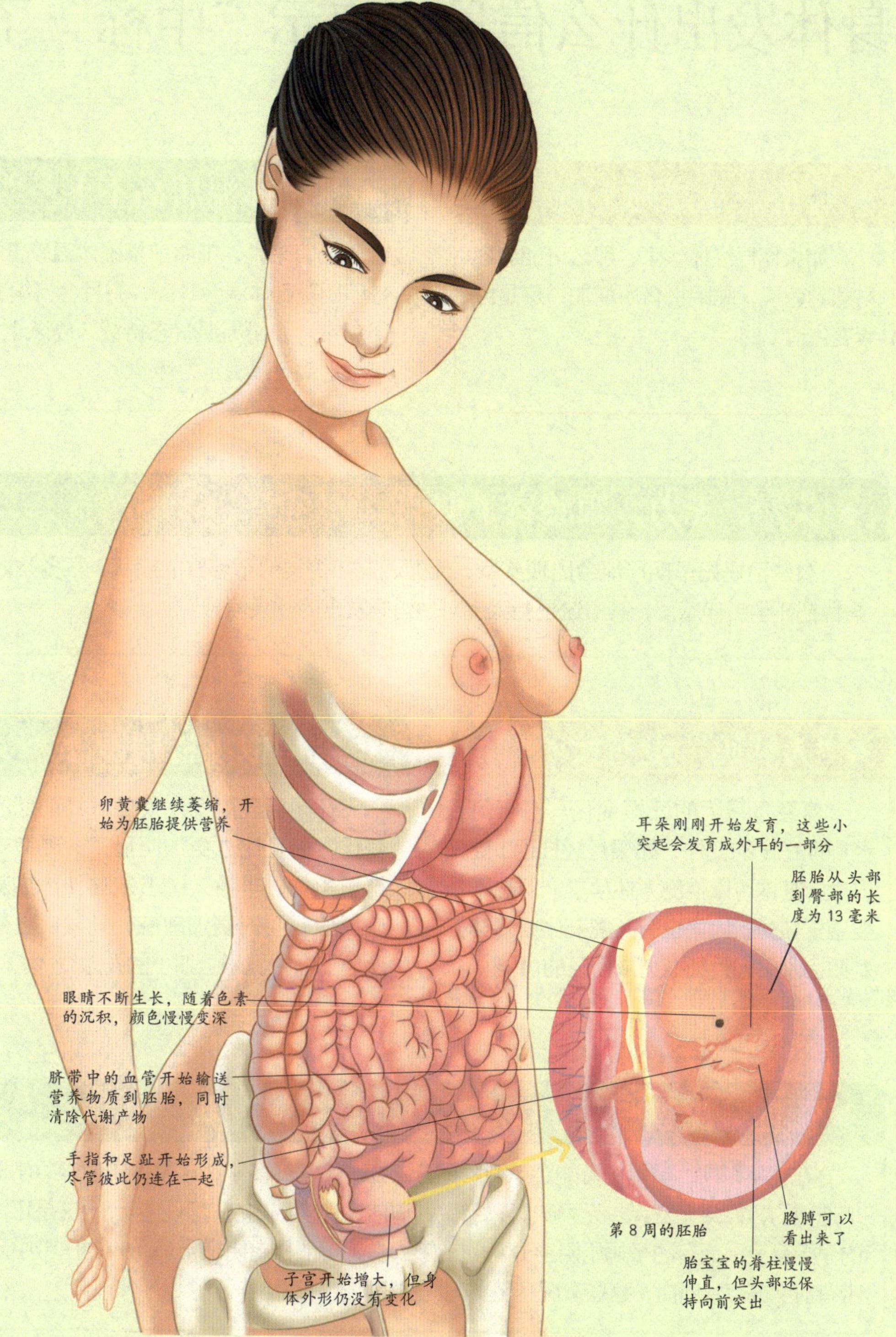
卵黄囊继续萎缩，开始为胚胎提供营养
眼睛不断生长，随着色素的沉积，颜色慢慢变深
脐带中的血管开始输送营养物质到胚胎，同时清除代谢产物
手指和足趾开始形成，尽管彼此仍连在一起
子宫开始增大，但身体外形仍没有变化
耳朵刚刚开始发育，这些小突起会发育成外耳的一部分
胚胎从头部到臀部的长度为13毫米
第8周的胚胎
胳膊可以看出来了
胎宝宝的脊柱慢慢伸直，但头部还保持向前突出

身体发出什么信号，表示“中标”了

疲倦，总是睡不醒

如果你已经怀孕了，那么可能会容易感到劳累，睡眠也有所增加，这是激素变化造成的。

基础体温居高不下

一般来说，排卵前基础体温较低，排卵后基础体温会升高，并且会持续2周左右。如果高温状态持续3周以上，基本上就可以确定为怀孕了。

头晕、无力，跟感冒了似的

有些孕妈妈早期可能会出现头晕、无力、发热等类似于感冒的症状，很多孕妈妈误把怀孕当作感冒，其实这是胎宝宝对孕妈妈发出的呼唤信号。

“大姨妈”没有按时拜访

停经是最大的妊娠变化。对于月经周期稳定的女性，如果月经推迟1周以上，基本可以推测为怀孕了。但也不要急于判断，因为也有环境变化或精神刺激因素引起月经推迟或闭经的可能。

乳房似乎特别敏感

怀孕后乳房变化很像月经前期的变化，而且比之更加明显了。乳房变得更柔软、丰盈，对于碰触和冷热刺激反应比平时更加敏感，乳头、乳晕颜色加深，乳晕上细小的孔腺变大。

阴道分泌物一下子变多

在怀孕早期，孕妈妈可能会感到阴道分泌物一下子变多了，这是体内激素急剧增加造成的，如果无发痒、无异味，只需做好清洁、勤换洗内裤，不必担心，这是正常的早孕反应。而有的孕妈妈阴道分泌的白带太多，可能伴有阴道炎症，有的白带中还带有血丝或点状出血，这些情况一定要向医生咨询、提早治疗。

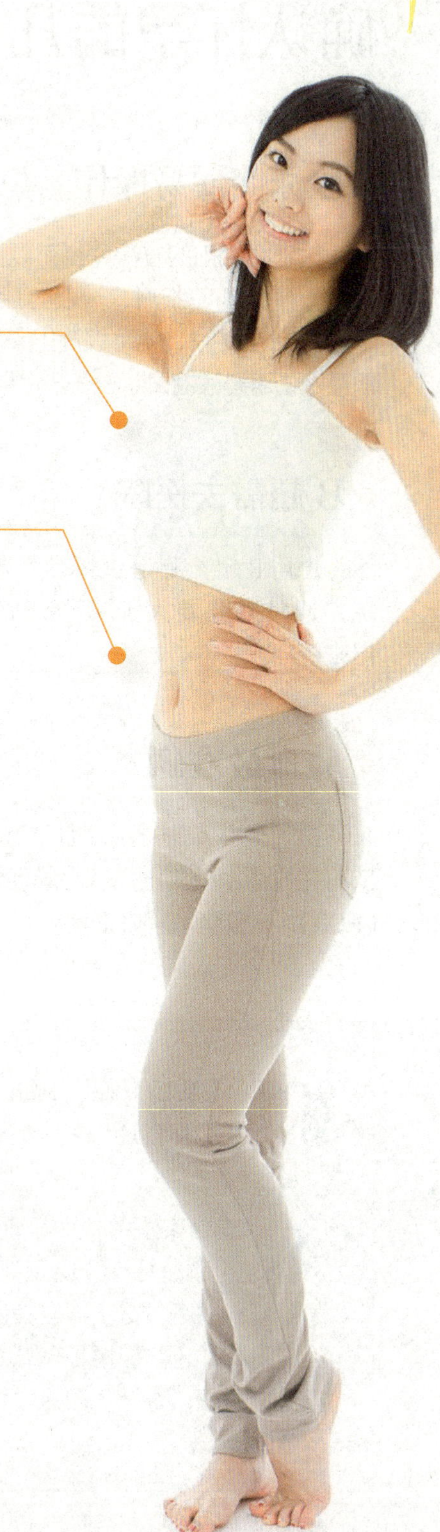

胸部变得柔软，乳头颜色变深，乳房变得很敏感，碰触时有可能引起疼痛。不过大多数准妈妈可能会没什么感觉。

准妈妈的卵巢开始分泌黄体激素，可促进乳腺发育。

受精卵的一部分会发育成为胎宝宝。

受精卵的另一部分会附着在子宫壁上，形成胎盘。

有的孕妈妈怀孕后可能会出现腹泻

关于怀孕征兆，不同孕妈妈有不同的反应，有的就是怀孕后会出现腹泻，特别是以前便秘的，孕后可能会变得很通畅甚至腹泻不止。

确认怀孕的几种方法

验尿简便易操作

这是最常用的方法，也可以自己在家用“验孕试纸”监测，一般药店都有售。一般受精后14日，就可以测出来了，孕早期最好使用晨尿测试。

B超需去医院

想用B超检测是否怀孕，需要去医院，通常胚胎要大于45天B超才能测出来。

验血最准确

这是最准确的方法，卵子受精后7日即可在血清中检测出人绒毛膜促性腺激素(HCG)，一般是采静脉血。

基础体温监测

排卵后的基础体温要比排卵前高出0.5℃左右，并且高温持续12~14天，直至月经前1~2天或月经第1天才下降。如果继续测试5~10天，基础体温一直没有下降，就有可能是怀孕了。

在家轻松用试纸验孕

在使用验孕试纸前，务必仔细阅读包装盒上的所有说明，有些验孕试纸可能会指定必须用当天早上的第一次尿液，测试时请勿超过MAX线。

使用方法

1.用洁净、干燥的容器收集尿液。如刚怀孕，最好用早晨第一次尿液。

“大姨妈”晚了1周，我在家用试纸测了，可是第2条线很淡，不能确定，所以还想去医院再检查一次，看到底有没有怀上？

第2条线很浅，呈现弱阳性，需要等几天再次监测一下，阳性也不一定就是怀孕。除了怀孕后滋养体细胞可分泌HCG外，有些肿瘤细胞如葡萄胎、绒癌、支气管癌等也可分泌HCG，如子宫内膜增生患者可出现尿HCG监测阳性，还要警惕生化妊娠的可能。因此，不能仅仅依靠早孕试纸来判断自己是否怀孕，为保险起见，可以在3天后再测一次。发现怀孕要及时到医院进行全面检查。

2.将试纸条上有箭头标志的一端浸入装有尿液的容器中，约3秒后取出平放，30秒至5分钟内观察结果。

使用验孕试纸的注意事项

1.尽量采用早晨的第一次尿液进行检测，因为这个时候的激素水平最容易检测出来。实在不行的话，要保证尿液在膀胱中起码4个小时才用来检测。

2.不要为了增加尿液喝过多的水，这样会稀释激素水平。

3.在检测之前要仔细阅读说明书，准确按照每个步骤去做。

4.一些药物可能会影响到测试的结果，所以一定要自己阅读清楚说明书。

5.如果是宫外孕的话，不能通过验孕试纸检测出来。要确认检测结果，就一定要看医生。

这样来验证

1.未怀孕：只出现一条对照线，表示没有怀孕。

2.怀孕：出现两条线，即对照线和检测线都显色，且检测线明显清晰，表示已经怀孕；如对照线明显清晰而检测线显色很浅，表示可能怀孕，请隔两天用新的验孕试纸采集晨尿重新检测。

3.无效：5分钟内无对照线出现，表示测试无效。

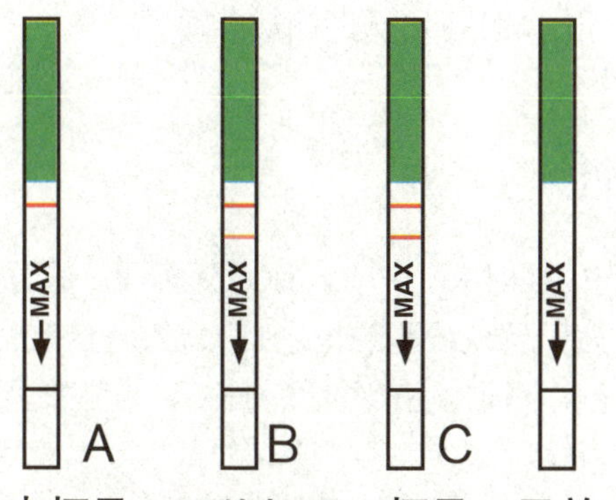

哇！试纸上有“中队长”的符号哦。恭喜你，怀孕了！

验孕试纸的准确性

正规品牌的验孕试纸准确率在85%~95%。排卵是在月经周期的第14天左右，假设此时受精成功了，那么受精卵要产生HCG最快需要六七天，而HCG真正开始大量分泌是在受精卵着床后。

如果使用验孕试纸，最早月经推迟6天时可能会有结果，想比较准确的话就等11天以后。

最好再去医院确认怀孕

验孕试纸的准确率为85%~95%，所以即使在家用试纸验出已经怀孕了，有些女性心里还是有些不放心，此时最好去医院做一个正规的检查。

过来人经验谈

孕妈妈购买早孕试纸，应当首先考虑口碑好、大品牌者，虽然市场上的验孕棒、早孕试纸五花八门、种类多样，但它们的原理都是相同的。购买时，需特别注意的就是生产日期，过期的验孕试纸不宜购买。使用时，一定要按照操作说明进行，这样准确率才会高一些。

听听医生说，早孕试纸也许你看不懂

早孕试纸为什么会呈现弱阳性

如果早孕试纸测的结果为弱阳性，即T线颜色很淡，先别高兴太早，有可能是假阳性。我们都知道未孕的情况下，女性体内的HCG值几乎是可以忽略不计的。但是，在一些情况下，可能会使HCG的数值升高。如，曾使用HCG促排卵，在黄体期进行激素治疗时注射过HCG针剂，有溶血或高脂血症等。

当然还有一种情况是，怀孕初期每个人产生的HCG水平不一样，有高有低，差别很大。所以为了得到准确结果，可以隔2天再测一次，或者直接去医院做精确检查。

什么时间测早孕最好

一般来说，HCG在受精卵着床几天后才出现在尿液中，而且要达到一定量才能被检出。因此，对于平时月经正常的女性需在月经推迟后才可能在尿中检测出HCG，不过月经周期长或排卵异常的女性需在停经40~44天的时候才可能检测出。

一天之中，早晨和晚上做实验可能对结果有一定影响。早晨的尿液中一般有较高的HCG值，所以很多说明书都建议早晨起来做检测，但这也不是绝对的。

同房后18天测怀孕最准确

这个问题比较难回答，因为每个人的情况不同。每个人的HCG值不同，在试纸上的反应也不同。不过，一般同房后15天左右就能测出，但是18天时测最准确。

同房后18天测，能排除假阳性

有的女性特别期待怀孕，如果排卵不好，可能注射1万个单位HCG促排卵。这时候同房后，就不能着急用早孕试纸检测怀孕。因为早孕试纸测的也是HCG值，打完HCG促排卵针后1个星期内，体内的HCG并没有完全化解掉，还有残留的HCG，一测准呈弱阳性，这很可能是打到体内的HCG，并不准确。

因此，提倡同房后18天再测，排除了注射HCG的干扰，结果非常准确。

生化妊娠的秘密：悄悄地走，正如我悄悄地来

Q 这次“大姨妈”过了两周还没来，去买了验孕棒检测，显示两条杠，但颜色很浅很浅。今天突然月经又来了，去医院，医生说是怀孕又自己流掉了，我竟然在不知道的情况下与宝宝擦肩而过了，这是怎么回事？

A 这种情况是生化妊娠，是由受精卵着床失败导致的。胎儿的形成与大自然一样，是优胜劣汰的结果。如果胚胎本身不健康或者母体原因，就有可能着床失败而自然流掉，即劣汰。

什么是生化妊娠

生化妊娠是指发生在妊娠 5 周内的早期流产，血液中可以检测为 HCG 升高，妊娠检测为阳性，但超声检查看不到孕囊，提示受精卵着床失败，又被称为“亚临床流产”。

生化妊娠之后的表现就是月经推迟了，有的人就认为只是自己的月经推迟了几天，没有去抽血化验，不知道自己其实是生化妊娠了，而这就是女性朋友不曾知道的怀孕经历。事实上，50%~60% 的第一次怀孕都是以流产告终的，其中绝大多数是生化妊娠。

一般来说，同房后大约 14 天后去抽血，有可能会发现 HCG 是 50 或 60，但过几天月经又来了，就是生化妊娠了。

为什么会遭遇生化妊娠

受精卵本身有缺陷

普遍认为，胚胎染色体异常可能是导致生化妊娠的主要原因。怀孕前三个月早期流产中，有超过 50% 的流产原因是染色体异常。

卵巢黄体功能不好

黄体不好，导致黄体酮分泌不足，子宫内膜异常，影响受精卵在子宫内的着床。

子宫因素

子宫发育不良、子宫黏膜下肌瘤、子宫内膜息肉、宫腔粘连、子宫内膜结核等影响着受精卵的着床。

遗传因素

由于遗传因素导致染色体数目或结构异常，导致胚胎发育不良，发育不良的胚胎会自然流产掉。胚胎发育不良中，遗传因素占60%~70%。

疾病病毒

女性朋友怀孕后如果生病了，体内感染病毒，病毒会对受精卵造成影响，影响其发育，结果就是流产。

外界因素影响

女性朋友在不知道自己怀孕的情况下吸烟（包括吸二手烟）、饮酒、接触化学性毒物、严重的噪声和震动、情绪异常激动、高温环境等，可导致胎盘和胎儿损伤，造成流产。

生化妊娠是优胜劣汰的自然选择

对备孕许久的女性朋友来说，宝宝生化妊娠了的确是很可惜的。但是，这也未必不是好事。如果是发育不良的胚胎，生化妊娠可以减少畸形儿的出生率。如果是女性身体的条件暂时不适合孕育，也不能强迫胎儿在里面发育。

如何避免生化妊娠，让胎儿安全留下

1 发生流产后半年以内要避孕，待半年以后再次怀孕，可减少流产的发生。

2 要做遗传学检查，备孕夫妻都需要接受染色体的检查。

3 做血型鉴定，包括 Rh 血型鉴定。

4 有子宫内口松弛的，可做内口缝扎术。

5 针对黄体功能不全治疗的药物，使用时间要超过上次流产的妊娠期限，如上次是在孕 3 月流产，则治疗时间不能少于从妊娠开始的 3 个月。

6 甲状腺功能低下或亢进，要等甲状腺功能恢复正常后再怀孕，孕期也要服用抗甲低或缓解甲亢的药物。

7 注意休息，避免房事（尤其是在上次流产的妊娠期内），情绪稳定，生活规律。

8 男方要做生殖系统的检查，有菌精症的要治疗彻底后再使妻子受孕。

9 避免接触有毒物质和放射性物质。

赶走先兆流产，别让宝宝来了又走

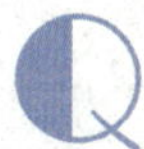

刚查出怀孕几天，我发现内裤上有血色和褐色分泌物，这是什么情况？

这种情况通常有三种原因：第一种是阴道出血，医生只要进行阴道检查就能确诊，这通常与胚胎自然淘汰有关；第二种是肛门出血，可能因为便秘或痔疮而导致排便后出血；第三种是尿道出血，可能是由尿路感染或结石而引起的出血。当然也有其他少见的情况。

阴道出血是先兆流产的最直接症状

孕早期阴道出血与胚胎自然淘汰有关，所以医生会告诉你“这是先兆流产”。听到医生这样说，你一定会很紧张，因为你只听到了“流产”二字，忽略了“先兆”。

从下图的“一般流产的发展过程图”可以看出，有一部分的先兆流产能继续妊娠。所以你要积极配合医生，尽快找到阴道出血的原因。

一般流产的发展过程图

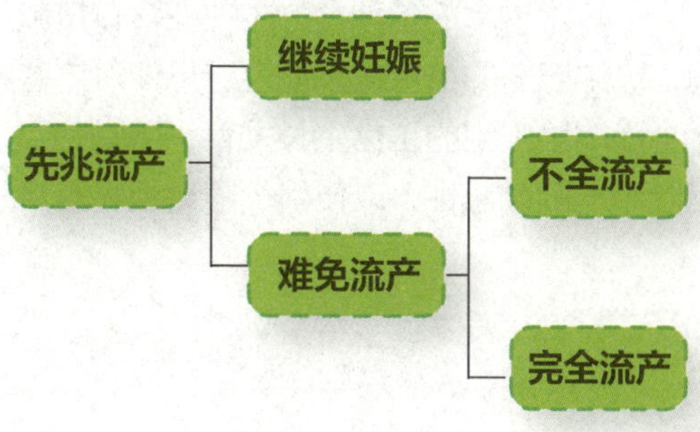

阴道出血伴腹部痉挛或腹痛可能是宫外孕

一旦发现阴道有鲜红的血液流出，还伴有腹部痉挛或腹痛，就有可能是宫外孕。此时应该立即去医院，做B超检查到底是不是宫外孕。

怎么诊断早期阴道出血

孕早期阴道出血，可能是先兆流产的表现，也可能是胚胎停育或宫外孕的表现。一旦发现内裤上有血色或褐色分泌物，要第一时间去医院。医生会进行阴道检查，确认出血是否来自子宫，然后进行B超检查明确是否为宫内孕，并检查胚胎的生长情况。如果排除了因胚胎发育异常导致的出血，医生会给你检查黄体酮水平。

很多人检查出来黄体酮水平低，就需要补充黄体酮，可以注射黄体酮针，也可以服用补黄体酮的药物。但是最好不要一有出血，还没有明确出血原因，就使用黄体酮盲目保胎。

早孕反应巧应对

Q 我是第一次怀孕，已经 2 个月了。怀孕前就比较挑食，能吃下的东西不多。怀孕后，挑食变得更严重了，原本能吃下去的现在最多吃一口，吃下的东西基本吐出来了，体重也急剧下降，这会影响胎宝宝吗？

A 虽然孕吐暂时影响了营养的均衡吸收，但在孕早期，胎宝宝的营养需求相对后期比较少，而且会从孕妈妈的血液里直接获得。因此，孕妈妈不用担心孕吐会影响胎宝宝的营养供给。解决孕吐最好的办法是能吃多少吃多少，想吃啥就吃啥，适当调整饮食。

孕吐一般从孕 6 周时出现

孕吐是最常见的早孕反应之一。约有半数以上的女性在停经 6 周前后开始出现头晕、疲乏、嗜睡、食欲缺乏、偏食、厌恶油腻、晨起呕吐等早孕反应。

少数孕妈妈早孕反应非常严重，频繁恶心、呕吐，不能进食，以致发生体液失衡即新陈代谢障碍，甚至危及孕妈妈生命，成为妊娠剧吐。早孕反应症状的严重程度和持续时间因人而异，多数人在孕 12 周左右自行消失。有的人早孕反应时间较长，直到 16~18 周才消失，更甚者持续至妊娠晚期。

孕吐是胎宝宝自我保护的本能

孕吐是腹中胎宝宝自我保护的一种本能。人们日常进食的各种食物中往往含有微量毒素，但对健康并不构成威胁。可孕妈妈不同，腹中脆弱的小生命不能容忍母体对这些毒素的无动于衷，这些毒素一旦进入胚胎，就会影响胎宝宝的正常生长发育，所以胎宝宝就分泌大量激素，增强孕妈妈孕期嗅觉和呕吐中枢的敏感性，以便最大限度地将毒素拒之门外，确保胎宝宝的生长发育。

应对孕吐，看看过来人有哪些妙招

孕吐是怀孕早期最明显的表现之一，多数孕吐症状会在孕16周以后慢慢缓解，所以孕妈妈不必过于担心，下面看看过来人都有哪些小妙招应对孕吐。

妙招一：喝些果蔬汁

苹果甜酸爽口，可增进食欲，促进消化，孕妈妈可以用来打些果汁，能缓解孕吐。

妙招二：喝些姜汤

生姜被称为“呕家圣药”，孕妈妈可以将生姜切碎，放入开水中冲泡，品尝一杯独特的姜茶，也能缓解孕吐。

妙招三：吃苏打饼干、吐司

孕妈妈可以在睡前吃点苏打饼干、吐司等，这样第二天早晨起床时不会因为空腹感而出现恶心、呕吐的情况。

刺激内关穴，减轻孕吐

内关穴位于前臂前区，距腕横纹向上三指宽处，孕妈妈用一只手的拇指，稍用力向下点压对侧手臂的内关穴后，保持压力不变，继而旋转揉动，以产生酸胀感为度。可以起到保护心脏、宁心安神、理气止痛的功效，能有效缓解孕吐。

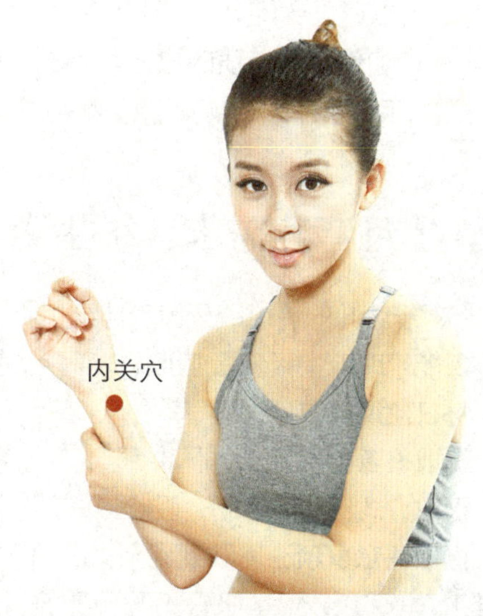

孕2月妈妈这样吃，长胎不长肉

孕2月宝宝发育与核心营养素

妊娠周数	胎儿器官系统发育	须重点补充的营养素	食物来源
第5~第6周	胎宝宝神经系统和循环系统开始分化	脂肪、蛋白质、钙和维生素D	牛奶、鱼、蛋，红、绿色蔬菜
第7~第8周	胎宝宝面部器官开始发育	蛋白质、钙、铁、铜、维生素C	鱼、蛋、红绿色蔬菜、肝脏等

孕2月饮食原则：克服妊娠反应，积极补充营养

1 **补充水分：** 孕早期，妊娠反应比较明显，因为剧烈的呕吐容易引起人体的水盐代谢失衡。所以，应注意补充水分，多吃新鲜的水果和蔬菜。

2 **保证全面营养：** 此时，胎宝宝的主要器官开始全面形成，孕妈妈的饮食要能够满足胎宝宝的正常生长发育和孕妈妈自身的营养需求。

3 **少食多餐，减轻妊娠反应：** 妊娠反应带来的恶心、厌食，影响了孕妈妈的正常饮食，可以通过变化烹饪方法和食物种类，少食多餐，来保证自己的营养。

4 **增加优质蛋白质的摄入：** 此时，孕妈妈每日应摄入蛋白质65~70克，来满足胎宝宝的发育。孕妈妈要多吃奶类及水果、蔬菜等食物来获得足够的优质蛋白。

孕2月营养需求：维生素D

1. 对于胎儿的骨骼、牙齿、神经和肌肉的发育来说，维生素D是不可缺少的；
2. 能帮助维生素A的吸收，能间接促进胎儿的皮肤健康。

每日建议摄取量： 孕早期每天5微克，孕中后期每天10微克。

摄取来源： 蛋黄、鱼肝油等。

摄取方式： 搭配油脂，吸收最好。

摄取注意事项： 皮肤受到阳光的照射后，阳光中的紫外线会促进体内物质自动转换成维生素D，所以，孕妈妈在天气晴好的时候外出晒太阳，可以获得足够的维生素D。

每天1~2个核桃，促进胎宝宝大脑发育

核桃仁的形状与大脑的形状十分相似，中医上讲"以形补形"，核桃的营养价值最基本的就是促进大脑发育。西医认为，核桃仁富含蛋白质和不饱和脂肪酸，能滋养脑细胞，促进大脑的发育，所以孕妈妈每天吃1~2个核桃，可以促进胎宝宝大脑发育。切记过量吃核桃，因为核桃仁中油脂丰富，多食会增重，而且可能会发生不良反应。

推荐的核桃吃法

煮粥

核桃仁除了生食，还可以搭配大枣等一起煮粥，香甜可口

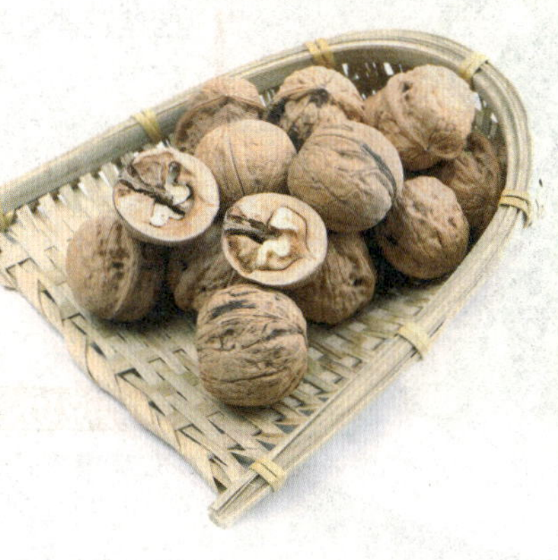

糕点点缀

孕妈妈也可以将核桃仁打碎，用来点缀糕点，香甜酥脆，营养丰富

琥珀核桃

爱吃甜食的孕妈妈，可以将核桃微烤后，拌入红糖和蜂蜜，再放入微波炉中加热即成琥珀核桃，香脆爽口

孕2月一日食谱推荐

餐次	用餐时间	食谱参考
早餐	7:00~8:00	豆浆1杯，蒸饺6个，香椿拌豆腐1份
加餐	10:00	橘子1个，苹果汁1杯
午餐	12:00~12:30	米饭100克，蒜蓉西蓝花1份，瘦肉炒芹菜1份，剁椒酸菜鱼头汤适量
加餐	15:00	吃些坚果，如核桃、榛子、腰果、开心果等
晚餐	18:00~18:30	花卷1个，枸杞山药粥1碗，豆芽椒丝1份，苦瓜煎蛋1份
加餐	21:00	牛奶1杯，饼干50克

主任医师推荐好孕美食

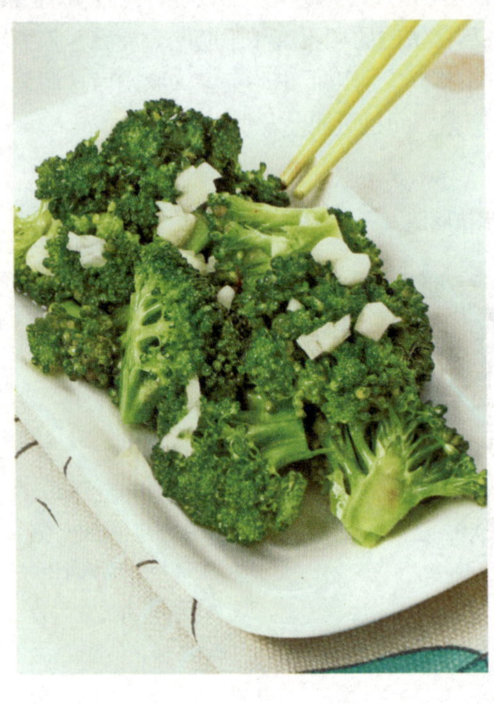

蒜蓉西蓝花 缓解疲劳

材料 西蓝花250克，蒜蓉20克。

调料 盐2克，白糖5克，水淀粉、植物油各适量，香油少许。

做法

1 西蓝花洗净，去柄，掰成小块，放入沸水中焯烫一下。

2 锅内倒油烧热，爆香蒜蓉，倒入西蓝花翻炒至熟，加盐、白糖，用水淀粉勾芡，点香油调味即可。

营养师说功效

这道菜富含钙、维生素、碳水化合物和矿物质，有润肠清热、凉血安神的效果。孕妈妈怀孕期间多食，有缓解疲劳的功效。

苦瓜煎蛋 减轻孕吐

材料 鸡蛋3个，苦瓜100克。

调料 葱末5克，盐2克，料酒3克，植物油适量。

做法

1 苦瓜洗净，切丁；鸡蛋打散。

2 将苦瓜丁和鸡蛋液混匀，加葱末、盐和料酒调匀。

3 锅内倒油烧热，倒入蛋液，煎至两面金黄即可。

营养师说功效

苦瓜有刺激唾液及胃液分泌、促进胃肠蠕动，加速孕妇的消化吸收、增进食欲，缓解孕吐的作用。

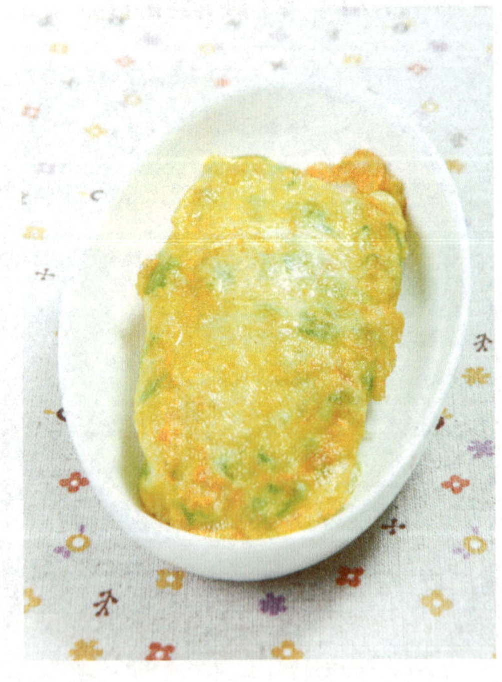

当个从容不迫的职场孕妈妈：怎样跟上司说你怀孕了

怀孕后，并不想终止工作的孕妈妈该怎样安全度过怀孕期呢？孕妈妈应找个恰当的时机，尽早将这件事情告诉上司，为接下来的工作和一系列安排做好铺垫。

选择合适的时机

孕妈妈把孕事告诉上司需要技巧，不要拿着医院的检查报告径直走进他的办公室，或是在一起吃饭的时候装作漫不经心地透露出来。最好提前跟上司约个日子，最佳的时机是在一项工作圆满完成后，因为这样做本身就传达了一个很有说服力的信息：“我虽然怀孕了，但是工作表现丝毫没有受到影响。”

多站在上司的立场想问题

在准备和上司谈话前，要站在他的立场多想想。你的怀孕是否会影响什么重要的工作计划？你最近是否在工作中有不专心或失误？但孕妈妈需要在谈话中向上司说明，告诉他你依旧会尽职尽责。

只说现在，少提将来

你可以说清楚自己的现在和稍长一段时间自己的身体状况，但不要急于讨论生育期间的工资待遇及你生完孩子以后的工作计划。

什么时候离开公司

在提出离开的日期前，请先仔细考虑好你工作的种类和状况。如果你工作的环境不利于宝宝的健康，最好立刻离开公司。如果在公司干体力活儿，最好在怀孕6个月时就停下工作。如果你在办公室里工作，而且压力不大，可以一直在公司待下去，直到预产期。不过这也要考虑到你的身体状况。如果你是一个高危孕妇，最好早早就离开公司。

Part3

孕3月（孕9~12周）平稳度过危险期

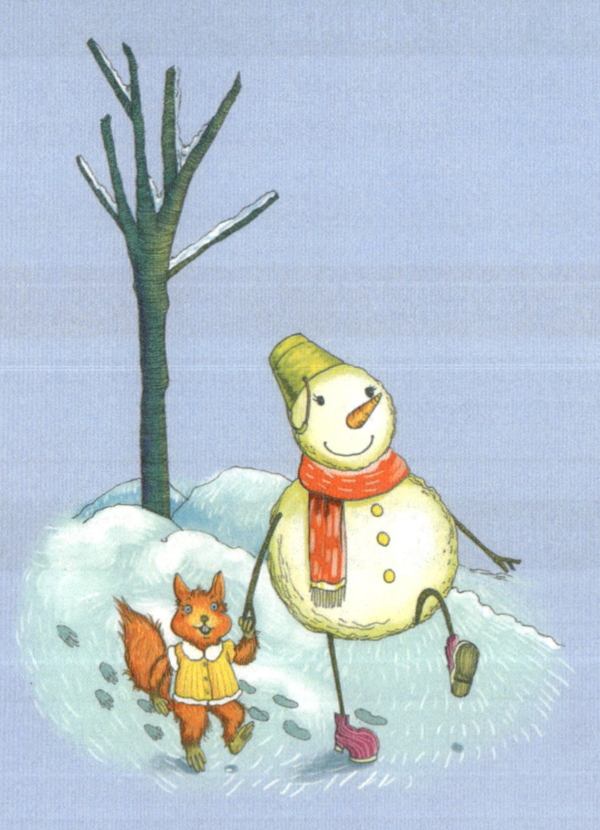

孕 3 月生活饮食宜忌速查

宜

孕妈妈如果孕吐严重，可以喝一点稀释过的柠檬汁，能起到缓解作用。

孕妈妈可能有早孕反应，情绪波动比较大，也容易发生便秘。所以一次不宜吃太多，可以少吃多餐，不拘泥于一日三餐。

怀孕后，孕妈妈体内内分泌异常，脸上容易出现黄褐斑，可以通过饮食进行控制，例如多喝牛奶，吃猕猴桃、西红柿等。

忌

孕妈妈不要因为尿频而不敢喝水，为了自己和胎宝宝的健康，平均每 2 小时补充一次水分，每天保证 8 杯水。

孕吐是正常的孕期生理反应，但是，如果孕妈妈在短时间内出现体重下降和剧烈呕吐，这意味着身体可能存在某些问题，要立刻咨询医生。

孕妈妈不要喝酒，也不要长期喝有刺激性的饮料，如咖啡、可可、巧克力和可乐等，酒精、咖啡因和兴奋剂都会对胎宝宝产生不良影响。

孕 3 月保健关键词

脑迅速增长期：妊娠3~6个月是胎宝宝脑细胞迅速增殖的第一阶段，称为“脑迅速增长期”。主要是脑细胞体积增大和神经纤维增长，使脑的重量不断增加。

不能使用清凉油：樟脑是清凉油的主要成分之一，会通过胎盘屏障进入羊膜腔内作用于胎宝宝，影响胎宝宝的发育。

固定看一位专家或医生：建议孕妈妈在孕期的检查中，最好能够固定看一位专家或医生，这样医生就会针对你的个人情况，给出一些比较适合你的建议，即使孕期出现突发情况，也能做到心中有数，积极应对。

图解孕 3 月胎儿的生长

胎儿的萌言萌语：从小海马到小婴儿的质的飞跃

在 2 月的最后几天里，我已经把自己打造得初具规模了。接下来的 4 周里，是我发育极其关键的时期，特别是前 2 周，我要从小海马发育成一个人模人样的小婴儿，这可是一个巨大的工程，也是我第二次质的飞跃，因为我即将告别胚胎期进入胎儿期，流产的风险大大降低了。后 2 周，我就要抓住机遇快速生长，进入精雕细凿的实质性成长阶段了。

第 9 周：你依然看不清我是男是女

现在的我已经初具人形了。四肢生长迅速，手指和脚趾都长出来了，只不过是连在一起的，酷似鸭掌，手指的指垫也已形成。腿在变长，已经长到能在身体前部交叉。眼皮几乎覆盖了双眼，但还不能主动闭合或睁开。鼻子也已经初具雏形。

现在我的移动更加灵活自如了，我像一条小金鱼一样，在妈妈温暖的“小房子”里不断地动来动去。只是这时我还太小，只有几厘米长，所以妈妈还感觉不到我的活动。准爸爸孕妈妈总是想提前知道我是男是女，虽然这在一开始就确定了，可现在还是看不出来。

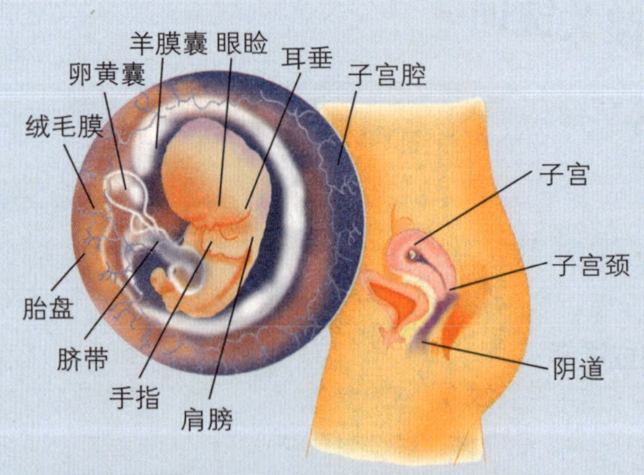

第10周：我有了新称呼——胎儿

第10周结束，我就正式从胚胎变成“胎儿”了，身体的各部分都已经初步形成，很多的内脏器官开始发挥作用，肺开始发育，心脏已发育完全。我的大脑发育非常迅速，这周我的神经系统开始有反应。

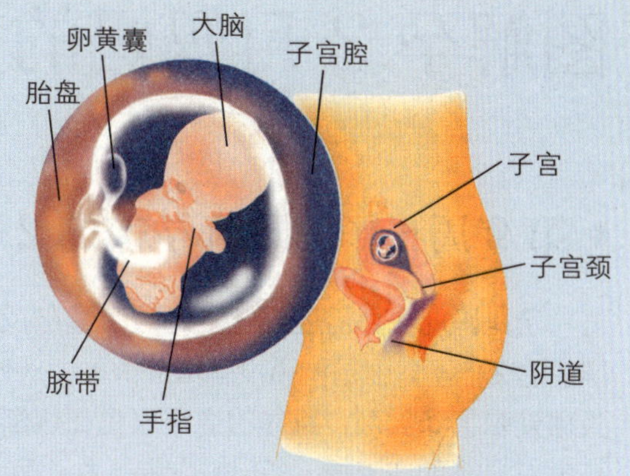

第11周：妈妈，听到我的心跳声了吗

现在，我整天忙着在妈妈的子宫内伸胳膊、踢腿，还做吸吮和吞咽的动作。如果妈妈去医院做B超检查，医生会问你：“听见了吗，刚才就是胎儿的心跳声。”妈妈才明白，原来那像鼓点一样的“咚咚”声，竟然就是我的心跳声！她的身体里竟然有两颗心脏在同时跳动，这是多么奇妙的感觉！

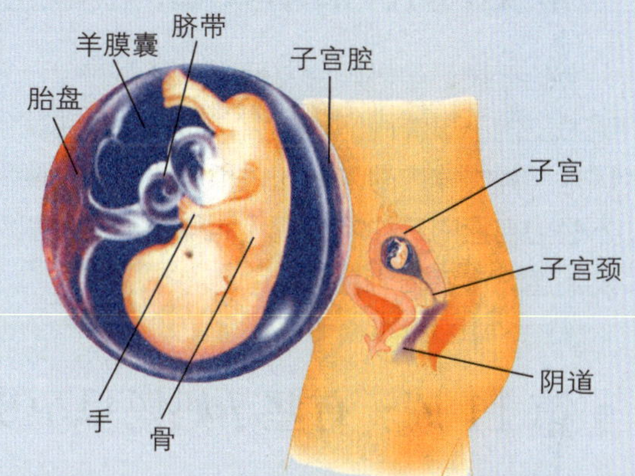

第12周：我变聪明了，喜欢伸胳膊踢腿

到了这周末，我的身长约9厘米、体重约20克，从头到脚更具人的模样了。我的器官尤其是大脑在快速发育，神经细胞呈几何级数在增长，大脑体积约占身体的一半。这意味着我更聪明了。

我越来越淘气了，时而伸伸胳膊踢踢腿，时而扭扭腰，时而动动手指和脚趾，俨然一个小小运动员。另外，我的生殖器官开始呈现男女特征，消化系统也已经能够吸收葡萄糖了。

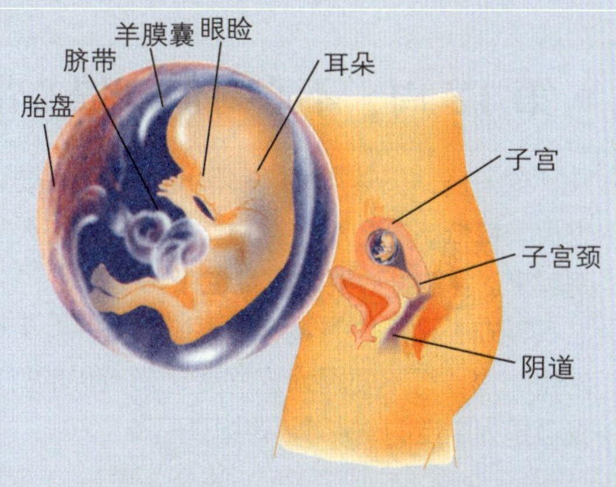

图解孕 3 月妈妈的变化

第 9 周：子宫是怀孕前的 2 倍大

孕妈妈现在是否已经逐渐适应了早孕反应呢？现在，孕妈妈的子宫大小已经是怀孕前的 2 倍了，但是体重没有增加太多，从外观上也看不出怀孕了。乳房更加膨胀，乳头和乳晕色泽加深，身体的血流量也在逐渐增加，到了怀孕晚期，你会有比孕前多出 45% ~ 50%的血流量，多出的血液是为了满足胎儿的需要。

第 10 周：情绪起起伏伏

这一周，孕妈妈会发现原本开朗的自己怎么突然就变得多愁善感了，常常为一些鸡毛蒜皮的小事情而伤心流泪，而且动不动就会情绪失控。其实，造成这种情况的主要原因是孕妈妈体内的激素变化和对怀孕的过度焦虑。多数孕妈妈都会有这样的经历，所以不必为自己的这种情绪变化而感到不安和愧疚。要放松心态，想办法调节，让家人和朋友知道你情绪波动的原因。

第 11 周：有些孕妈妈早孕反应有所缓解

在这一周，有些孕妈妈的早孕反应开始减轻（大部分孕妈妈的早孕反应将在下周明显减轻或消失）；子宫继续增大，如果你用手轻轻触摸耻骨上缘，就能摸到子宫。孕妈妈的手脚变得更加温暖，这是血液循环加强了的缘故。从怀孕到现在，孕妈妈的体重增加了 1 千克左右，但也有的孕妈妈体重因为早孕反应而没有增加，甚至减轻了。

第 12 周：不必对流产提心吊胆

这一周，仍然持续的早孕反应马上就要过去，孕妈妈感觉舒服多了。流产的可能性也大大降低，不必过于担心。孕妈妈们的天空仿佛一下子晴朗了许多，心情也不由得开朗起来。你的好心情，宝宝也在享受着呢。

现在，孕妈妈的乳房会更加膨胀，乳头和乳晕的色泽加深，同时阴道有乳白色的分泌物流出。可不要因为这些变化影响你的好心情哦，要知道，这都是怀孕的正常反应，权当是为宝宝的一点小小付出好了。

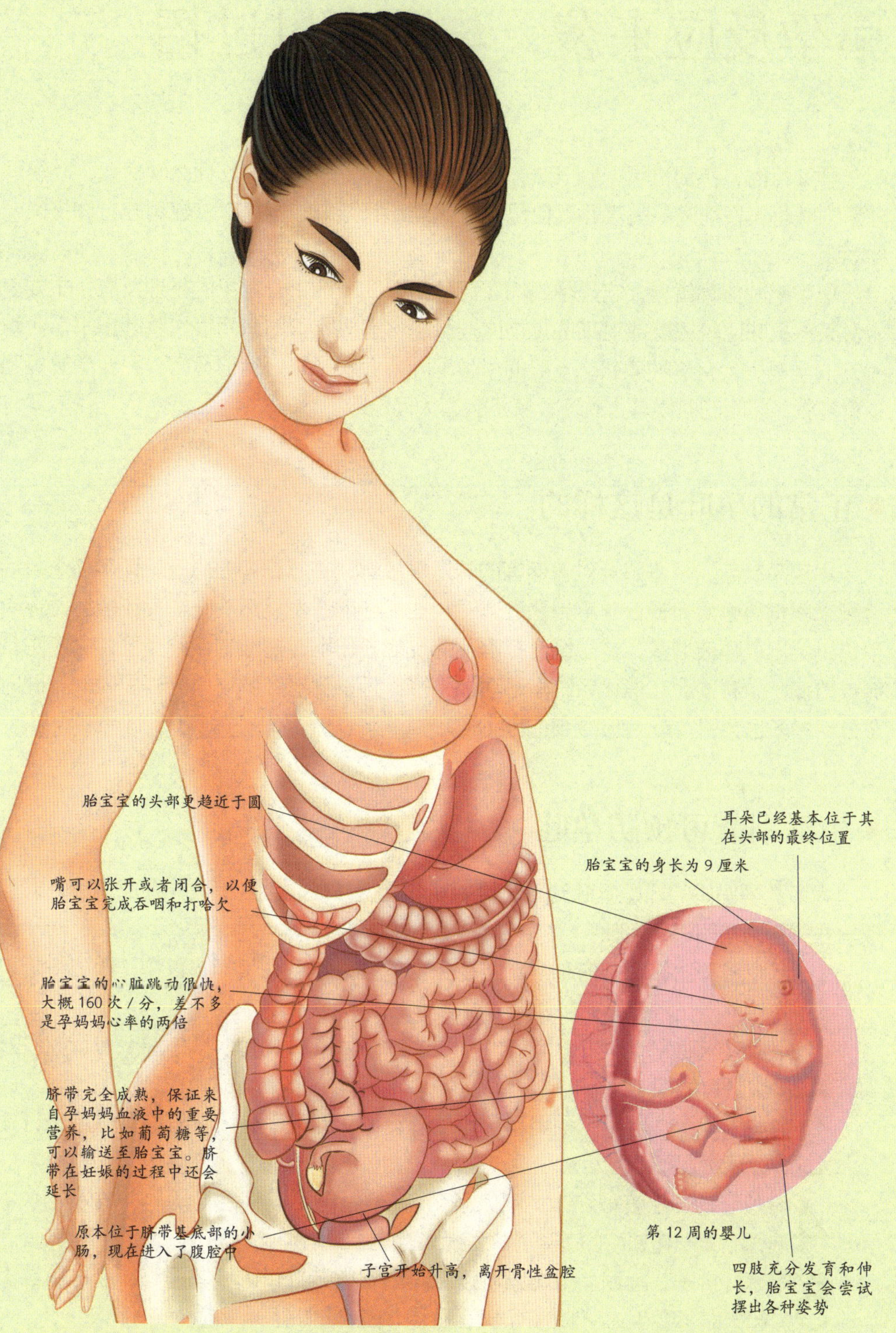
胎宝宝的头部更趋近于圆
嘴可以张开或者闭合，以便胎宝宝完成吞咽和打哈欠
胎宝宝的心脏跳动很快，大概160次/分，差不多是孕妈妈心率的两倍
脐带完全成熟，保证来自孕妈妈血液中的重要营养，比如葡萄糖等，可以输送至胎宝宝。脐带在妊娠的过程中还会延长
原本位于脐带基底部的小肠，现在进入了腹腔中
子宫开始升高，离开骨性盆腔
耳朵已经基本位于其在头部的最终位置
胎宝宝的身长为9厘米
四肢充分发育和伸长，胎宝宝会尝试摆出各种姿势
第12周的婴儿

早孕反应来袭，与害喜过过招

孕2月时，特别讨厌一些气味，一闻到就会有生理反应；吃什么吐什么，吐得肝肠寸断，吐得天昏地暗……真怀疑自己会就此挂掉，怀个娃容易吗？娃啊娃，你将来一定要孝顺。

早孕呕吐俗称害喜，它是孕妈妈在怀孕初期的一种十分常见的生理反应，主要表现为对某些气味比较敏感或对某些食物比较厌恶，造成吃下的东西很快就吐出来。大约有80%的孕妈妈会有这种症状，一般的早孕呕吐不会对孕妈妈造成危害，只要孕妈妈坚持少食多餐，想吃的时候马上就吃，就不会有大问题。

正常的孕吐是这样的

出现孕吐后，孕妈妈会对香烟等的味道很敏感，并感到恶心想吐。怀孕2个月后早晨醒来就觉得心情烦躁，并感到恶心，对一些怀孕前并不反感的味道反应敏感。还有些孕妈妈会出现唾液增多，或是经常打嗝儿的反应。作呕时胃酸逆流到食管，会产生食管痛或胃痛。孕激素会让消化系统运动功能下降，延长食物在肠胃里的停留时间，同时胃酸分泌增多也会引发饭后肠胃难受的反应。

生活细节可预防孕吐

大多数孕妈妈的妊娠呕吐到孕3月后期会慢慢减轻，直到消失。在此之前，可以采取一些措施来缓解早孕呕吐：

1 尽量避开让你恶心的东西。坚持少食多餐，随身携带一些食物，如小饼干、花生、苹果、香蕉等，在想吃的时候马上就吃。

2 早晨起床时先吃点东西垫垫，可以是1杯水、1片面包、1块水果、几粒花生米，少量进食能抑制恶心。

3 喝些果蔬汁。苹果甜酸爽口，可增进食欲，促进消化，孕妈妈可以用来打些果汁，能缓解孕吐。

4 喝些姜汤。生姜被称为“呕家圣药”，孕妈妈可以将生姜切碎，放入开水中冲泡，品尝一杯独特的姜茶，也能缓解孕吐。

5 吃苏打饼干、吐司。孕妈妈可以在睡前吃点苏打饼干、吐司等，这样第二天早晨起床时不会因为空腹感而出现恶心、呕吐的情况。

6 多出去透透气；保持乐观的心态；保证充足的睡眠等。

孕吐反应最好不要用镇吐药

孕妈妈在有孕吐等不适症状时，就是最容易流产的时刻，这时的胎宝宝如受到X线的照射、药物的刺激或病原体的感染，容易导致畸形。孕妈妈如服用抗组胺等抑制孕吐的镇吐药，很可能导致胎宝宝畸形。所以，不要盲目用药。

此时，孕妈妈应放松身心，吃些清淡和有助缓解孕吐的食物。身体虚弱时，要住院治疗，可静脉注射一些葡萄糖、盐水、氨基酸液等。

妊娠剧吐应尽早就医

如果呕吐过于剧烈，有下列征兆出现，表明可能会脱水，应立即就医，否则就有可能危及胎宝宝的安全。

- 心跳加速或呕吐次数频繁，呈持续性。
- 超过24小时无法进食或喝水。
- 孕吐物除食物、黏液外，还有胆汁和咖啡色物质，或夹有血丝。
- 明显消瘦，小便次数减少，小便颜色较深。
- 眼睛、嘴巴、皮肤感觉干燥。
- 身体觉得越来越疲倦。
- 意识逐渐不清。
- 感觉越来越虚弱。

孕吐是否会对胎宝宝产生影响？

A 孕吐严重时，吃不下食物，很多人都担心会对胎儿产生不良影响。其实，孕早期的胎儿很小，孕妈妈体内积蓄的营养就足够供给胎儿成长，所以不必为营养而忧心。

但是，孕吐非常严重甚至完全吃不下食物时，或是呕吐导致脱水、精疲力竭的时候，就对孕妈妈和胎宝宝不利了，应该去医院看一下。因为严重的孕吐会导致孕妈妈体重减少、脱水、抑郁症、焦虑感等，也会对胎儿肝脏、心脏、肾脏、大脑产生严重影响，甚至导致流产。特别是当孕妈妈体重减少5%以上时，胎宝宝出生后可能会成为低体重儿，并会经常生病。

孕期焦虑巧应对

5 招摆脱孕期焦虑

第一招：多补充点孕产类知识

如果孕妈妈对孕产知识足够了解，很多导致焦虑的因素是可以消除的，如足够了解孕产类知识就不会对胚胎着床时出现的轻微出血而跑很多家医院。了解孕产知识的途径有图书、网络等。

第二招：做适当的运动

怀孕后，除非医生说你是属于高风险的孕妈妈，运动对大多数孕妈妈来说不但能有效减轻身体的不适感，如便秘、水肿等，还能使你保持愉悦的心情。如果孕前就有良好的运动习惯，可以做一些走路、低强度有氧运动、游泳等，如果孕前运动时间较少，可以试试低负荷的瑜伽等。

第三招：用正面的思维方式来树立信心

当你的头脑中有一个消极的念头一闪而过时，索性不要关注这些“不良”情绪，而去想一些能让自己愉快的事情。

第四招：多交朋友，特别是孕妈妈朋友

朋友的支持和友谊能改善与紧张压力有关的神经系统，改善胎宝宝的发育，特别是和同处孕期的朋友交流，大家更有共同语言，缓解压力的效果更好。

第五招：该治疗时，要积极治疗

这里的治疗包括身体上的病痛，消除了病痛，心理压力才会跟着减轻。同时，也包含着精神上的疾病，如果孕妈妈焦虑抑郁的情况比较严重，应及时找相关医生做专业治疗。

孕3月妈妈这样吃，长胎不长肉

孕3月宝宝发育与核心营养素

妊娠周数	胎儿器官系统发育	须重点补充的营养素	食物来源
第9~第10周	上肢和下肢的末端出现了手和脚	镁、钙、磷、铜、维生素A和维生素D	蛋、牛奶、乳酪、鱼、黄绿色蔬菜
第11~第12周	脑细胞增殖，肌肉中的神经开始分布	蛋白质、钙、铁、铜、维生素C	牛奶、鱼、蛋、坚果

孕3月饮食原则：以清淡为主

1 孕妈妈适宜多食枸杞，它富含钙、磷、钾、锌等微量元素，不仅能补充微量元素，还能增强孕妈妈和胎宝宝的免疫力。

2 在妊娠反应强烈的孕3月，孕妈妈的膳食最好以清淡、易消化吸收为主，可以食用一定量的粗粮，如小米、玉米、红薯等。

3 尽量选择自己喜欢的食物，不必刻意多吃或少吃什么。少吃多餐，能吃就吃，进食的喜好有所改变也不要担心。

4 孕妈妈如因妊娠反应严重而影响了正常进食，可在医生建议下补充复合维生素片。在有胃口的时候可多补充些奶类、蛋类、豆类食物来保证蛋白质的摄入量。

孕3月营养需求：维生素B_6

功效：

1. 可以促进胎儿体内遗传物质的合成；
2. 有助于胎儿体内神经、肌肉等功能发展。

每日建议摄取量：整个孕期建议1.9毫克。

摄取来源：深绿色蔬菜、酵母、动物内脏、瘦肉、花生、牛奶等。

摄取注意事项：维生素B_6具有镇定安神的功效，怀孕初期有孕吐症状的孕妈妈，可以多补充此营养素。

应多吃开胃、清淡的食物

孕早期是妊娠反应严重期，可多吃些开胃的清淡食物，有助于缓解孕吐。早孕反应比较严重的孕妈妈要注意补充水分，多吃新鲜水果和蔬菜，因为剧烈的呕吐容易引起体内的水盐代谢失衡。妊娠反应带来的恶心、厌食，影响了孕妈妈的正常饮食，可变化烹饪方式和食物种类，采取少食多餐的形式，来保证孕妈妈的营养需求。

不宜食酸过多

很多孕妈妈在孕早期嗜好酸性饮食，但要注意不能过量。孕早期如果孕妈妈摄入过多饮料及加工过的酸性食物，会影响胚胎细胞的正常分裂增殖，诱发遗传物质突变，容易致畸。如果一定想吃酸的，可以适当吃些无公害的天然酸性食物，如番茄、樱桃、石榴、草莓、酸枣、葡萄等。

孕 3 月一日食谱推荐

餐次	用餐时间	食谱参考
早餐	7:00~8:00	牛奶 1 杯，包子 1 个，小米猪肚粥 1 碗，煮鸡蛋 1 个
加餐	10:00	苹果 1 个，酸奶 1 杯
午餐	12:00~12:30	米饭 150 克，菠菜炒鸡蛋 1 份，拌藕片 1 份，海米西红柿鸡蛋汤适量
加餐	15:00	消化饼干 2 片，甘蔗汁 1 杯
晚餐	18:00~18:30	面条 1 碗，蛋黄莲子汤 1 碗，酸菜鱼 1 份，韭菜炒虾仁 1 份，香菇炖豆腐 1 份
加餐	21:00	热牛奶 1 杯，麦麸饼干 2 片

主任医师推荐好孕美食

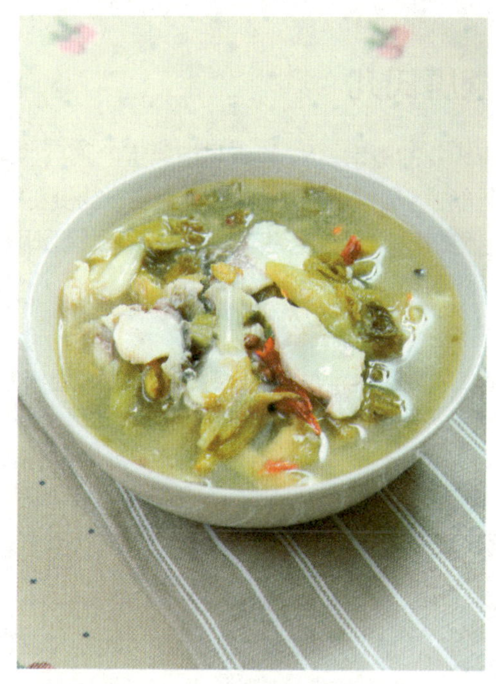

酸菜鱼 健脾益胃

材料 净草鱼1条，酸菜条100克，野山椒段20克，鸡蛋1个。

调料 葱段、蒜瓣、盐、姜片、料酒、胡椒粉、花椒各适量。

做法

1 草鱼洗净，将肉和鱼骨分离，鱼肉切成片，鱼骨剁成段，用鸡蛋清、料酒、姜片、胡椒粉和盐腌渍15分钟。

2 锅内倒油烧热，炸香花椒，下葱段、蒜瓣、野山椒段和酸菜条煸炒。倒入清水烧开，下鱼骨和鱼头煮3分钟，下鱼片再次烧开后转小火，焖烧15分钟即可。

营养师说功效

草鱼富含蛋白质、不饱和脂肪酸和硒，酸菜有开胃作用，搭配做菜，有补益脾胃的作用。

韭菜炒虾仁 防治便秘、补气血

材料 韭菜200克，虾仁50克。

调料 葱段、姜丝、盐、植物油各适量。

做法

1 将韭菜洗净，切3厘米长的段；虾仁洗净。

2 将炒锅置火上烧热，加入植物油烧至六成热，放入姜丝、葱段爆香后立即下入虾仁、韭菜、盐，炒至断生即可。

营养师说功效

韭菜含有大量维生素和粗纤维，孕妈妈食用有增进胃肠蠕动、促进食欲、助消化、治疗便秘、补气血、暖肾的功效。另外，虾仁有利于满足孕早期胎宝宝对维生素和矿物质的需求。

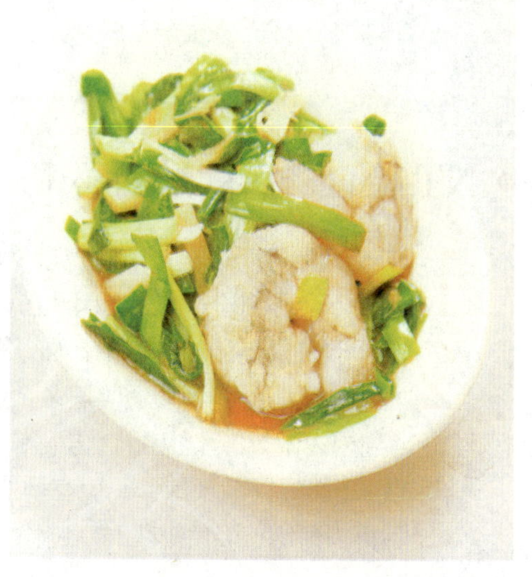

玩转孕检攻略：NT 检查

孕 11~14 周做 NT，早期筛查唐氏儿

早期排畸检查是指测量“NT”值，判断唐氏儿的概率。NT 检查是指胎宝宝颈后透明带扫描，是评估胎儿是否患唐氏综合征的一个方法。通常在孕 11~14 周进行，主要是通过超声扫描来做，但是也要看胎儿和子宫的位置。必要时，还通过阴道 B 超来进行，颈后透明带通常随胎宝宝的生长而相应增长。医生认为颈后透明带大于 3 毫米为异常。

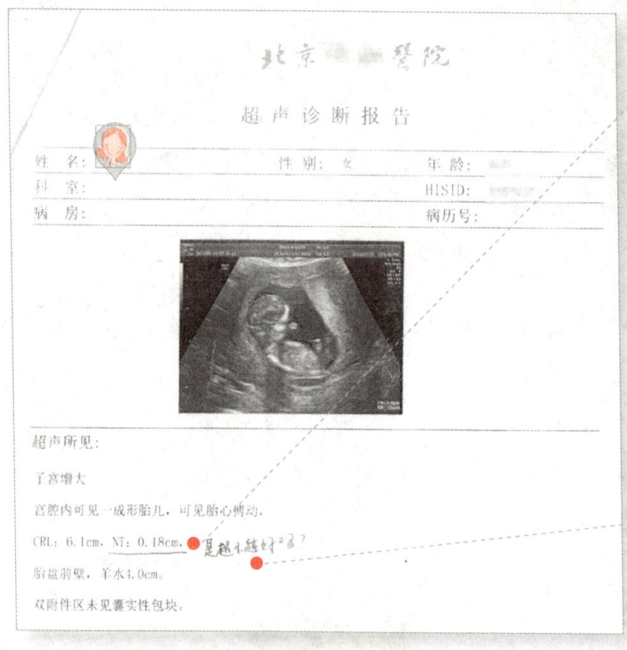

北京 医院

超声诊断报告

姓　名：　　性　别：女　　年　龄：

科　室：　　HISID：

病　房：　　病历号：

超声所见：

子宫增大

宫腔内可见一成形胎儿，可见胎心搏动，

CRL：6.1cm，NT：0.18cm，是越小越好吗？

胎盘前壁，羊水 4.0cm。

双附件区未见囊实性包块。

结果显示 NT 值为 0.18 厘米

NT值是指颈项透明层厚度，用于评估唐氏综合征的风险，就是早期唐筛。一般来说，只要NT的数值低于3毫米，都表示胎儿正常，无须担心。而高于3毫米则要考虑唐氏综合征的可能。那么就一定要做好唐氏筛查或者羊水穿刺的检查，以进一步排查畸形。

NT值并不是越小越好，只要在参考范围内，不要高于或过于接近临界值，都是正常的。

NT 检查一次就过的秘密

1 NT（颈后透明带扫描）检查是一种 B 超检查项目，不需要抽血检验，进食和饮水都不会影响检查结果，因此在检查前不需要空腹。

2 由于孕 11 周前胎宝宝过小，难以观察颈后透明带，而孕 14 周后由于胎宝宝逐渐发育，可能会将颈项透明层多余的体液吸收，影响检测结果，因此孕妇最好在怀孕 11~14 周内去做 NT，以免检查结果不准确。

3 做 NT 最好提前预约，一般在孕 11 周前就可预约时间以便排期。不要在孕 13 周后再去预约，以免排队时间过长，超过孕周做 NT 会影响检测结果的准确率。

当个从容不迫的职场孕妈妈：舒适小道具让你的工作更轻松

孕妈妈不妨在办公室里准备一些简单舒适的小道具，就可以让工作变得更加轻松、舒适，还可以避免一些尴尬事情的发生。

呕吐袋：避免孕吐尴尬

怀孕前 3 个月，妊娠反应比较强烈，可以在办公桌上准备几个深色的塑料袋，以防万一。但要记得处理好用过的塑料袋。

小毯子：随时注意保暖

夏天，如果办公室的空调温度太低，要记得用小毯子搭在身上，以避免受凉；冬天将小毯子盖在腿上或披在身上，更能防寒保暖。

搁脚凳：预防腿部水肿

在办公桌下放一个小凳子或鞋盒，坐下来工作的时候就把脚放在上面，能有效缓解小腿水肿。

木槌、靠垫：减轻腰背痛

将一个柔软的靠垫放在椅背上，这样靠在上面工作就会很舒服。坐久了腰部容易酸痛，可以用小木槌敲敲打打，能减轻肌肉疲劳。

暖手鼠标垫：冬天让手部更暖和

将暖手鼠标垫上面的 USB 接口插在电脑主机上，再用鼠标时，就不会冷冰冰的了，手放在上面一点都不冷了。

小电扇：度夏必需装备

买个小风扇摆在办公桌上，怕热的你就可以安然度过整个夏天了。

吃点能抗辐射的食物吧

橘子：富含天然的抗氧化剂。

大蒜：减少辐射损伤。

番茄：番茄红素能消除自由基

胡萝卜：保护细胞免受电磁辐射的损害

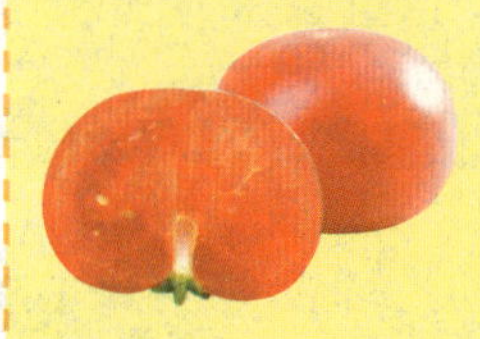

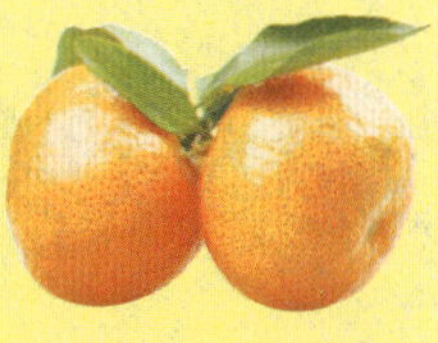

Part4

孕 4 月（孕 13~16 周）胎宝宝安定下来，感觉很舒心

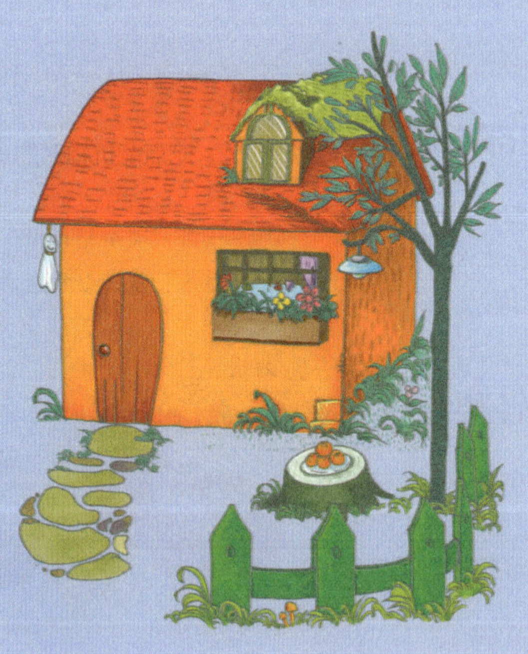

孕4月生活饮食宜忌速查

宜

每天喝500~600毫升牛奶，多吃鱼类、鸡蛋、瘦肉等，为胎宝宝的骨骼和牙齿发育提供足够钙质。

到了这个月，孕妈妈流产的机会大大减少了。因此，孕妈妈在这个时候最好把精力放在为将来顺利分娩和产后恢复而必做的事情上——运动，如做孕妇操、散步等。

孕妈妈需要增加对优质蛋白质、钙、锌和铁等营养素的摄入，这对生成胎宝宝的血、肉、骨骼起着十分重要的作用。

忌

植物中的草酸、膳食纤维和茶、牛奶中的蛋白质会抑制铁质的吸收。孕妈妈注意补充铁质时不要与其同食。

孕期出现水肿是正常的现象，所以孕妈妈在孕期不要吃过咸的食物，避免加重水肿。

水果中糖分含量很高，特别是基础体重偏高的孕妈妈吃太多的话，容易导致体内血糖升高，引发妊娠糖尿病等疾病，所以孕妈妈吃水果应适量。

不要吃过凉的食物，否则容易引起腹泻，腹泻又刺激直肠，容易导致子宫出血，给怀孕带来不利的影响。

孕4月保健关键词

胎教：随着胎宝宝各种器官的发育，可以开始进行各种感官胎教了。

缺铁性贫血：孕期容易出现缺铁性贫血，对你和胎宝宝都不利，要注意从日常饮食中补充铁，必要时寻求医生帮助。

胎动：从孕16周到孕20周，你会感觉到胎宝宝的第一次胎动，经产妇会早一点感觉到，初产妇稍微晚一点。

预防便秘与“解秘”：定时排便；晨起喝杯温开水、淡盐水或蜂蜜水；多食南瓜、红薯、粗粮等富含膳食纤维的食物；忌食辛辣、刺激食物。

图解孕4月胎儿的生长

胎儿的萌言萌语：我已经五脏俱全了

进入孕 4 月，就算进入了孕中期，我已经从一个肉眼看不到的细胞发育成了一个五脏俱全的小小胎儿了。我的五官已经清晰可辨，感知觉也发育成熟，对外界不良刺激和有害物质的抵御能力也增强了。我已经会在妈妈的子宫内自由自在地玩耍了，并时时伸伸小手和小脚，敏感的妈妈可能会初感胎动。我对外界的反应也变得敏感起来。

第 13 周：我能“聆听”声音了

虽然我还很小，但是我在妈妈的子宫里已经完全成形了，只是还有一些细节需要继续发育。如，我的肺还没有发育成熟，脖子完全成形了，可以支撑头部进行运动了，眼睛正转向头的正面，耳朵向正常位置移动，生殖器官也在继续生长。虽然我的耳朵还没有完全发育成熟，但是我已经能够通过皮肤震动感受器来“听”声音。这时，如果妈妈轻轻触摸腹部，我就会产生轻微的蠕动反应。

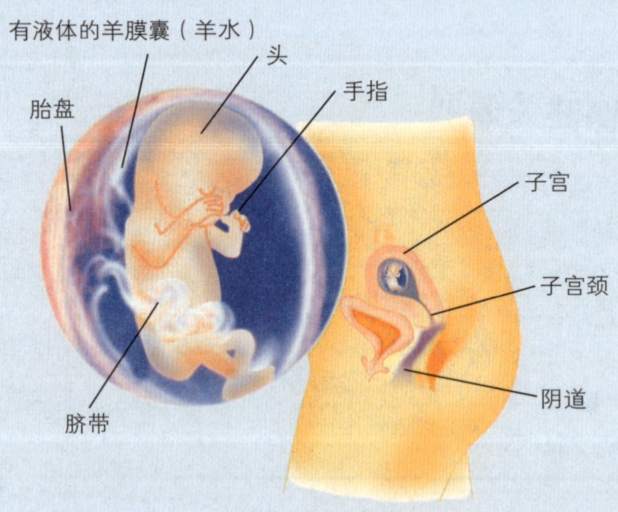

第14周：我已经开始练习吸气和呼气了

现在，我身体的所有基本构造——包括内部和外部——都已经完成了，尽管还非常微小。

这时，我长得很快，已经能分辨出是男孩还是女孩了。我的手指、手掌、手腕、双腿、双膝和脚趾已经能弯曲和伸展了，会时不时调皮地动动。

此外，因为大脑的刺激，我的面部肌肉也开始得到锻炼，能够斜眼、皱眉和扮鬼脸了。我已经开始练习吸气和呼气了，这是在为子宫外的生活作准备呢。

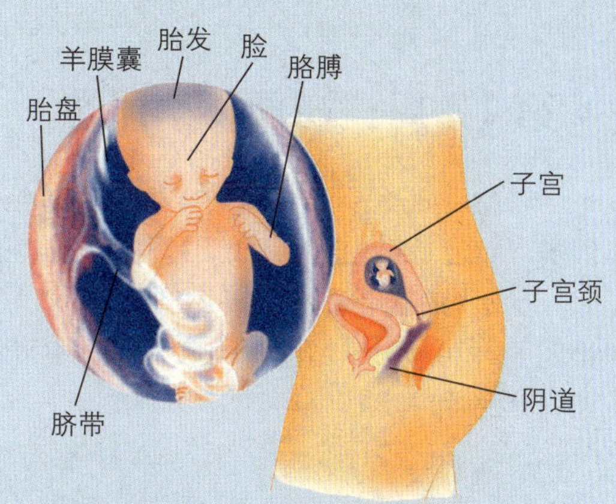

第15周：我有眉毛了

在15周，我的身体上覆盖了一层细细的胎毛，看上去如同披着一层薄绒毯，这能帮助调节体温。

我开始长出眉毛，头发也在继续生长着，这些毛发的质地和颜色在出生后会有一定的改变。我的听觉器官仍在发育中，也能通过羊水的震动感受到声音，听到妈妈的声音和心跳。

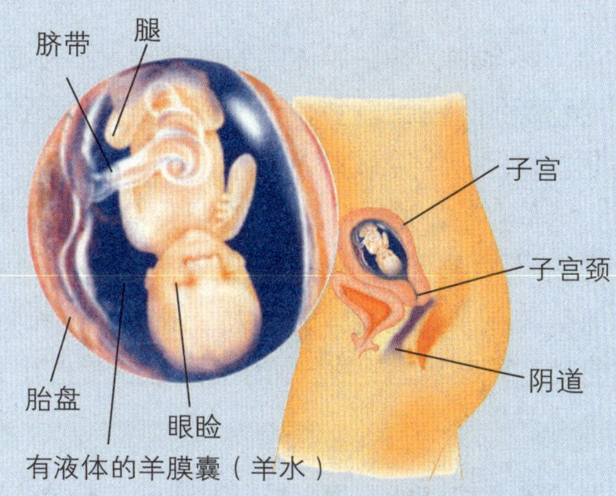

第16周：我会打嗝了

本周，我的身长为16~18厘米，体重为110~120克。我有一个重要的变化，居然能在妈妈的子宫中打嗝了。不过，妈妈可能听不见我的打嗝声，主要是因为气管中充斥的不是空气，而是流动的液体。到了这周末，我的胳膊和腿发育完成，关节也开始慢慢活动。

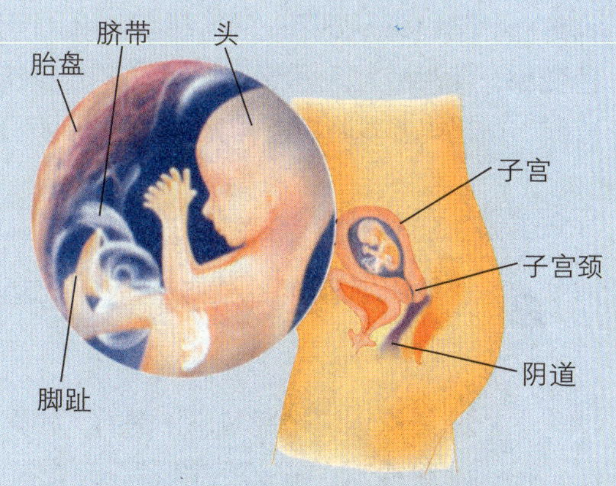

图解孕 4 月妈妈的变化

第 13 周：初现怀孕体态

早孕反应及易造成流产的危险期基本结束，相对来说，孕妈妈流产的风险也降低了很多，而胎宝宝也已经完成了其大部分结构的关键性发展，所以也是比较安全的。

孕妈妈在趾骨联合上方 2~3 指处可以触及到增大的子宫底。有些孕妈妈脸上和颈部出现了褐色的斑点，乳房开始变大并产生了刺痛的感觉。到了孕中期，乳头能挤出乳汁，如同分娩后的初乳。

第 14 周：穿上了期待的孕妇装

怀孕时，孕妈妈体内的雌激素水平较高，盆腔及阴道充血。此时，孕妈妈的阴道分泌物增加，白带增多。孕妈妈不要为此感到不安，应选择纯棉内裤，并坚持每天清洗外阴，以保持外阴部清洁。

早孕的不适反应这时也烟消云散、荡然无存了，孕妈妈越来越适应怀孕的状态，心情也变得平稳，食欲也跟着好转起来。现在，孕妈妈可以尽情享受怀孕的美妙和自豪了！

本周孕妈妈身体的最大变化是子宫逐渐增大，在脐耻之间，原来的衣服开始变得不合体，现在孕妈妈终于可以把早已买好的孕妇装拿出来穿了。

第 15 周：乳房变大，分泌初乳

在这一周，随着子宫的增大，支撑子宫的韧带会增长，孕妈妈会感觉到腹部和腹股沟疼痛。孕妈妈不要因此而抱怨宝宝哦，因为宝宝已经能听到你说话了。孕妈妈乳晕颜色变深，乳头增大，呈黯褐色，乳房中已经形成了初乳，随之乳头也能分泌出白色乳汁。此时，孕妈妈要多吃点营养食物，做好乳房卫生，为肚子里的宝宝做好喂乳准备。

孕中期阴道分泌物突然增多，这正常吗？该怎样处理？

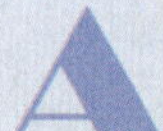

妊娠期白带增多是正常的。如果你觉得不正常，可到医院做进一步的白带检查，排除阴道炎症。日常需要保持清洁，勤换内裤就可以了。

第16周：感觉到轻微的胎动

随着胎宝宝的长大，孕妈妈体重开始增加，身体已经适应了妊娠。孕妈妈的腹部、臀部和其他部位会堆积脂肪，应注意调节体重，以免对孕妈妈和胎宝宝都产生不良影响。

大多数孕妈妈从这周开始，会兴奋地感觉到胎动，有怀孕史的妈妈会感到胎动的时间比以前提前了。对于初次怀孕的孕妈妈来说，她所感受到的胎动就是一种轻柔的敲击的感觉，又像是肚子里咕噜咕噜冒气泡。第一次胎动，往往是在不经意间悄然进行的，因为宝宝的动作是那么轻柔，又像是“肚子串气”，容易被孕妈妈忽视。不过，因为会紧跟着有第二下、第三下，所以，敏感的孕妈妈就知道是宝宝在和自己交流了。这是母子间特有的沟通方式，孕妈妈不要忘了将初感胎动的时间记录下来哦！

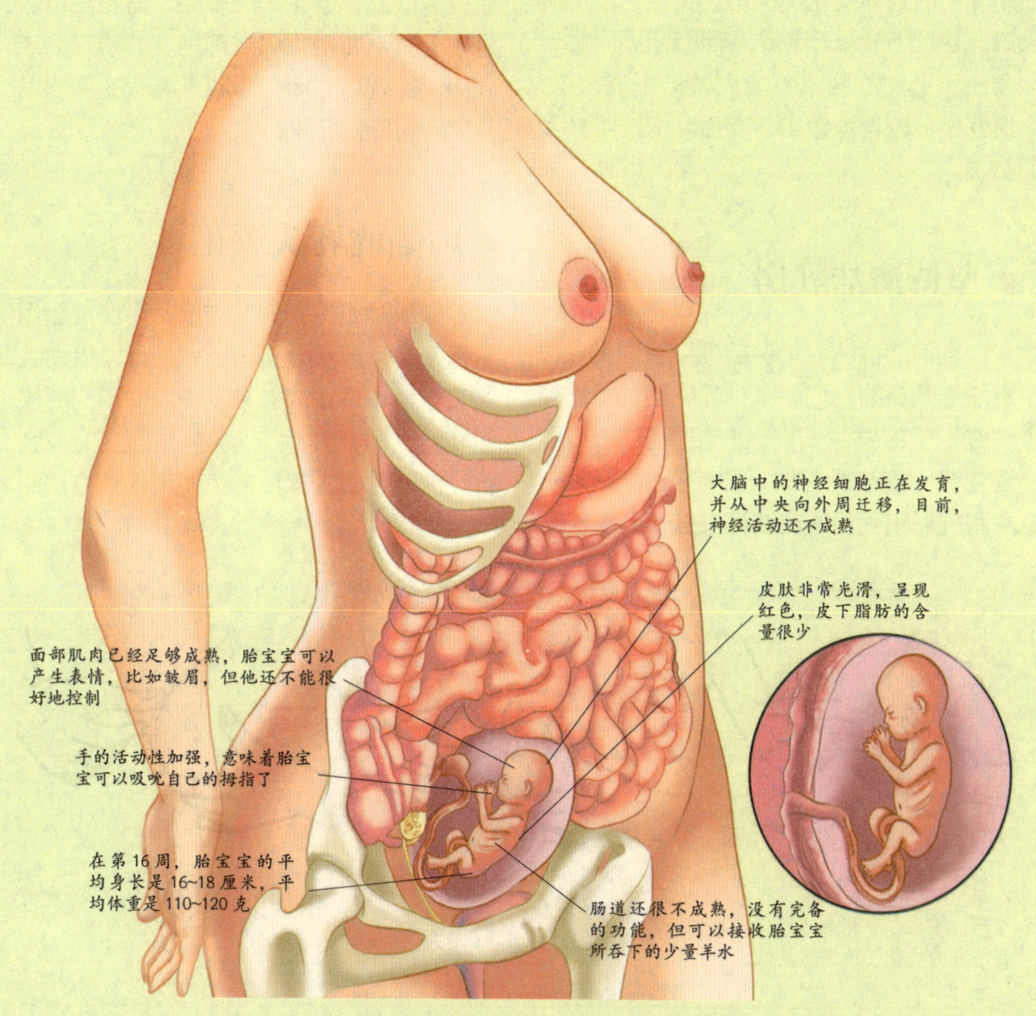

护好宝宝的“粮仓”，做孕期乳房保养

乳房的保养对于孕妈妈来说是非常重要的，因为一方面可以预防乳腺炎等疾病，另一方面可以避免分娩后乳房松弛、下垂，保持乳房美丽的外形。

佩戴合适的胸罩

怀孕之后，孕妈妈的乳房会变得空前丰满、漂亮，这就需要孕妈妈根据不同时期乳房的具体变化情况适时更换合适的胸罩，并且坚持每天穿戴，哺乳期也不例外。要注意选购的胸罩不能太紧也不能太松，最好是能较松地包裹、支撑乳房的半杯型胸衣。

坚持清洁乳房

乳房的清洁对于保持乳腺管通畅，以及增加乳头的韧性、减少哺乳期乳头皲裂等并发症的发生无疑具有很重要的作用。要注意，清洁乳房时，要使用温水擦洗，并将乳晕和乳头的皮肤褶皱处一并擦洗干净。不可用手硬抠乳头上面的结痂，可在乳头上涂抹植物油，待上面的硬痂或积垢变软溶解后再用温水冲洗干净，拿一条柔软干净的毛巾拭干，之后在乳房和乳头上涂些润肤乳，避免干燥皲裂。需要注意的是，千万不要用香皂或肥皂、酒精等清洁乳房，这些清洁用品不利于乳房的保健以及随后的母乳喂养。

内陷的乳头矫正

如果孕妈妈有乳头内陷，可擦洗后用手指牵拉，严重乳头内陷者，可以借助乳头吸引器和矫正内衣来矫正。使用的时候要注意，一旦发生下腹疼痛应立即停止。曾经流产过的人尽量避免使用这种方法刺激乳头。

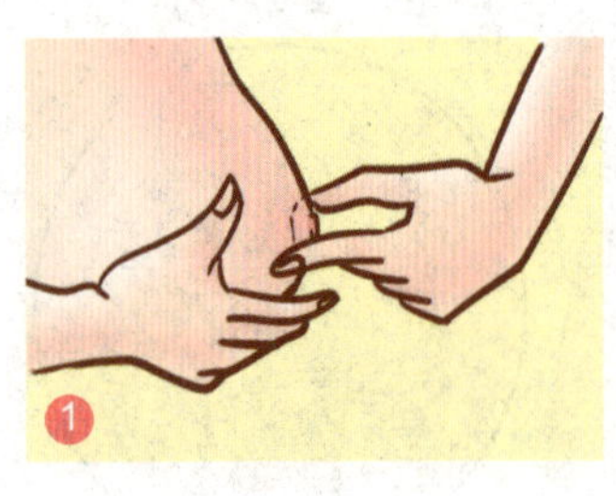

1. 用一只手托着乳房，用另一只手以拇指、食指和中指牵拉乳头下方的乳晕，改善伸展性。

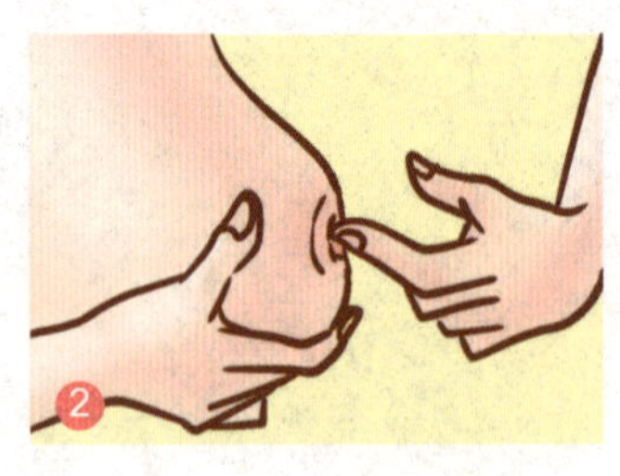

2. 按住乳头，往里压到感到疼痛为止。

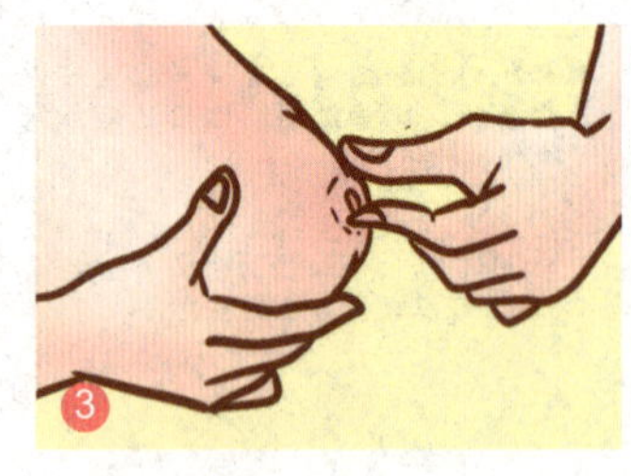

3. 用手指拉住乳头，然后拧动，反复2～3次。

坚持乳房按摩

正确的乳房按摩是乳房护理的重要方法之一。从孕中期开始，乳腺组织就迅速增长，按摩乳房可以松解胸大肌筋膜和乳房基底膜的黏着状态，使乳房内部组织疏松，促进局部血液循环，有利于乳腺小叶和乳腺导管的生长发育，增加产后的泌乳功能，并可以有效防止产后排乳不畅。

乳房按摩

乳房按摩要每天做1次，1次大概2~3分钟。在身体舒服的状态，如睡觉之前或每天沐浴时或沐浴后的时间，用按摩霜或橄榄油按摩乳房和乳头，效果更好。如果出现下腹疼痛的情形，应立即停止按摩，以免乳头受到刺激，引起子宫收缩。

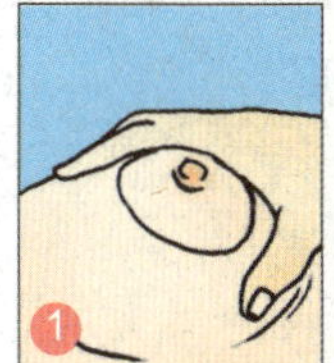

用一只手包住乳房。

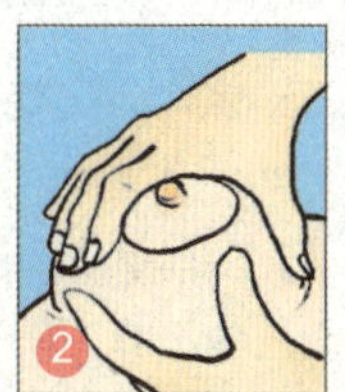

用另一只手的拇指贴在乳房的侧面，画圈，用力摩擦。

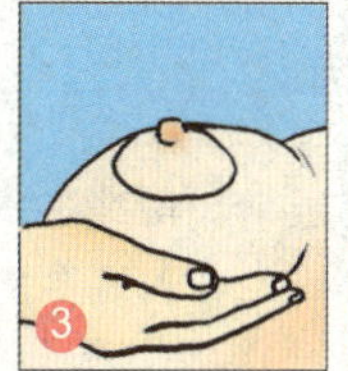

按摩时用一只手固定住乳房，从下往上推。

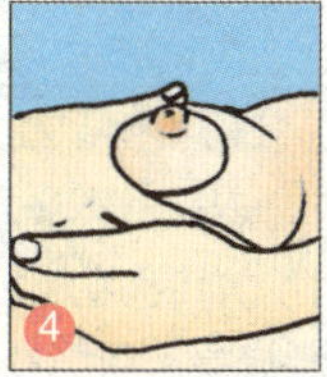

另一只手稍微弯曲地贴在支撑着乳房的手的外部，用力往上推，再放下。

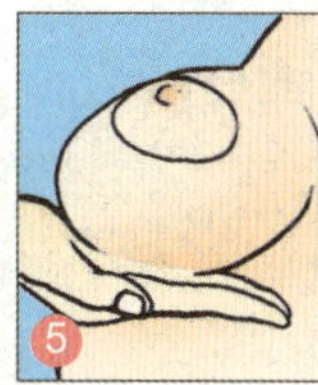

乳房放在手掌上。

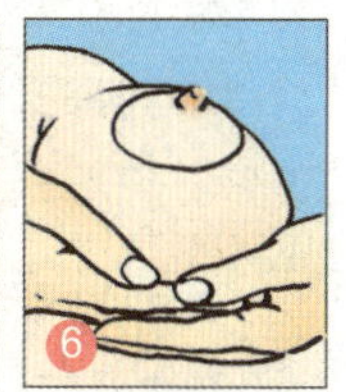

另一只手的小拇指放在乳房正下方，用力抬起。

孕期乳房疼痛，过来人有哪些小妙招

妙招一：热敷乳房

孕妈妈可以用温热毛巾热敷整个乳房，再进行如下按摩：

1.双手叠放在一起，放在乳房上，然后双手用力向胸中央推压乳房进行按摩。

2.将双手手指并拢放在乳根下方，振动整个乳房，然后用双手将乳房向斜上方推压按摩。

妙招二：按摩乳头

1.洗净双手，除乳房外，用肥皂水以环形擦洗至乳房基底部。

2.然后用手托住乳房，自乳房基底部用中指和食指向乳头方向按摩，用拇指和食指揉捏乳头来增加乳头的韧性，每日2次，每次20下，可以减轻乳房疼痛。

动作幅度要谨慎

热敷按摩整个乳房时，动作幅度要以感到乳腺团块从胸大肌上消失为宜，但严禁乱揉捏，避免损伤乳腺。

孕期牙齿护理

正视牙病，主动就医

一些孕妈妈在患了牙齿疾病后不愿意就医，认为没什么大不了的，不予以重视。其实，这种做法是极其有害的。孕妈妈应该摒弃种种顾虑，主动与牙科医生联系，获得专业的帮助。

孕期牙齿疾病治疗一览表

孕期的不同阶段	原因	处理
孕早期（孕 1~3 月）	孕早期是胚胎器官发育与形成的关键期，如服用药物不当或 X 线照射剂量过高，可导致流产或胎儿畸形	如非紧急情况，医生不建议进行牙科治疗
孕中期（孕 4~6 月）	若必须在孕期治疗牙齿疾病，最好选择孕中期	建议只做一些暂时性的治疗，如龋齿填补等
孕晚期（孕 7~10 月）	子宫容易受外界刺激而引发早期收缩，再加上治疗时长时间采取卧姿，胎儿会压迫下腔静脉，减少血液回流，引发仰卧位低血压，出现心慌、憋气等症状	孕妈妈不适宜进行长时间的牙科治疗

关于孕期拔牙问题

怀孕期间除非有必须拔牙的情况，一般不宜拔牙。怀孕的前 2 个月内拔牙可能引起流产；怀孕 8 个月以后拔牙可能引起早产。如必须拔牙，最好选择孕 3~7 月，并做好准备工作，才相对安全些。孕妈妈要保持足够睡眠，避免精神紧张，在拔牙前一天和当天用保胎药，拔牙麻醉剂中不可加入肾上腺素；麻醉要完全，防止因疼痛引起子宫收缩而导致流产。

孕期常见的牙周问题

1.妊娠期牙周炎。怀孕期间激素水平改变，使牙龈充血肿胀，颜色变红，刷牙容易出血，偶有疼痛不适。

2.妊娠牙龈瘤。一般发生在怀孕中期，由于牙龈发炎与血管增生，形成鲜红色肉瘤（牙龈边缘长出的小结节），大小不一，生长快速，常出现在前排牙齿的牙间乳头区。不需要治疗，或只针对牙周病进行基本治疗，如洗牙、口腔卫生指导、压根整平等，这是为了减少牙菌斑的滞留与刺激。牙龈瘤会在分娩之后很快消失，不用太过担心，如出现妨碍咀嚼、易咬伤或过度出血等，可考虑切除，但孕期手术容易再发。

3.其他。怀孕期间也可能会有牙周囊带加深、牙齿容易松动等症状。

远离孕期牙龈炎

牙龈炎的危害

患有牙龈炎的孕妈妈，由于牙龈疼痛出血，会直接影响食欲，进而影响到胎儿正常的生长发育。此外，牙齿里面的细菌还会通过血液循环传播给腹中发育的胎宝宝，使其出生后发生口腔疾病的概率增加。

于生活细微之处防治牙龈炎

1 不吃过冷、过热、过硬的食物，避免对牙龈的不良刺激。

2 多进食维生素C含量高的蔬菜、水果以及含钙的食物，可降低毛细血管的通透性，防止牙龈出血。

3 三餐后要及时刷牙、漱口，认真清理牙缝，不让食物残渣嵌留。孕妈妈可以在包里随身携带一套牙膏牙刷，以便随时都可以刷牙。

4 选用短软毛的牙刷，顺着牙缝轻轻刷牙，以避免碰伤牙龈，引起出血。

5 用电动牙刷。电动牙刷清洁牙齿的效果好，可按摩牙龈，增进牙龈健康。

6 刷牙时要记得刷舌头，因为舌头上沉积着很多口腔中的细菌。

7 尽量少吃或者不吃粘牙的甜点或糖果。

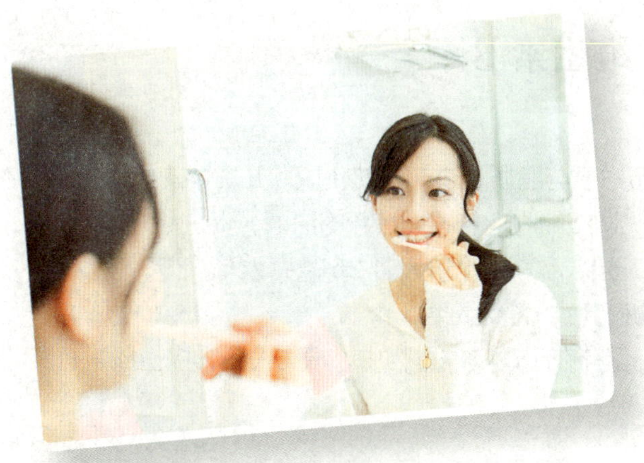

牙膏有含氟的，也有不含氟的，并不是所有牙膏都会导致氟过量。另外，牙膏含氟量有高低之分，含氟量低也不易造成氟过量。但为保险起见，孕期牙膏以不含氟为好。

孕4月妈妈这样吃，长胎不长肉

孕4月宝宝发育与核心营养素

妊娠周数	胎儿器官系统发育	须重点补充的营养素	食物来源
第13~第16周	骨骼正在迅速发育，可做许多动作和表情	钙、磷、维生素D、维生素B_1、维生素B_2、维生素B_{12}、维生素A	胚芽米、麦芽、酵母、牛奶、动物肝脏、蛋黄、胡萝卜素、豆制品

孕4月饮食原则：早孕反应大多结束，注意营养均衡

到了这个月，孕妈妈感觉比较舒适，早孕反应慢慢消失，食欲大增。这时，胎宝宝生长迅速，需要更多的营养。

1. 孕妈妈需增加能量和各种营养素，来满足胎宝宝身体各系统发育中进行的大量复杂的合成代谢的需要。
2. 蛋白质、钙和铁等的摄入量也要增加，这能促进胎宝宝的血、肉和骨骼的生成。
3. 孕妈妈每天饮用6~8杯水，其中果汁的量控制在2杯以内，因为果汁甜度太高，对胎宝宝的骨骼发育不利。

孕4月营养需求：维生素B_{12}

功效：

1. 帮助吸收碳水化合物、蛋白质与脂质，进一步转化成胎儿需要的能量；
2. 有助于人体吸收铁质，协调红细胞运转，制造新的血液，促进胎儿成长。

每日建议摄取量：从初期开始，孕期三个阶段各2.6微克/天。

摄取来源：肉类、动物内脏、鱼、禽及蛋类。

摄取注意事项：维生素B_{12}仅存在于动物性食物中，植物性食物中一般只有发酵的豆制品中含维生素B_{12}。

补充膳食纤维，防治便秘

现在，孕妈妈的体重在稳步增加，应该多吃一些富含膳食纤维的润肠食物，来缓解子宫增大压迫直肠所导致的便秘。孕妈妈合理补充膳食纤维，还可以起到通便、利尿、清理肠胃的作用。

建议孕妈妈膳食纤维每日总摄入量为20~30 克。一般情况下，每日从膳食中摄入 8~10 克膳食纤维（相当于摄入 500 克蔬菜、250 克水果）。富含膳食纤维的食物包括：谷类（特别是一些粗粮）、豆类及一些蔬菜、薯类、水果等。

孕妈妈赴宴须知

不要饮食过量

孕妈妈在饭局上一定要减少高脂肪类、高蛋白类食物的摄入，肉类和蔬菜类的比例以 1 ： 3 较合适。

提前吃饭时间

饭局能安排在中午的绝不安排在晚上，即使安排在晚上也要尽量把时间提前一些，以免和睡觉的时间间隔太短，导致大量能量的蓄积。

细嚼慢咽

吃东西犹如风卷残云般的人通常会在不知不觉中饮食过量，所以减慢吃饭速度可以避免进食过多。最好在赴宴前先喝一大杯温水，这样可以让自己有饱足感。

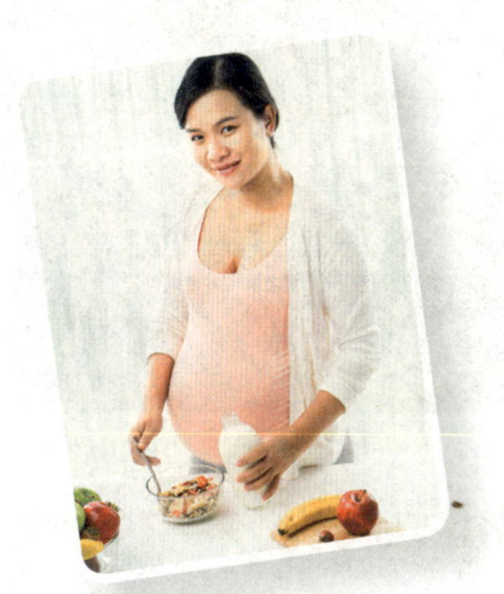

孕 4 月一日食谱推荐

餐次	用餐时间	食谱参考
早餐	7:00~8:00	牛奶麦片粥 1 碗，烧饼 1 个，煮鸡蛋 1 个
加餐	10:00	鲜榨橙汁 1 杯
午餐	12:00~12:30	米饭 150 克，番茄炒蛋 1 份，松仁玉米 1 份，牡蛎汤适量
加餐	15:00	麦麸饼干 2 片，坚果适量
晚餐	18:00~18:30	什锦果汁饭 1 碗，虾蒸蛋 1 份，紫菜肉丝蛋汤适量
加餐	21:00	牛奶 1 杯，坚果适量，蔬果沙拉 1 份

主任医师推荐好孕美食

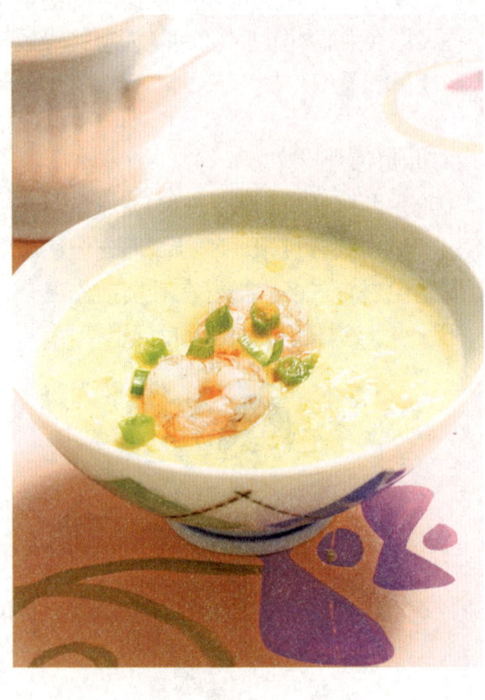

虾蒸蛋 健脑益智

材料 鸡蛋2个，鲜虾6只。

调料 盐、香油、葱末各适量。

做法

1 把鲜虾处理干净，只取虾仁；鸡蛋打散，加入少量的盐调味，加温水（30℃左右），朝一个方向搅拌均匀。

2 先在容器的内壁上均匀地抹上一层香油，把蛋液倒入容器，放到锅中隔水蒸熟，蒸至七八分熟时可加入虾仁、葱末一起蒸，再蒸5~6分钟出锅，滴入香油即可。

营养师说功效

鸡蛋富含卵磷脂，虾中含多种微量元素，两者搭配，有促进脑部发育的作用。

鸡蛋豆腐羹 蛋白营养加倍

材料 豆腐300克，油菜50克，鸡蛋1个。

调料 盐、葱末、姜末、香油各适量。

做法

1 鸡蛋打散；豆腐洗净，压成泥，加入鸡蛋液拌匀；油菜洗净，切碎末。

2 在打散的鸡蛋豆腐上加适量清水、油菜末、葱末、姜末、盐搅匀，用中小火蒸熟取出，淋上香油即可。

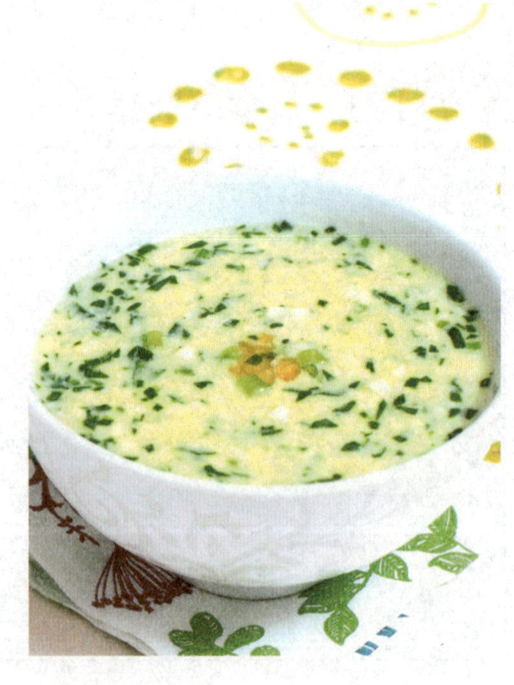

营养师说功效

豆腐和鸡蛋都是富含蛋白质的食物，并且容易被人体吸收，可以为孕妈妈和胎宝宝补充蛋白质，促进胎宝宝生长发育。

玩转孕检攻略：唐氏筛查

孕 15~20 周做唐筛，排查畸形儿

唐氏综合征是染色体异常导致的一种疾病，可造成胎宝宝身体发育畸形，运动、语言等能力发育迟缓，智力障碍严重，多数伴有各种复杂的疾病，如心脏病、传染病、弱视、弱听等，且生活不能自理。

一般 35 岁以内的孕妈妈做唐氏筛查最佳的检测时间是孕 15~20 周，错过这段时间可能需要直接做羊膜腔穿刺。35 岁或 35 岁以上的高龄产妇及有其他异常分娩史的孕妈妈要咨询产科医生，是否要做羊水穿刺。唐氏筛查阳性的比例不高，孕妈妈不必过于担心。现在也可以在做 NT 的同时联合中期唐氏筛查做最终的检查报告。

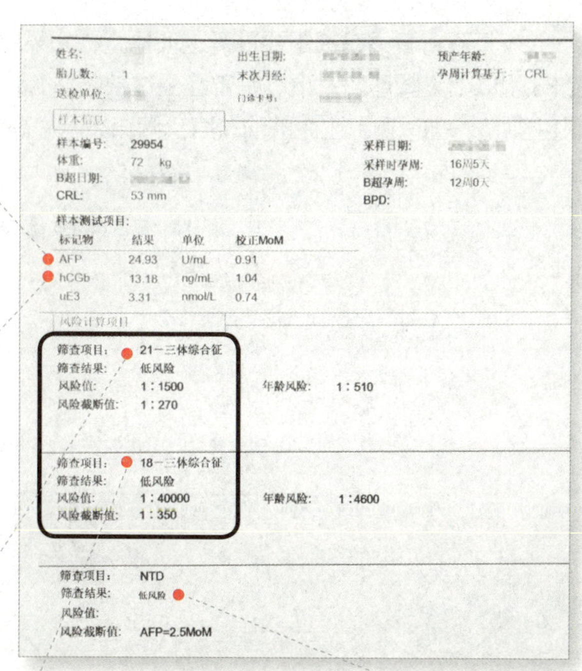

姓名:　　出生日期:　　预产年龄:
胎儿数: 1　　末次月经:　　孕周计算基于: CRL
送检单位:　　门诊卡号:

样本信息

样本编号: 29954　　采样日期:
体重: 72 kg　　采样时孕周: 16周5天
B超日期:　　B超孕周: 12周0天
CRL: 53 mm　　BPD:

样本测试项目:

标记物	结果	单位	校正MoM
AFP	24.93	U/mL	0.91
hCGb	13.18	ng/mL	1.04
uE3	3.31	nmol/L	0.74

风险计算项目

筛查项目: 21–三体综合征
筛查结果: 低风险
风险值: 1：1500　　年龄风险: 1：510
风险截断值: 1：270

筛查项目: 18–三体综合征
筛查结果: 低风险
风险值: 1：40000　　年龄风险: 1：4600
风险截断值: 1：350

筛查项目: NTD
筛查结果: 低风险
风险值:
风险截断值: AFP=2.5MoM

AFP

女性怀孕后胚胎干细胞产生的一种特殊蛋白，作用是维护正常妊娠，保护胎宝宝不受母体排斥，起到保胎作用。胎宝宝出生后，妈妈血中的AFP含量会逐渐下降至孕前水平。

HCG

这是人绒毛膜促性腺激素的浓度，医生会将这些数据连同孕妈妈的年龄、体重及孕周等，通过计算检测出胎宝宝患唐氏综合征的危险度。

21-三体综合征

风险截断值为1：270。此项检查结果为1：1500，远低于风险截断值，表明患唐氏综合征的概率很低。

18-三体综合征

风险截断值为1：350。此项检查结果为1：40000，远低于风险截断值，表明患唐氏综合征的概率很低。

筛查结果

“低风险”表明低危险，“高风险”表明高危险。即使结果出现了高风险，孕妈妈也不必惊慌，因为高风险人群中也不一定都会生出唐氏儿，这还需要进行羊水细胞染色体核型分析确诊。

做唐氏筛查的注意事项

1. 准备好详细的个人资料：在产前筛查时，孕妈妈需要提供较为详细的个人资料，包括出生年月，末次月经，体重，是否胰岛素依赖性糖尿病，是否双胎，是否吸烟，有无异常妊娠史等。由于筛查的风险率统计中需要根据上述因素作一定的校正，因此在抽血之前填写化验单的工作也十分重要。

2. 预约时间：唐筛只需抽取孕妈妈外周的血，但唐氏筛查与月经周期、体重、身高、准确、孕周、胎龄大小都有关。一般来说，怀孕的14~20周为唐氏筛查的最佳时期，准妈妈不要忘记和自己的孕检医生约好检查时间。

3. 饮食建议：做唐氏筛查时不需要空腹，少吃油性食物，也少吃些水果。

哪些孕妈妈需要做羊膜腔穿刺检查

并不是所有孕妈妈都需要进行这项检查，如果您有以下一种情况，请考虑做相应检查：35 岁以上大龄产妇；孕妈妈曾经生过缺陷婴儿；家族里有出生缺陷史；孕妈妈本人有出生缺陷；准爸爸有出生缺陷；唐氏筛查显示“高危”。

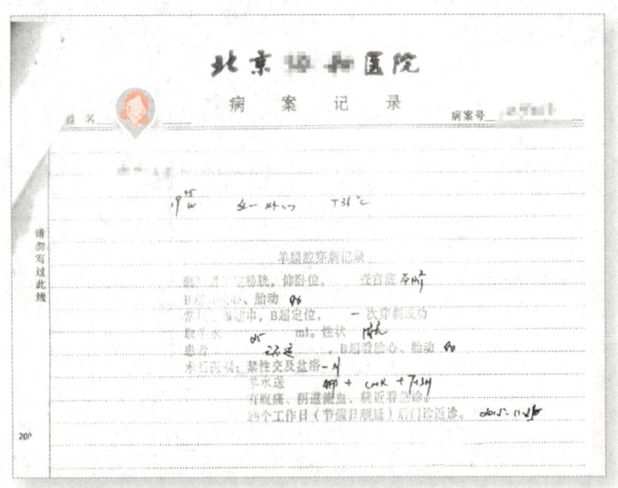

北京 医院

病 案 记 录

姓名 病案号

请勿写过此线

羊膜腔穿刺记录

B超定位，一次穿刺成功

B超看胎心、胎动

禁性交及盆浴

羊水送

有腹痛、阴道流血，就近看急诊。

25个工作日（节假日顺延）后门诊返诊。

孕妈妈也可以做无创 DNA 产前诊断

无创 DNA 产前检测是通过采集孕妈妈外周血 10 毫升，从血液中提取游离 DNA（包含妈妈 DNA 和宝宝 DNA），就可以分析宝宝的染色体情况，更为安全。无创 DNA 产前检测准确率高达 99% 以上，一步到位，避免了孕妈妈们对唐筛高危的担忧、对羊水穿刺的恐惧及多次检查跑医院的疲惫和等待。

孕中期运动，以舒服为主

孕中期运动原则

可适当增加运动量，但避免跳跃性动作

随着孕中期的到来，孕早期的不适感消退，身体处于比较舒服的状态了。此时，孕妈妈可以适当增加运动强度和种类，增加一些耐力和力量练习，这样会让你的身体累积更多的能量，控制体重，为分娩做准备。

但是，要避免跳跃性的动作。孕妈妈的腹部越来越大，身体的中心会发生变化，跳跃性的动作会让身体失去平衡，容易摔倒。所以，在运动时，保持身体的良好支撑非常关键。

可适当增加运动强度，但运动时心率不可超过最大心率

孕中期身体感觉比较舒服，可适当增加运动强度和锻炼项目，但不意味着没有体能要求。

可以用最大心率来判断：

最大心率 <（220 - 年龄）× 70% 次 / 分

更简单的方法是，如果感觉上气不接下气，不能说话了，就一定要慢下来，说明运动强度太大了。怀孕本身就是一场持久的耐力运动，超强度的运动会增强疲劳感，也会对宫颈口不利，还会影响子宫内的血管分布和胎宝宝的成长，要慎重处理。

禁止练习对腹部造成挤压的动作

运动方式有很多，但一些让腹部受到挤压、骨盆底压力过大、让子宫壁变薄的动作在孕期是绝不可练习的，因为这样的动作会让腹内压增高，减少腹部的空间，从而危及胎儿，带来危险。

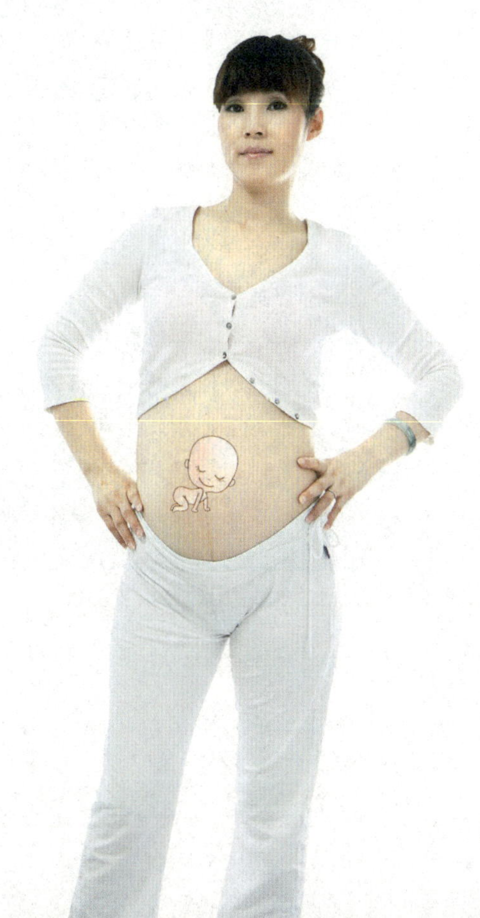

不可因为控制体重而随意增加运动强度和时间

孕期合理控制体重是非常重要的，但并不能盲目用节食或超强运动的方式。如果在孕早期进行锻炼时，身体的不适感较重或体能赶不上，在步入孕中期后不要随意增加运动强度，否则会加重身体的疲劳感，影响锻炼效果。

孕妈妈应掌握自己身体的情况，在身体状态允许的情况下，适当增加强度和时间，给身体一个适应的过程。但运动最可贵的是坚持不懈，让身体一直处于舒适状态，更有利于坚持，也有利于身心健康。

这些孕妈妈不要做运动

并不是所有孕妈妈都能参与孕期运动，在产检时，医生会明确告知有妊高征、心脏病、胎盘前置、胎儿过小、多胎等的孕妈妈，禁止运动。这些孕妈妈一定要听从医生的劝告，盲目进行运动可能会带来危险。

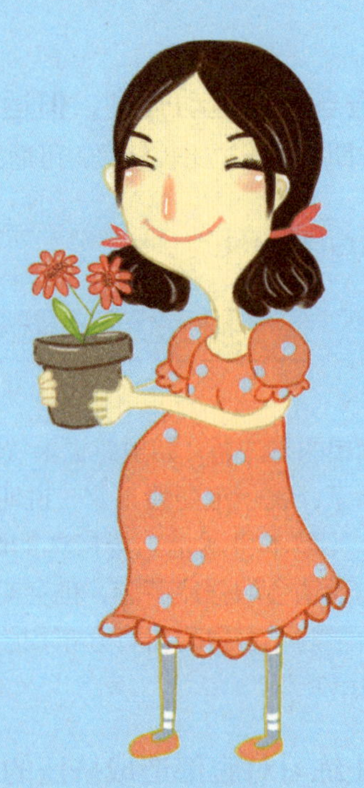

没有被医生下禁止令的孕妈妈，如果在运动时出现如下状况也应立即停止运动：

1. 开始出血。
2. 下体有液体流出。
3. 骨盆前下方疼痛。
4. 感到头晕，喘不上气。
5. 腹部剧痛。
6. 胸部痛，手臂麻木。
7. 很长时间感觉不到胎动。
8. 眼前有浮点或亮点。
9. 长时间严重头痛。

出现上述问题要立即咨询医生。

简易起跑式促进分娩时骨盆的打开

孕中期经常做一些髋关节运动，如简易起跑式等，可以促进骨盆区域的血液循环，增强柔韧性，还能促进分娩时骨盆区域的打开。

1 身体跪立在瑜伽垫子上，双手轻扶腰部。

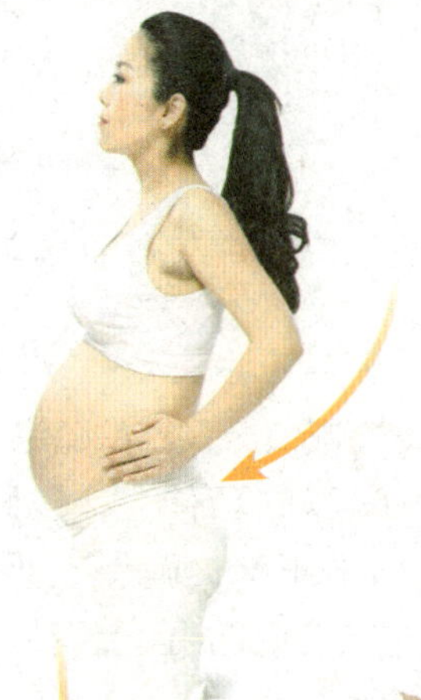

2 右脚向正前方跨步，右小腿垂直于地面，双手扶在右膝上，确定左右两脚的间距与臀同宽。

3 吸气，脊柱向上伸展，双臂上举，手心相对，胸腔打开。再呼气，臀部慢慢向下沉，感觉左大腿前侧有轻柔伸展感。前脚的脚后跟不能抬起，弯曲的膝盖不超过脚尖。重复3~4次，换另一侧腿。

过来人经验谈

整个动作比较平缓，需要注意的就是稳定好重心。

简易侧板式增强全身协调性

简易侧板式不仅能锻炼手臂和腿，还能伸展侧腰，增强全身的协调性。

1 身体取手膝位，双手十指张开在肩下，膝盖分开比臀部略窄，保持身体的长度，肩膀要远离耳朵，保证腹部没有塌陷。

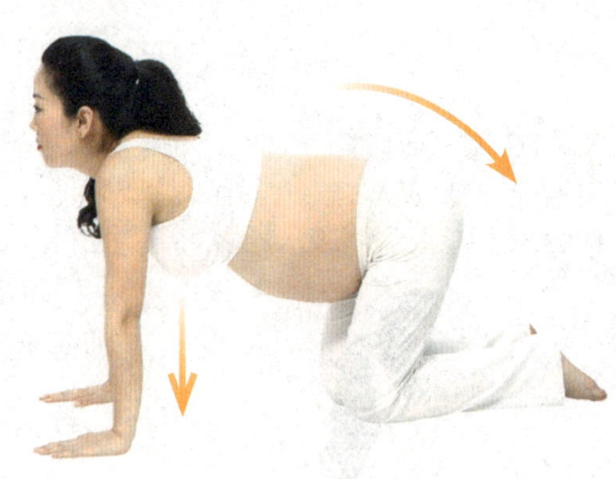

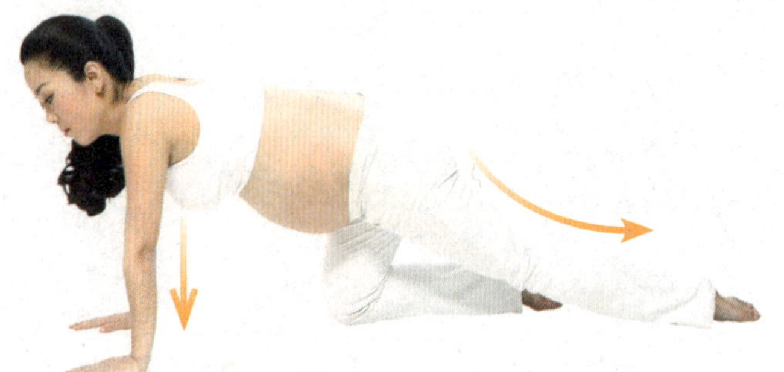

2 吸气，双手掌稳住，左腿向后伸直，左脚掌向下压地，确保右手掌、右膝盖和左足弓保持在一条直线上。

3 让左右两胯上下在一个平面并展开，打开胸腔，确保右手手肘关节放松，身体稳定，左手臂伸展向上。保持 3~4 个呼吸，然后还原到第一步，再换另一侧。

过来人经验谈

由于孕期有松弛肽的分泌，如果孕妈妈感觉到手腕或脚踝酸胀，用不上力，就不要做这个动作了。

孕中期是胎教的黄金时期，让胎宝宝全面发展

孕中期，胎宝宝一点点长大，慢慢变成一个完全的婴儿。他有感觉、有知觉，还会时不时调皮地踢踢妈妈的肚子。宝宝对妈妈的情绪变化很敏感，能感受到妈妈的爱意和喜悦，还能听到妈妈悦耳的歌声。这时，宝宝已有了记忆，妈妈要和宝宝进行很好的交流互动，让宝宝全面发展。给宝宝创造一个温馨、快乐的成长氛围吧！

孕中期的胎教重心

情绪胎教

随着宝宝一天天长大，妈妈开始慢慢习惯抱着肚子出门了，但还容易发怒、烦闷不安、百般挑剔等。孕妈妈可以学些剪纸、阅读、插花等，以此来转移自己的注意力，保持愉悦的心情。

感官胎教

孕中期，宝宝的五官已经有相当程度的发育了，孕妈妈要多听优美的音乐，多和宝宝对话，多尝试不同口味的食物，还可以用手电筒照照肚子中的宝宝。别看宝宝还小，可已经能跟妈妈互动了。

学习胎教

孕中期的宝宝身体发育已经很好了，学习能力很强。孕妈妈剪纸，宝宝在妈妈肚子里便锻炼了动手能力；孕妈妈做数独游戏，宝宝的大脑也得到了锻炼；孕妈妈唱歌，宝宝不但会听，还会记忆；准爸爸读诗歌，宝宝也会受到文化熏陶和感染。

孕中期胎宝宝发育一览表

胎宝宝	发育
听觉	能感受到声音的刺激，能意识到妈妈的声音
触觉	能吮吸手指，用皮肤感受羊水的晃动
嗅觉	形成能嗅到味的嗅毛，嗅到味后能传达给大脑
视觉	开始对光线产生反应，能自如地睁开或闭上眼睛，能区分光的明和暗了
味觉	到了孕中期的末期，味蕾已经很发达了，甚至能分辨甜味和苦味
大脑	大脑已经发育，能及时产生与孕妈妈一致的喜怒哀乐等情绪
四肢和皮肤	肺脏、双臂及两腿的关节已基本发育完成；皮下开始积储脂肪；上下肢的肌肉已经在发育；皮肤已呈粉红色

孕中期每日生活、胎教内容安排表

早	6：00~7：00	**在职孕妈妈** 应该起床准备上班了，起床的时候跟胎宝宝打声招呼吧
	7：00~8：00	**在职孕妈妈** 吃完营养丰富的早餐，准备上班了，路上一定要小心哦 **居家孕妈妈** 起床了，起床时跟胎宝宝打声招呼吧，同时开始记录胎宝宝的胎动
	8：00~10：00	**在职孕妈妈** 工作时要劳逸结合，休息的时候想一想胎宝宝 **居家孕妈妈** 可以到室外散散步，或者做一下孕中期的保健操
	10：00	加餐：水果或果仁
	10：00~12：00	**在职孕妈妈** 要专心工作，如果有什么体力活就让同事帮忙吧 **居家孕妈妈** 可以开始准备午餐了，如果全职孕妈妈精力充沛的话，可以帮家人做些力所能及的家务
午	12：00~13：00	吃一顿营养丰富的午餐吧，孕妈妈吃饭也在为胎宝宝提供营养，餐后可以小憩一会儿
	13：00~15：00	**在职孕妈妈** 专心工作，中间可以休息一下，如果有条件，到室外走走，抚摸腹部，跟胎宝宝沟通 **居家孕妈妈** 可以听听音乐，或者外出走动走动
	15：00	加餐：吃一些饼干或巧克力，要记得喝水哦
	15：00~18：00	**在职孕妈妈** 努力完成工作，这样可以空出更多的时间来陪胎宝宝 **居家孕妈妈** 在家帮助打扫房间，营造一个舒适的环境，或者做一些手工活，锻炼一下手脑配合能力
晚	18：00~19：00	吃一顿营养而又简单的晚餐
	20：00~22：00	跟家里人聊天，或者看一些有趣的书和电视节目，让自己心情愉快
	22：00	读读胎教故事，在享受阅读的平静状态下入睡

当个从容不迫的职场孕妈妈：工作间隙做“小动作”缓解不适

怀孕期间，孕妈妈背部下方以及骨盆的肌肉会拉紧，长时间挺着腹部的负荷，坐着工作，颈、肩、背和手腕、手肘酸痛的可能性要比平时大得多。所以，孕妈妈工作时，除了将座椅调整得尽可能舒适之外，还可以在工作间隙尝试采取如深呼吸、舒展肢体、做短距离的散步等方法来缓解压力。如果上面的方法不易实施，孕妈妈不妨做做下面的一些“小动作”来缓解不适吧。

改善颈痛

颈部先挺直前望，然后弯向左边并将左耳尽量贴近肩膀；再把头慢慢挺直，向右边再做相同动作，重复做2~3次。

改善肩痛

先挺腰，再把两肩往上耸以贴近耳，停留10秒钟，放松肩部，重复做2~3次。

改善手腕痛及手肘痛

手部合十，下沉手腕至感觉到前臂有伸展感，重复做2~3次，再把手指转向下，把手腕提升到有伸展感，重复2~3次。

改善“负荷”

将肩胛骨往背后方向下移，然后挺胸停留10秒，重复动作做2~3次。

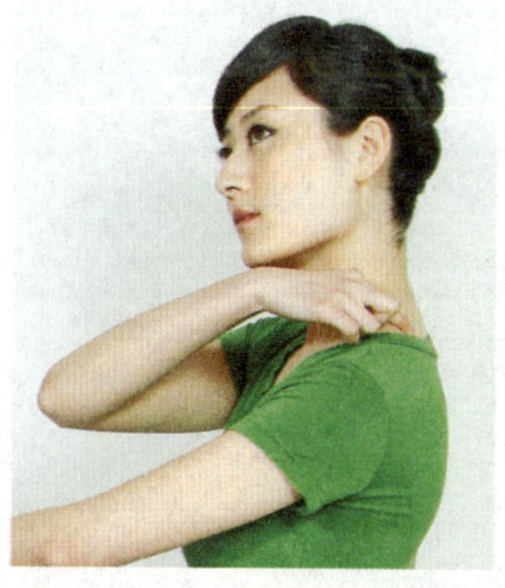

肩膀酸痛了，揉揉捏捏肩部，能有效放松自己。

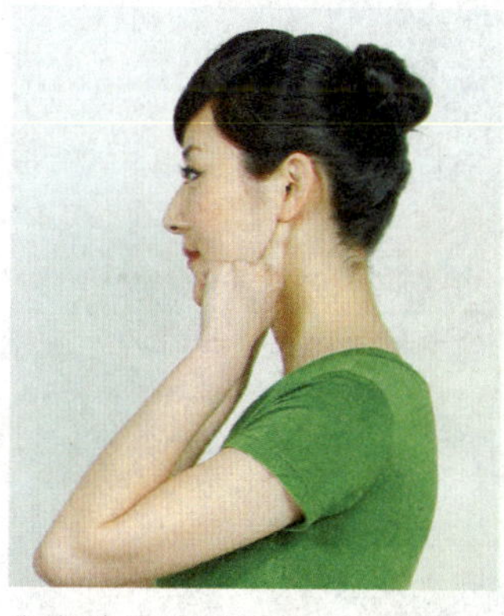

头感觉昏昏沉沉时，可以捏捏耳垂，能让你的头脑快速放松下来。

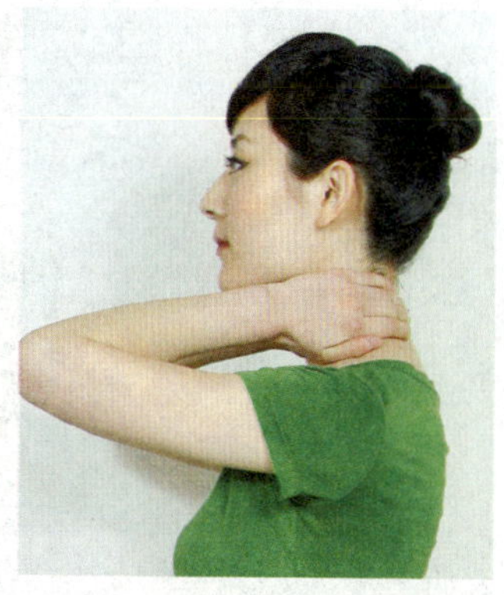

注视电脑过久，可以揉揉脖子，减少颈椎疼痛。

Part5

孕5月（孕17~20周）能感到胎宝宝的萌动了

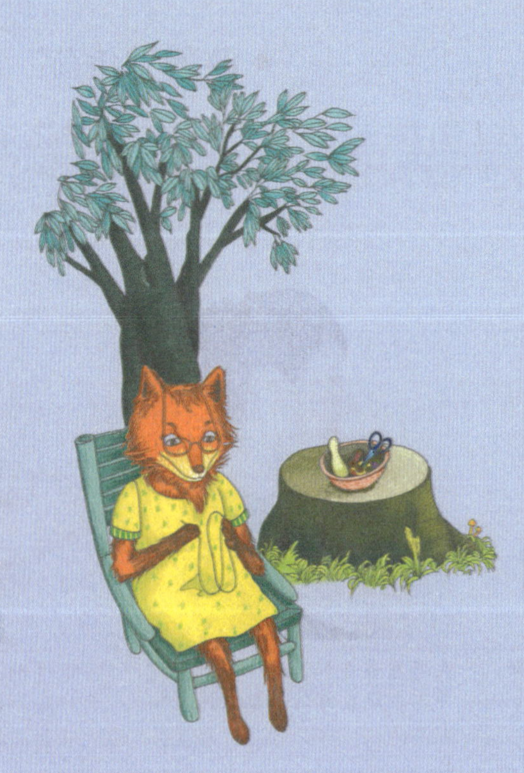

孕 5 月生活饮食宜忌速查

宜

孕妈妈吃含铁的食物，如瘦肉、蛋黄时，可以与蔬菜瓜果等富含维生素 C 的食物一起食用，吸收效果更好。

晒太阳是孕妈妈最经济的补钙良方，既可让宝宝见见光线，还能补充一定的维生素 D，促进钙质吸收，帮助宝宝的骨骼发育。

孕妈妈在嘴馋的时候，不要就想着甜点，可以将黄瓜或萝卜切成条状当零食吃，帮助补充一天所需的维生素量。

忌

孕妈妈不要盲目补钙或补钙过量，要在遵医嘱的情况下服用一些适合孕期的钙剂，否则会影响胎宝宝的生长发育。

有些爱美的孕妈妈怕饮食过量影响体型，所以节制饮食，这样很容易造成营养不良，影响宝宝的智力发育。

孕妈妈看电视或者电影时，不要选择恐怖、抑郁类的片子，因为这些节目不利于稳定情绪，影响胎宝宝的健康发育。

孕妈妈可以用空调调节室内温度，但是要适度，否则易引起感冒、咳嗽、关节酸痛、头晕等不适。

孕 5 月保健关键词

警惕低血压：仰躺时子宫会压迫脊柱前的动脉、大静脉，造成血压下降，这称作“仰卧时低血压”。

感觉器官发育关键期：胎宝宝的味觉、嗅觉、视觉和触觉等感觉器官都会在本月进入发育的关键时期。

可能出现小腿抽筋：一般情况下，这是缺钙的表现，请注意在医生指导下补钙。

图解孕5月胎儿的生长

胎儿的萌言萌语：成长速度放缓，开始精雕细酌

从这个月开始，我的成长速度有所减慢，但我始终没有停止过成长，我开始进入精雕细琢期。我的声带开始发育，肺内充满了液体，我就像一只在水（羊水）中自由游弋的小鱼儿，隔着水面能够听到妈妈的心跳声，以及血液在血管中的流淌声。不仅如此，我还能听到外界的声音，尤其是妈妈的歌声最能打动我。我在这个月的运动能力长进不少，但还很不规律，妈妈很难准确记录我的胎动次数，况且妈妈的感觉也还不准确，所以即便某一天，妈妈感觉我不爱动了，也不要过于担心。

第 17 周：听到外面的声音，让我高兴

现在，我像橡胶一样的软骨开始硬化为骨骼，连接胎盘的生命纽带——脐带——我拥有的第一件玩具，长得更粗壮了。我开始能够活动关节以及骨架了。

现在的我如婴儿般可爱，皮肤变得红扑扑的。我表现得非常顽皮，特别喜欢用手抓住脐带玩，有时会抓得特别紧，以致只有少量氧气输送。

这时候我的听觉器官发育得很好，耳朵里面的小骨架更结实，开始能听见妈妈的心跳声。此外，我对妈妈肚子外面的声音也有一定的感知，有些声音令我异常兴奋甚至会使我跳跃。

我会练习呼吸了，通过胎盘吸收必需的氧气，所以胸部会一起一伏，肺部开始呼出羊水了。

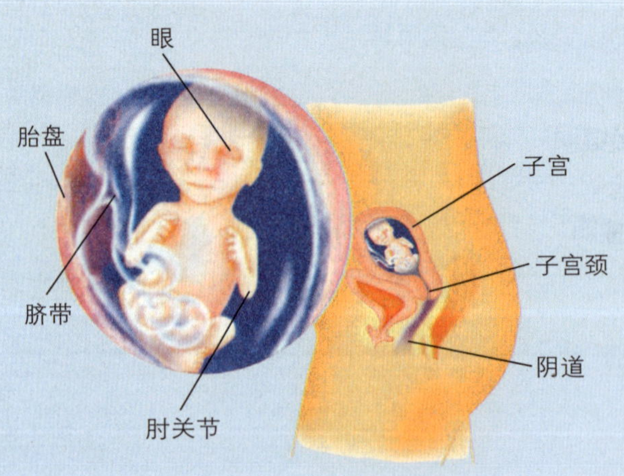

第 18 周：我更热爱运动了

这周开始我进入了最活跃的阶段，一刻不停地翻转着、扭动着以及拳打脚踢着，这充分表明我的健康状况良好。

我的心脏运动也变得活跃起来，借助听诊器，妈妈就能清楚地听到我的胎心音了。如果我是女孩，我的阴道、子宫、输卵管都已经长成，各就各位了；如果我是男孩，已经能够看清楚我的生殖器官了。

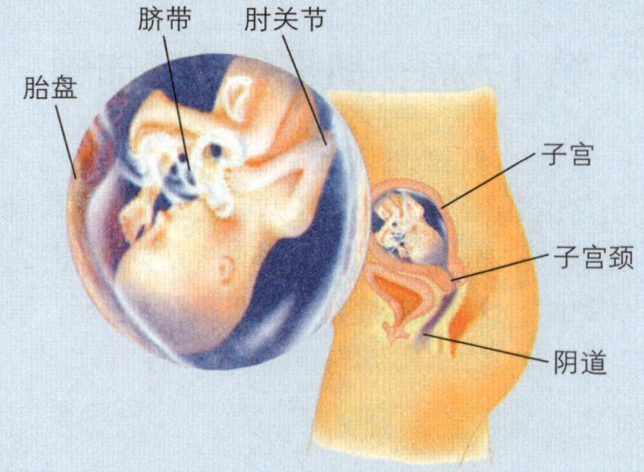

第 19 周：我的感官到了发育关键期

我的胳膊和腿现在已经与身体的其他部分成比例了。我的肾脏已经能够制造尿液，头皮上的头发也在迅速生长。

本周是我感官发育的关键时期：大脑开始划分出嗅觉、味觉、听觉、视觉和触觉的专门区域，并开始在这些区域里迅速发育。此时是爸爸妈妈对我进行感官胎教的最佳时期，千万不要错过！

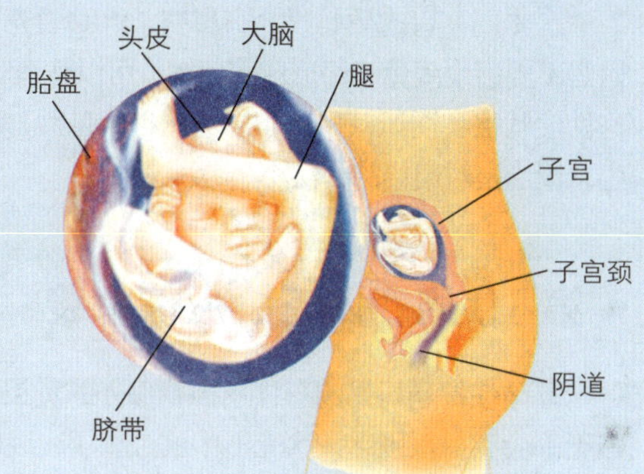

第 20 周：我的骨骼发育开始加快

这周末，我的身长约 25 厘米，体重约 300 克。我消化道中的腺体开始发挥作用，胃内制造黏膜的细胞开始出现，肠道内的胎便也开始积聚。我的骨骼发育在这个时期开始加快；肺泡上皮开始分化；我的四肢和脊柱也已开始进入骨化阶段。此外，本周我纤细的眉毛正在形成。

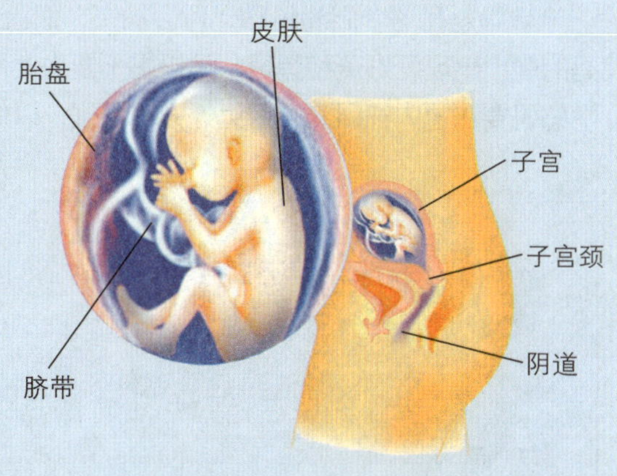

图解孕 5 月妈妈的变化

第 17 周：韧带疼痛感加剧

现在孕妈妈的体重大约增加了 2~5 千克。子宫开始变得更大更重，子宫周围组织的负荷也更重，当孕妈妈正常运动时，子宫两侧的韧带会随之抻拉，从而使孕妈妈产生疼痛感觉，迫使停止动作。当突然改变姿势时，经常会有这种痛楚感，比如早晨起床甚至走路时。这种韧带痛是妊娠期的一种表现，孕妈妈不要误认为是伤风。孕妈妈应试着以平和的心态，用学习新东西来转移注意力。

第 18 周：鼻部可能出现不适

在本周，有的孕妈妈会有鼻塞、鼻黏膜充血和出血，这与孕期内分泌变化有关。孕妈妈不要滥用滴鼻液和抗过敏药物，可以适量吃些凉血的食物来予以缓解。即使不治疗，这种症状也会逐渐减轻。如果情况越来越糟，就要请教医生了。孕妈妈不要为此过于担心，权当是对自己的一次小小考验。

第 19 周：困乏、疲倦来袭

怀孕使得孕妈妈的身体承担着额外的负担，所以孕妈妈特别容易疲倦乏力，甚至连白天都会觉得很困乏，这无形中就拉长了夜晚的睡眠时间，即使这样，孕妈妈还不时会感到头晕乏力。因此，孕妈妈不要做太多事，尽可能想睡就睡，保持高质量的睡眠。此外，孕妈妈也可通过聊天、按摩、听胎教音乐、散步等方法来减轻疲倦，恢复精力。

孕妈妈在这一周的新陈代谢会加快，血流量明显增多。大量的雌激素会使少数孕妈妈的脸上出现妊娠斑和黑斑，孕妈妈不要为此而焦虑，因为分娩后这种状况会随之好转。孕妈妈要注重内在调养，避免外界的干扰，以保证自己和胎宝宝的健康。

孕 5 月了，突然牙疼得要命，请问如何才能缓解牙疼啊？

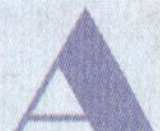

可以用云南白药牙膏漱口，然后含在嘴里 3 分钟左右，慢慢的牙齿就不那么疼了。

第 20 周：腰部曲线完全消失了

这一周，孕妈妈的子宫约在肚脐的位置，日渐增大的子宫将腹部外挤，致使腹部向外膨胀，腰部曲线完全消失，已接近典型孕妇的体型。

膨大的腹部破坏了整体的平衡，使人很容易感觉疲劳。此外，还伴有腰痛、失眠、小腿抽筋等不适。这就要求孕妈妈在日常生活中，要注意休息，多出去呼吸些新鲜空气，活动一下筋骨。

到了这一周，孕妈妈已能明显地感觉到胎动，可以让准爸爸帮忙数数胎动，感受宝宝的生命力。胎宝宝一天天在长大，孕妈妈要将更多的注意力放到加强营养上，保证营养均衡，但切忌饮食过量。

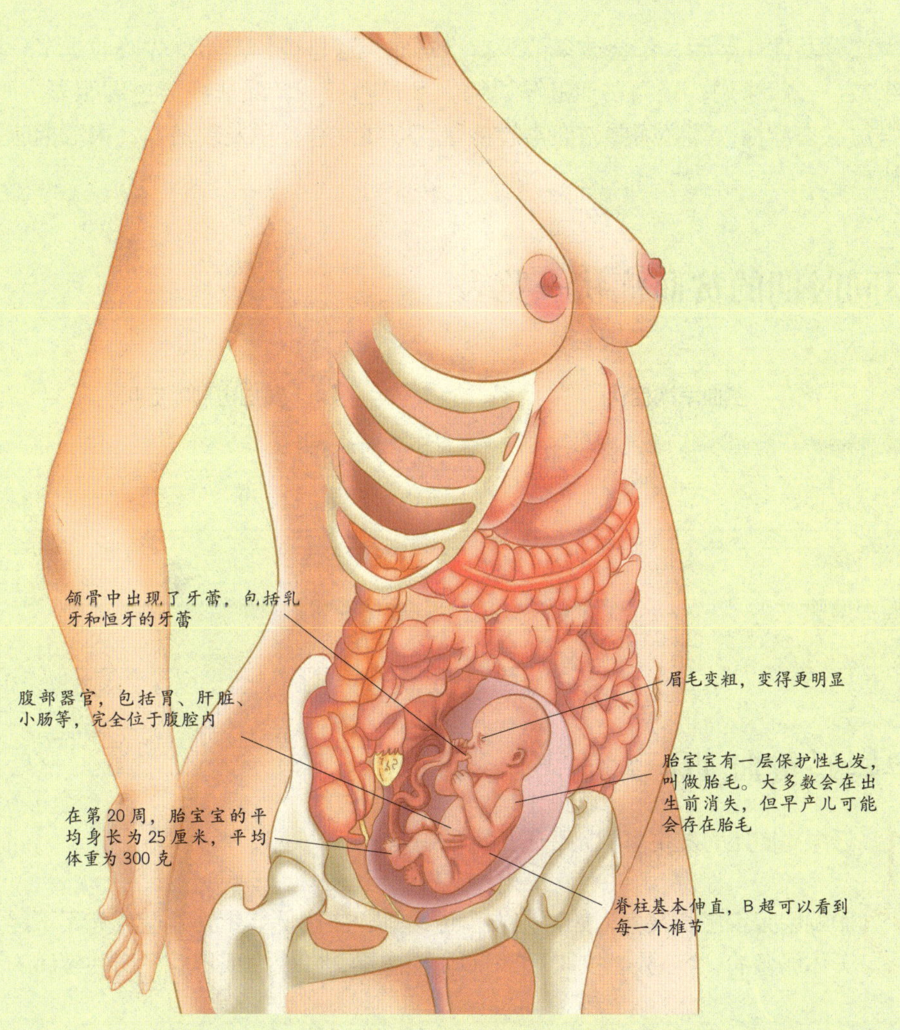

预防妊娠期贫血

贫血的判断标准

准确判断贫血的方法就是血常规检查，未怀孕时血红蛋白最低值为每升 120 克，而怀孕的孕妇为每升 110 克。若怀孕时血红蛋白为每升 90~110 克为轻度贫血，低于每升 70 克即为严重贫血。

贫血的症状

大部分女性怀孕后，都会或多或少有点贫血，这是被胎宝宝优先吸收走了一部分铁的缘故。一般来说，轻微贫血的孕妈妈大多没有症状，除非病情进展明显。所以，孕妈妈每次去产检，都必须要做血常规检查，以便能够及早发现贫血，采取相应措施予以补救。

不同时期的贫血症状一览表

贫血早期症状	贫血进展期症状
容易疲劳，时常无端感觉浑身乏力	呼吸困难
容易出现眩晕	心悸
面色苍白	胸口疼痛
指甲薄脆	食欲差

孕妈妈贫血 10 大危害

1 妊娠高血压的发生率明显高于正常孕妈妈。

2 影响胎宝宝生长发育，如宫内发育迟缓等，生出低体重儿，造成先天不足，后天体弱多病，容易发生呼吸道和消化道感染，并成为成年后代谢性疾病的高危人群。

3 分娩时，常常使胎宝宝不能耐受子宫阵阵收缩造成的缺氧状态，容易发生宫内窒息。

4 生产时孕妈妈容易宫缩乏力，导致产程延长、产后出血多等状况。

5 在产褥期抵抗力比正常产妇低，容易并发会阴、腹部刀口感染或不愈合。

6 产后子宫复旧慢，恶露常常持续不净，子宫容易滋生细菌感染，引起子宫内膜炎。

7 容易发生产后感冒及泌尿系统感染等常见病。

8 严重贫血的孕妈妈，未成熟儿及早产儿的发生率明显高于正常孕妇。

9 经过分娩劳累及产后各种并发症，奶水分泌大多比正常产妇少，致使哺喂困难大。

10 孕晚期贫血，产后纯母乳喂养4个月，宝宝将出现贫血，免疫力低下。

如何应对贫血

多吃含铁丰富的食物

孕妈妈在怀孕前以及刚开始怀孕时，就应注意多吃瘦肉及猪血、鸭血、蛋黄、豆制品、菠菜、苋菜、番茄、红枣等含铁量较高的食物。鸡肝、猪肝等动物肝脏富含矿物质，一周可吃两次。另外，主食上要多吃面食，因面食容易消化吸收，且含铁量比大米要高。

食物种类多样化

经常进食牛奶、胡萝卜、蛋黄，多吃含维生素C丰富的果蔬，这些食物可以补充维生素A，有助于铁的吸收。还可于三餐间补充些牛肉干、鸡蛋、葡萄干、牛奶、水果等零食，这也是纠正贫血的好方法。

烹制食物时多用铁质炊具

孕期烹制佳肴时，尽量使用铁质炊具，如铁锅、铁铲等，这样就会产生一些铁离子，溶解于食物中，形成可溶性铁盐，有利于肠道对铁的吸收。

妊娠中后期多吃高蛋白食物

妊娠中后期胎儿发育增快，只要孕妈妈每周体重增加不超过0.5千克，就要多吃高蛋白食物，比如牛奶、鱼类、蛋类、瘦肉、豆类等，这些食物对贫血的治疗有良好效果，但要注意荤素结合，以免过食油腻东西伤及脾胃。

在医生指导下服用铁剂

对某些孕妈妈来说，孕期单单从饮食中摄取铁质，有时还不能满足身体的需要，出现明显缺铁性贫血的孕妇，可在医生的指导下选择摄入胃肠容易接受和吸收的铁剂。

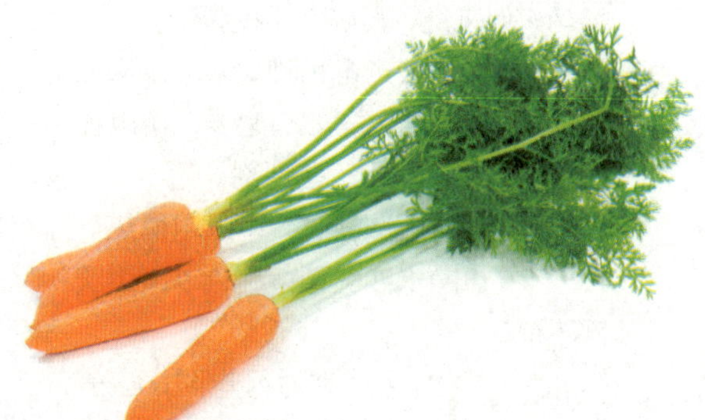

食用胡萝卜时，只需少量油脂或者同餐中摄入油脂即可，否则易使得油脂摄入过多带来健康隐患。

缓解腰酸背痛的小妙招

这个月月末，孕妈妈日益膨大的腹部，往往会导致腰酸背痛。下面介绍一些缓解的小妙招，孕妈妈不妨借鉴一下。

1 避免长时间保持同一站姿或坐姿。如果必须一直坐着，也不要一直坐着不动，可以上下摆动脚，或做一些简单的腿部运动。必要时，每1~2小时起来活动一下。

2 做一些孕妇适宜做的运动，如孕妇操、散步等，来适度地锻炼腰、腹以及背部等处肌肉。但是要切忌，孕中期之后的任何运动，都不要长时间采取卧姿，以避免压迫腹部，造成血液循环受阻。

3 尽量坐有靠背的椅子，坐时后腰要舒服地靠在椅背上，上半身挺直，可以在椅背上放一个柔软舒适的靠垫。

4 走路时不要再穿高跟鞋了，尽量穿透气性强的棉布平跟鞋，要全身放松。

5 睡觉时，采取蜷曲侧卧式睡姿，仰卧时拿一个枕头垫在膝关节下面。

6 避免久站，如必须久站工作时，可使用脚凳，让脚休息，相对腰部也减轻了负担。

7 站立时抬起上半身，尽量使骨盆稍微向后倾，肩膀向后落下。对于每天须站着超过4小时的职场孕妈妈来说，最好使用托腹带。

8 多出去走走晒晒太阳，以保证钙的摄入，如有必要，可以在医生的指导下服用一些钙剂。

9 睡觉前洗澡时，可以用稍热一点的水冲洗腰背部，以减缓腰部不适。

10 由站立改为行走时，应先迈脚，然后才移动身体。

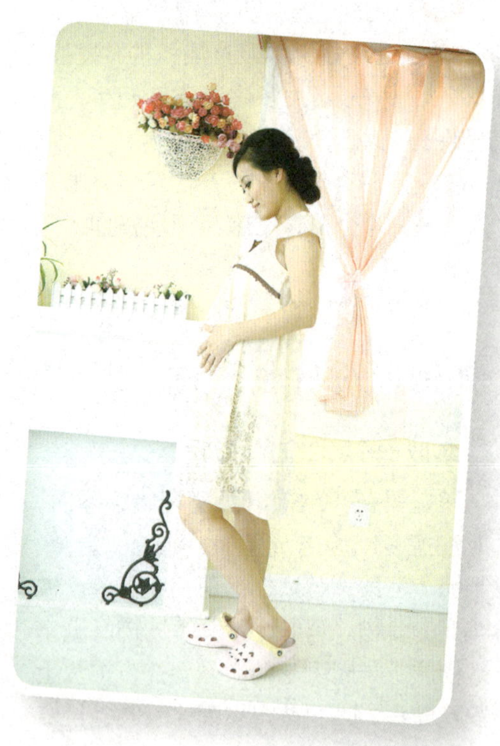

孕妈妈为了减轻腰酸背痛，也为了胎宝宝的健康，跟高跟鞋说再见吧，舒适的棉布鞋或平底拖鞋都是不错的选择！

按摩预防妊娠纹

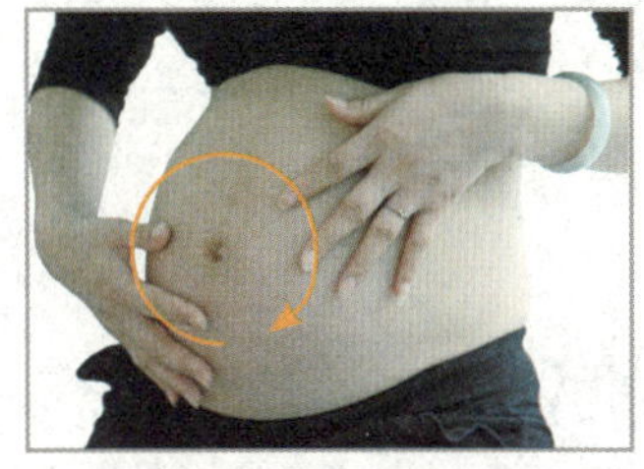

1 把乳霜涂在手上，以顺时针方向画圆地边抹乳霜边按摩腹部。

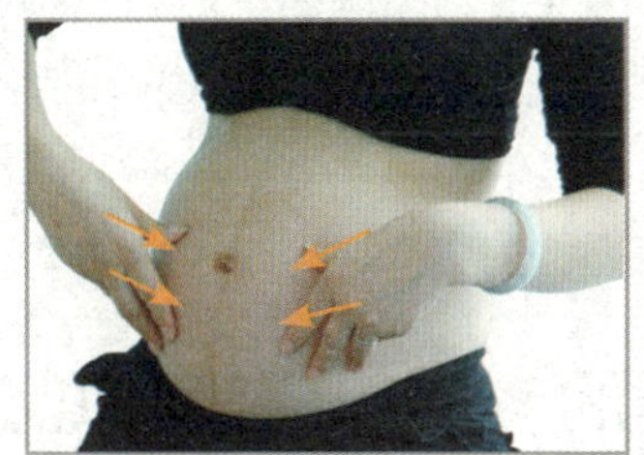

2 用指尖掐住肚子，再放开，这样反复 3 次。

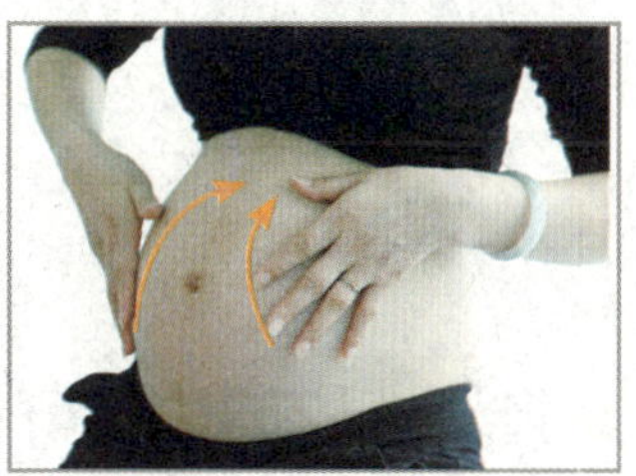

3 两手自然地放在肚子上，从外部往上抚摸。

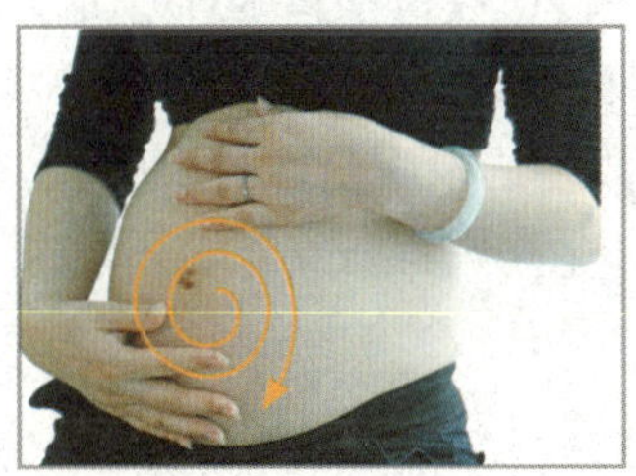

4 以肚脐为中心，从外向内地画圆按摩。

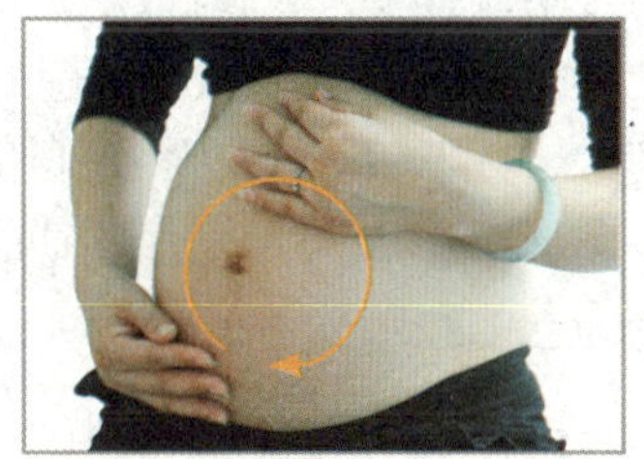

5 手掌微微弯曲，以肚脐为中心，做大圆地轻轻拍打。

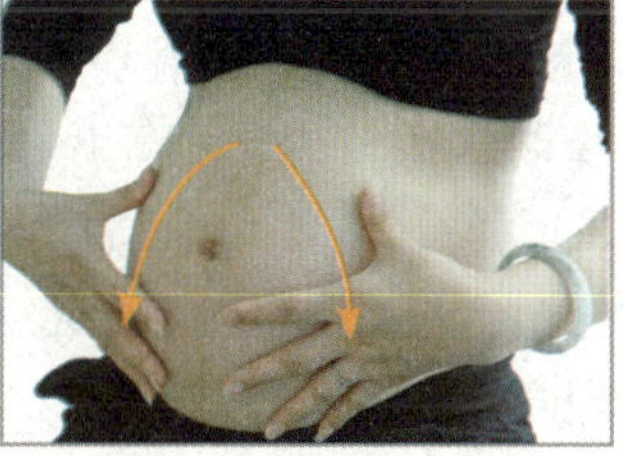

6 张开两手包住腹部，从上到下地抚摸。

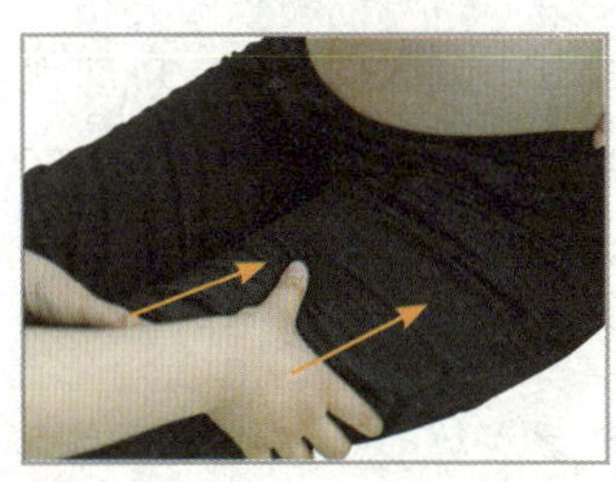

7 两手抓住大腿，慢慢往上推。

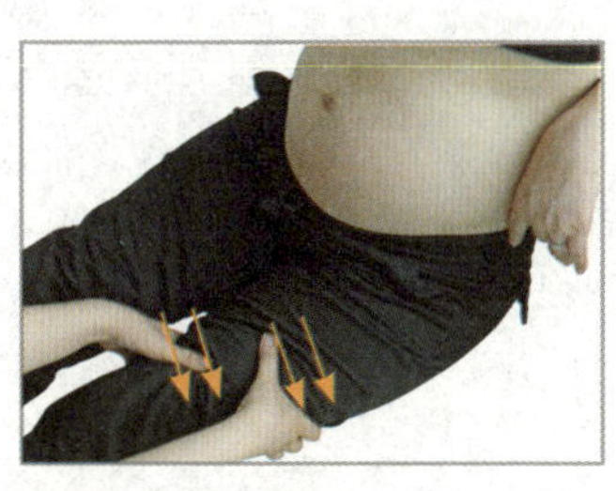

8 两手抓住大腿，用指尖稍微用力按压。

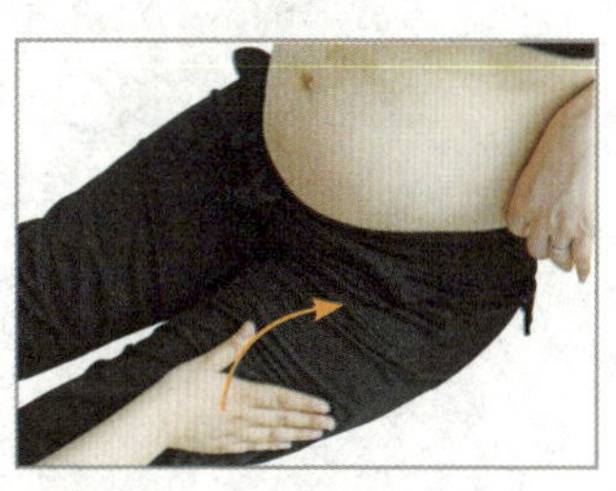

9 贴上掌心以顺时针方向按，慢慢往上到臀部。

胎动：胎儿向妈妈报平安

胎动是胎儿在孕妈妈肚子内安危的晴雨表，是胎儿和孕妈妈交流的特殊语言。胎动的次数、快慢、强弱等可以提示胎儿的安危。胎动正常表示胎盘功能良好，输送给胎宝宝的氧气充足，胎宝宝发育健全，小生命在子宫内愉快健康地生长着。胎动异常，则表明胎盘功能减弱或胎儿宫内缺氧，孕妈妈不可掉以轻心。

胎动是有规律可循的

正常妊娠18~20周可以感到胎动，28~32周后胎动达到高峰，38周后胎动逐渐减少。妊娠过期胎动次数会明显减少。胎动一般每小时3~5次，12小时内胎动为30~40次。正常情况下，一昼夜胎动强弱和次数有一定的变化。一天之中，早晨的胎动次数较少，上午8~12点均匀，下午2~3点最少，6点以后增多，晚上8~11点又增至最高。这说明胎宝宝有自己的睡眠规律，称为胎儿生物钟。

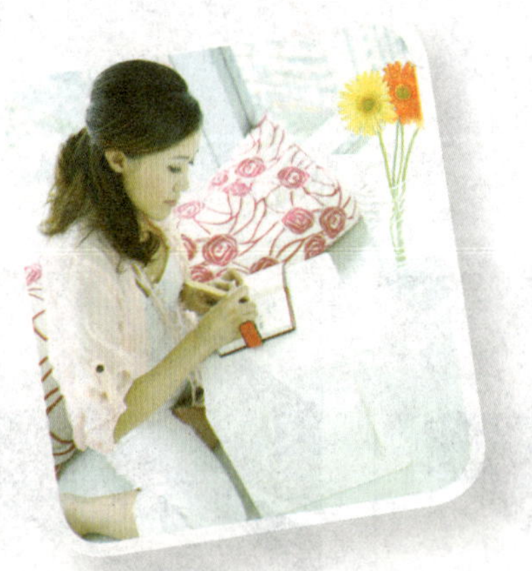

孕妈妈感受到胎动后，可将自己的心情记录下来，在28周后，每天规律地数胎动，作记录，由此也能了解宝宝的活动规律和身体状况。

胎动监测的方法

从怀孕7个月开始至临产前，孕妈妈每天相对固定在一段时间，如8~9点、13~14点、20~21点，各观察1小时，将3个小时的胎动总数乘以4，即是12小时的胎动数。如果每日计数3次有困难，可以每天临睡前1小时计数1次。

将每日的数字记录下来，画成曲线。在记录胎动时，孕妈妈宜在安静的环境中采用左侧卧位，集中注意力地进行。

测定结果判断

正常胎动数12小时内为30次以上，若低于20次，或1小时内胎动小于3次，往往就表示胎儿宫内缺氧；如果在一段时间内感觉胎动超过正常次数，动得特别频繁，也是胎儿宫内缺氧的表现，应立即去医院检查。

胎动的四种运动形式

运动种类	运动特点	孕妈妈的反应
单纯运动	纯粹是某一肢体的运动	大多数孕妈妈能够感觉到
翻滚运动	胎宝宝的全身性运动	孕妈妈可明显感觉到
高频运动	胎儿胸部或腹部的突然运动，类似于新生儿打嗝	孕妈妈可以感觉到类似宝宝在有规律地跳动，多在孕晚期
呼吸样运动	胎儿胸壁、膈肌类似呼吸的运动	孕妈妈察觉不到此类胎动

怀孕周数	28 周							29 周						
天数	Mon	Tue	Wed	Thu	Fri	Sat	Sun	Mon	Tue	Wed	Thu	Fri	Sat	Sun
早														
中														
晚														
12 小时胎动次数														
怀孕周数	30 周							31 周						
天数	Mon	Tue	Wed	Thu	Fri	Sat	Sun	Mon	Tue	Wed	Thu	Fri	Sat	Sun
早														
中														
晚														
12 小时胎动次数														

注：28 周后开始数胎动。

不舒服时，你可以这样做

如果你觉得胎宝宝压迫到你的横膈膜或其他器官，让你呼吸困难的话，你可以做手臂伸展的运动。

1. 深深地吸一口气，慢慢地将一只手臂举高到头上。
2. 深深地吐气，慢慢地将手臂放下。
3. 重复做几次。

此运动可以减轻呼吸困难的痛苦和消化不良的现象，也可以使胎儿移动到一个令你比较舒服的位置，并消除紧张和疲劳，增强体力。

孕5月妈妈这样吃，长胎不长肉

孕5月宝宝发育与核心营养素

妊娠周数	胎儿器官系统发育	须重点补充的营养素	食物来源
第17~第20周	骨骼正在迅速发育，可做许多动作和表情	钙、磷、维生素D、维生素B_1、维生素B_2、维生素B_{12}、维生素A	胚芽米、麦芽、酵母、牛奶、动物肝脏、蛋黄、胡萝卜素、豆制品

孕5月饮食原则：补充较高的能量和蛋白质

1. 孕妈妈可以通过吃主食来获取较多热量，在孕中后期，应每天摄取250~350克主食。可以通过多吃肉类来增加脂肪的摄取。
2. 孕妈妈可通过适量增加优质蛋白质，如豆制品、瘦肉、鱼、禽、蛋、虾、动物内脏等，来满足自身和胎儿对蛋白质的需要。
3. 孕妈妈要多食新鲜的蔬果，能补充维生素、纤维素及矿物质，其中的纤维素还能有效防止便秘。

孕5月营养需求：钙

功效：

1.促进胎宝宝骨骼和牙齿的发育；

2.防止孕妈妈出现肌肉痉挛、腰腿疼痛或者骨质软化等病症。

每日建议摄取量：孕初期800毫克，孕中期1000毫克，孕晚期1200毫克。

摄取来源：牛奶、海鲜、蛋、肉类、豆腐等。

摄取注意事项：除吃好一日三餐外，最好的补钙方式就是喝牛奶，每天喝250～500毫升的牛奶就可满足需求。

巧测算

一袋250毫升的牛奶，含钙量可以达到260毫克。

一小把虾皮约10克，含钙量可达100毫克左右。

膳食中的草酸、植酸容易与钙结合成难溶性的盐，降低钙的吸收。为了更好地促进钙质的吸收，可将富含草酸和植酸的绿叶蔬菜用热水烫一下再吃。

什么时候开始补钙

一般在孕 20 周以后，医生会建议孕妇开始补钙。到了孕 27 周、28 周以后，随着胎儿生长的需要，就一定需要补钙了。而且不喜欢吃肉和豆制品的孕妇应该更早一些开始补。补钙的时间全天均可，钙在晚上流失得多一些，晚饭后补钙效果更佳。

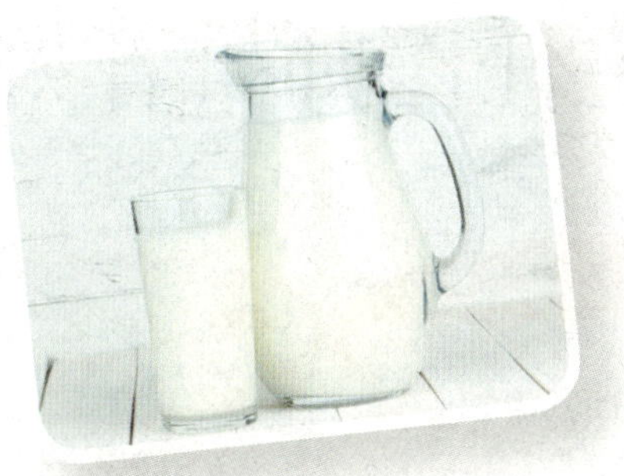

喝牛奶虽然是补钙的最佳方法，但是不要过量食用，每天保证 250 毫升即可。

孕妈妈补钙注意事项

补钙的同时适量补充维生素 D

补钙的同时如果没有足够的维生素 D，钙是无法被人体吸收的。除了服用维生素 D 制剂外，也可以通过晒太阳的方式在体内合成。每天只要在阳光充足的室外活动半小时以上就可以合成足够的维生素 D。服用维生素 D 过量会引起食欲减退、乏力、心律不齐、恶心、呕吐等不良反应，所以一定要适量。

少量多次补钙效果好

在吃钙片的时候，可以选择剂量小的钙片，每天分 2 次或 3 次口服。同样 500 毫升牛奶，如果分成 2 ~ 3 次喝，补钙效果要优于 1 次全部喝掉。

骨头汤不是最好的补钙方式

用 1 千克肉骨头煮汤 2 小时，汤中的含钙量仅 20 毫克左右，因此，用肉骨头汤补钙远远不能满足需要。

孕 5 月一日食谱推荐

餐次	用餐时间	食谱参考
早餐	7:00~8:00	牛奶 1 杯，煮鸡蛋 1 个，香菇肉包 1 个
加餐	10:00	香蕉 1 根，坚果适量，红豆大米粥 1 碗
午餐	12:00~12:30	米饭 150 克，苦瓜炒鸡蛋 1 份，蒜蓉空心菜 1 份，南瓜牛肉汤适量
加餐	15:00	豆浆 1 杯，钙强化饼干 4 片，酸奶布丁 1 杯
晚餐	18:00~18:30	茄丁肉丝面 1 碗，虾仁烩冬瓜 150 克，猴头菇炖豆腐 100 克
加餐	21:00	木瓜汁 1 杯，全麦面包 1 个，猕猴桃 1 个

主任医师推荐好孕美食

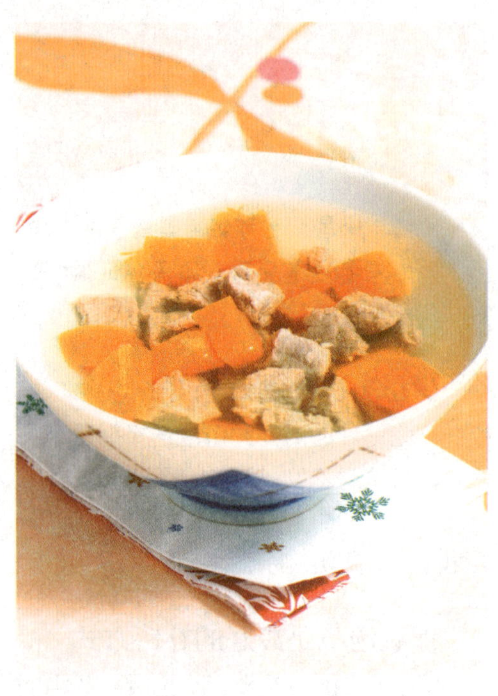

南瓜牛肉汤 补中益气

材料 南瓜300克，牛肉250克。

调料 盐适量。

做法

1 南瓜去皮和瓤，洗净，切成2厘米左右的方块。

2 牛肉洗净，去筋膜，切成2厘米左右的方块，沸水焯至变色捞出，去血沫。

3 砂锅内倒适量清水煮开，放牛肉，大火煮沸后，小火煮1.5小时，加南瓜再煮30分钟，加盐调味即可。

营养师说功效

牛肉性平，味甘，归脾经，有补中益气、滋养脾胃的作用，还能提高孕妈妈的抗病能力。

蒜蓉空心菜 防治便秘

材料 空心菜350克，蒜20克。

调料 盐、鸡精、植物油各适量。

做法

1 空心菜择洗干净，切成段；蒜去皮，洗净，剁成末。

2 锅内倒少量油烧热，下蒜末爆香，放入空心菜煸炒，待空心菜变色后，加盐和鸡精调味即可。

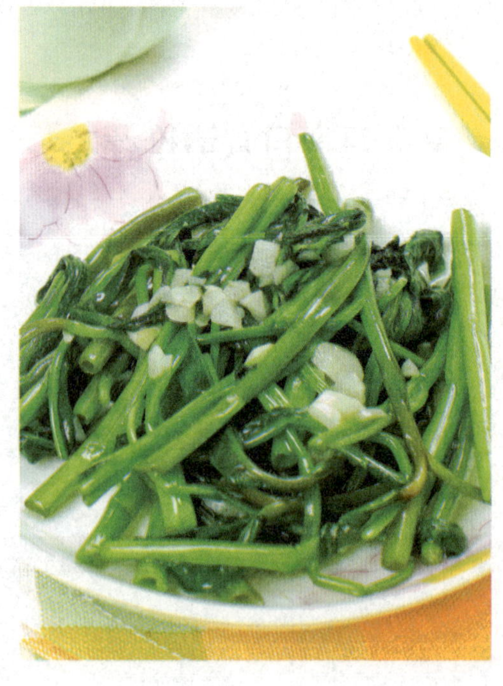

营养师说功效

空心菜含有大量的膳食纤维，可以促进肠道蠕动，加速排便，从而预防孕妈妈发生便秘。

当一个从容不迫的职场孕妈妈：学会减压

现在职场压力越来越大，职场孕妈妈也不可避免地面临着巨大的压力，下面看看过来人都是怎么缓解孕期工作压力的。

减轻负荷

已经怀孕了，你就需要改变一下自己的想法了。要尽量多休息，以免过度疲劳；情绪上，如果总是像以前那样满负荷工作，会把自己搞得很紧张，甚至焦虑不安，对自己和胎宝宝都没有益处。

调节生活

你需要慢慢调节以适应新的生活，不要因为这种暂时性的变化而不快。应学会休息，学会保护自己和腹中的胎宝宝。

尽早调职

最好尽早通知公司并和公司商讨怀孕后的工作安排，因为有些公司会因孕妈妈的需要而特别将其安排、调配到合适的工作岗位上。

避免加班

工作应尽力而为，不要经常加班、熬夜，应尽量减少工作量并利用上班时间完成工作，避免将工作带回家中。

采购减压

在休息日，和准爸爸一起准备分娩用品和即将出生的宝宝的必需品，两个人一起逛逛母婴用品店，了解一些相关物品的使用方法，为将来育儿做准备。

Part6

孕6月（孕21~24周）胎宝宝在肚子里游来游去

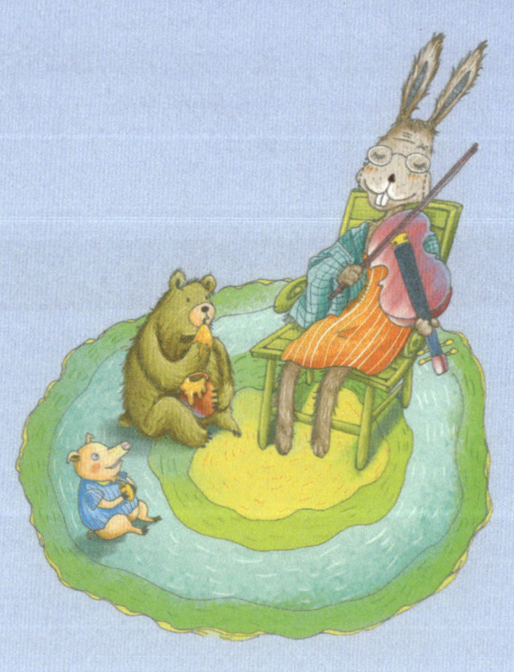

孕6月生活饮食宜忌速查

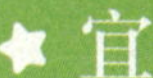

宜

妈妈选择左侧卧位睡觉，能给胎宝宝提供较多的血液，这样胎宝宝和孕妈妈都会很舒服。

胎宝宝和孕妈妈都需要铁质来满足造血功能，预防妊娠期贫血。因此，孕妈妈应多吃富含铁质的食物，如瘦肉、蛋黄、动物血、绿叶蔬菜等。

散步能促进血液循环，减轻孕妈妈的水肿或者腰痛等不适感，但是散步要选择舒适的鞋。

忌

孕妈妈可以上午多喝水，晚上少喝一些，这样可以减少夜里上厕所的次数，保证孕妈妈充足的睡眠。

大料、茴香、花椒、胡椒、辣椒等热性的香料，具有刺激性，很容易消耗肠道水分，使肠胃腺体分泌减少，加重孕期便秘。

由于孕期内分泌的变化和子宫对胃的压迫，经常造成孕妈妈有“胃灼热”的感觉，所以孕妈妈尽量少吃多餐。

孕6月保健关键词

可能出现牙龈炎：注意刷牙、漱口，保持牙齿清洁，避免孕期牙龈炎、冠周病的发作。

妊娠纹出现：由于体重迅速增加造成皮下弹力纤维断裂，开始在胸、臀和腰部出现妊娠纹。注意抹点妊娠油；控制体重不要增长过速。

消除妊娠斑：通过喝杯牛奶、喝碗小米粥或进行微微出汗的运动等方法来缓解失眠；用冷水和热水交替洗脸，能促进面部血液循环，让妊娠斑出现的概率降低；多食西红柿、猕猴桃等富含维生素C的蔬菜和水果，来防止色素沉淀，让皮肤变得白皙。

控制体重：孕中期的孕妈妈胃口会很好，这时要稍微注意控制饮食，不要盲目进补，导致体重剧增。

图解孕6月胎儿的生长

胎儿的萌言萌语：我的一些器官开始发挥作用啦

到现在，妈妈肚子大起来了，关节韧带松弛，妈妈会时常觉得腰背痛，比较辛苦。不过，妈妈，你是不是觉得很自豪呢？目前的我尚无脂肪积聚，还是很瘦小，头大身子小，头发又长多了，也比上个月长高了。睫毛清晰可见。骨骼开始变得强壮起来，关节开始了全面发育。我的肢体动作增多，能和爸爸做踢肚游戏了，我的手指清晰可见，长出了关节，偶尔我的手指碰到嘴唇，能轻轻吸吮。我踢腿的幅度增加了，妈妈可以明显地感觉到，而且我踢腿的次数、力量都有不同程度的增加。

第 21 周：我能感受到外面的光线了

到目前为止，我已经在妈妈温暖的子宫中走完一半的孕程了！现在，几乎所有的器官及系统都完成了构造，只需作一些细微的调整就行了。

我在妈妈日渐增多的羊水中自由自在地穿梭着，不停地吞咽羊水以练习呼吸。放心，我是个爱干净的宝宝，尽管不断吞咽羊水，但通常不会排出大便的，那得等到我出生以后了。我会通过自己的运动告诉妈妈在子宫内生活得很好，如果感觉不对劲，我会第一时间向妈妈发出信号——通过剧烈的胎动、少动或者不动。

我的听觉功能已经相当完善了，能听到妈妈的说话声，还能够听到爸爸朗读诗歌的声音，甚至能听到妈妈肠胃的咕噜声。当然，一些大的噪声也能听到，如爸爸开很大声音听音乐、汽车的喇叭声等。

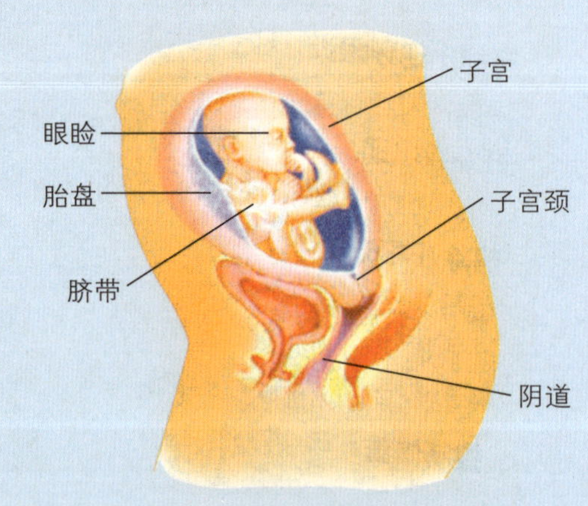

此外，我还可以感受外面的光线。愉快的声音会使我情绪愉快。因此，从这时候开始，爸爸妈妈就可以特别注意对我进行听力方面的训练，如给我讲故事、朗诵诗歌、听胎教音乐等。

第22周：我的大脑快速成长

从这个月开始，我的大脑向更高级的层次发展，大脑皮质负责思维和智慧的部分已经发育起来，大脑面积增大，脑的沟回明显增多，我明显表现出高等智慧生物的智商。对于来自外界的不良刺激，我已经能够快速作出反应，来保护自己不受伤害。

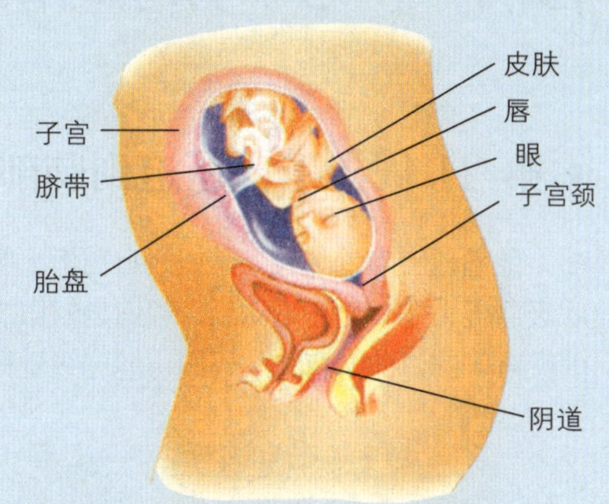

第23周：妈妈抚摸我，我用踢踹来回应

这周，我内耳的骨头已经完全硬化，所以听觉非常敏锐。我能听到妈妈体内的声音，像胃里汩汩的流水声、怦怦的心跳声。此外，我还能分辨出妈妈体外和体内的声音。我的反应也比较灵敏了，在妈妈或爸爸轻轻拍着肚子说话时，也不肯闲着，常常会以踢踹作为回应。

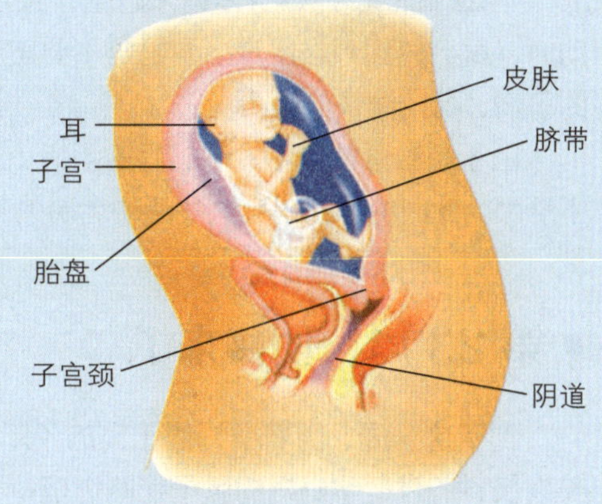

第24周：舌尖上的味蕾已经形成了

到本周末，我的身长为28~30厘米，体重约为650克。我的感觉器官天天在发育，堪称日新月异，舌头上的味蕾已经形成了，脑部和神经终端发育良好，我能感受到触觉了。

此外，我在这时候除了能够吮吸自己的手指外，还会用小手抚摸自己的脸蛋。我的脑细胞也形成了，这意味着我越来越聪明了，我的消化系统也更为完善，肾脏系统也开始发挥作用了。

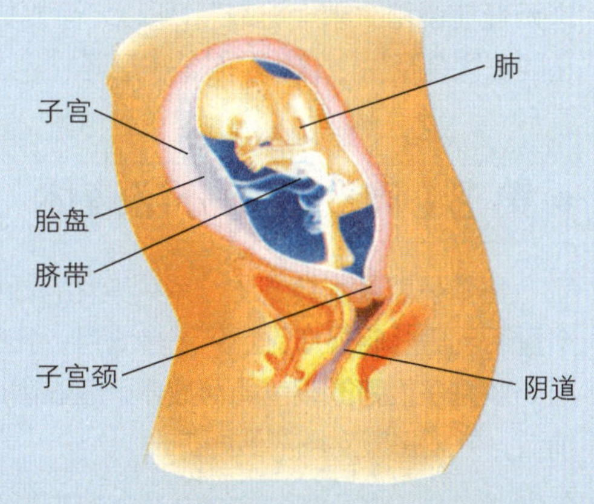

图解孕 6 月妈妈的变化

第 21 周：子宫压迫到肺部，总感觉呼吸急促

随着胎宝宝的生长，孕妈妈日益增大的子宫会压迫到肺部，所以孕妈妈时常会觉得呼吸急促，尤其是在运动后，哪怕是轻微的运动，比如爬楼梯时，走不了几级台阶就会气喘吁吁的。此时有的孕妈妈可能已经觉得自己的行有些迟缓和笨重了，不要紧，这很正常。

第 22 周：体重在迅速增长着

第 22 周的孕妈妈身体越来越重，并且还在迅速增长，孕妈妈在做稍微重点儿的劳动时，就会感到呼吸困难。孕妈妈不要焦急，最好减少或避免过重劳动，做些力所能及的事情，保持愉快的心情。

由于孕激素的作用，孕妈妈的手指、脚趾和全身关节韧带会变得松弛，因而会觉得不舒服。此时的孕妈妈应该多活动活动关节，缓解不适感。

第 23 周：便秘来了

到了这一周，随着孕妈妈子宫的不断增大，“小房子”里的房客也在全力成长，他长啊长，一直把孕妈妈的肠子往两边挤，导致孕妈妈肠蠕动减慢，直肠周围血管受到压迫，从而引发便秘。

同时，由于孕妈妈身体的其他部分需要更多的水分，所以会从肠道吸取一些水分，这无疑使便秘“雪上加霜”。所以，孕妈妈一定要记得每天至少喝 2000 毫升水，此外，还要在饮食及生活细节方面多注意调节。

第 24 周：乳房分泌液体

整个孕期乳房会发生一系列变化，妊娠头几周会感觉乳房发胀，有触痛感，妊娠 2 个月后乳房会明显增大。到了孕 6 月，乳房越发变大，乳腺功能发达，挤压乳房时会流出一些黏性很强的黄色稀薄液体，内衣因此容易被污染，孕妈妈要注意勤换内衣，保持清洁，并要每天对乳房做好护理。

宝宝白天的胎动不多，而到了晚上却很频繁，这是为什么？

A 每个胎宝宝都是不同的，习惯也不同，只要有规律就成。白天感觉不到胎动，可能是因为忙着做其他事情，而到了晚上对胎动的感觉更明显一些。这是正常的，没问题。

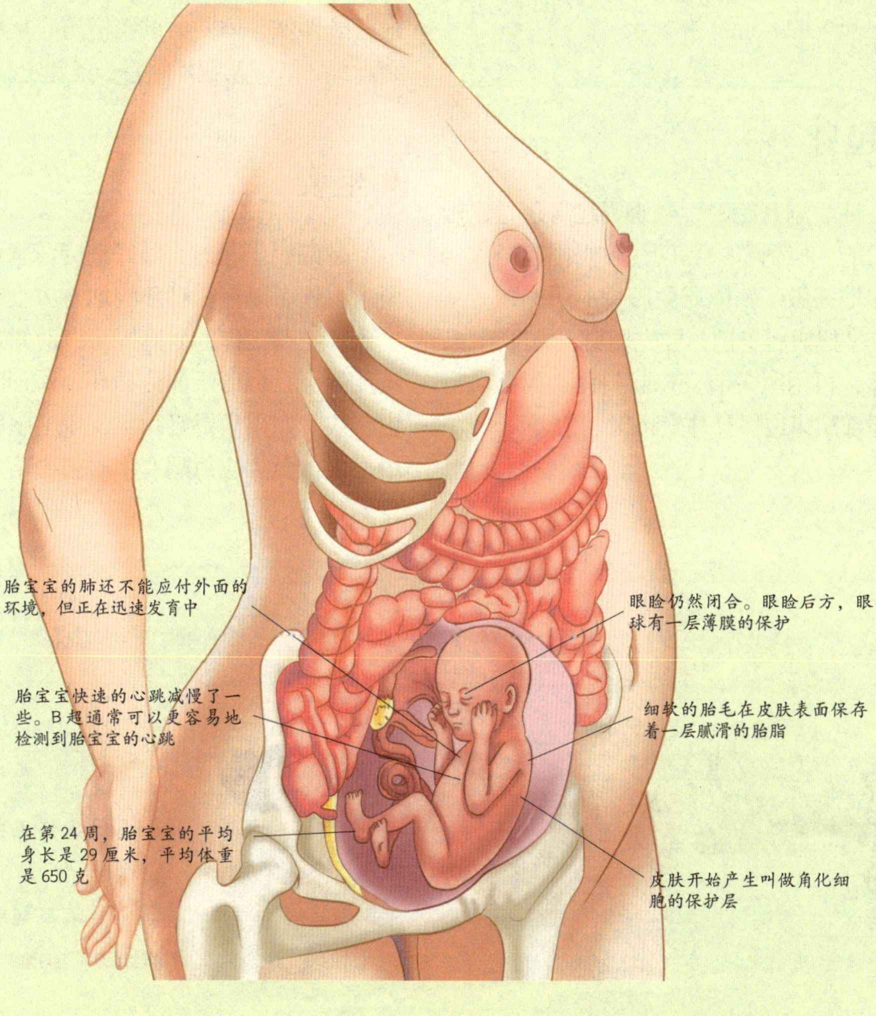

胎宝宝的肺还不能应付外面的环境，但正在迅速发育中

眼睑仍然闭合。眼睑后方，眼球有一层薄膜的保护

胎宝宝快速的心跳减慢了一些。B超通常可以更容易地检测到胎宝宝的心跳

细软的胎毛在皮肤表面保存着一层腻滑的胎脂

在第24周，胎宝宝的平均身长是29厘米，平均体重是650克

皮肤开始产生叫做角化细胞的保护层

孕妈妈正确的姿势

躺卧

孕妈妈会觉得侧卧舒服些，那就侧卧吧。在侧卧时，为了让全身的体重分配得更均匀，孕妈妈最好在膝盖之间垫上小枕头。如感到身体麻木或腰部疼痛，可以在侧面垫上小枕头，这样能避免背部出现弯曲。

起身

怀孕刚开始时，孕妈妈起身还是比较轻松的，但到了中后期，孕妈妈起身就要慢慢地去做了，以避免腹壁的肌肉过分紧张。孕妈妈起身前，要先侧身，肩部前倾，屈膝，再用肘关节支撑起身体，盘腿，方便腿部从床边移开并坐起来。

站姿

孕妈妈长期站立会减缓腿部的血液循环，导致水肿和静脉曲张。因此，孕妈妈站立一会儿，就要让自己休息一下。如能坐在椅子上，可以将双脚放在小板凳上，这样有利于血液循环，也能放松背部。如没有条件做，就要尝试着把重心从脚趾移到脚跟，从一条腿移到另一条腿上。

坐姿

孕妈妈坐着时，最好把后背紧靠在椅背上，还可以在靠腰部的地方放上一个小枕头。坐着工作的孕妈妈可以时常站起来走动一下，有助于血液循环，对预防痔疮也有效。如果孕妈妈写字或用电脑的工作量很大，至少应每隔 1 小时放松下眼睛和身体。

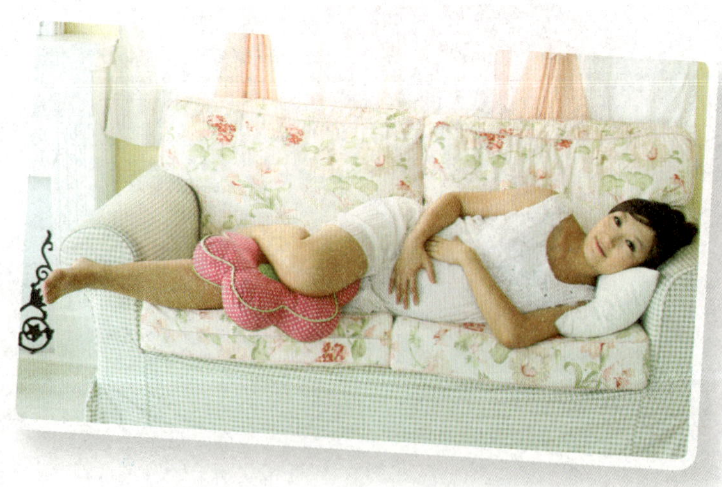

孕妈妈保持正确的站姿、坐姿、卧姿，可以减轻腹部的压力。

预防妊娠水肿

什么是水肿

在整个怀孕过程中，体液会增加6~8升，其中4~6升为细胞外液，它们贮留在组织中造成水肿。据调查，大约有75%的孕妈妈在怀孕期间曾经发生过水肿。

脚掌、脚踝、小腿是最常出现水肿的部位，有时候甚至脸部也会出现轻微的肿胀。这种水肿一般在经过一段时间休息后能够消失，早晨轻，晚间重。怀孕七八个月后，症状会进一步加重。如果又碰上天热，肿胀就会更加明显。

对孕妈妈和胎宝宝的影响

轻微的水肿是正常现象，但如果下肢水肿，休息6个小时以上仍不能消退，而且逐渐向上发展，就不正常了。如果伴随高血压及蛋白尿，那孕妈妈就有罹患“子痫前期”的危险，必须做好产检并与医生充分配合进行治疗。

预防和缓解孕期水肿，过来人有哪些小方法

1 穿孕妈妈专用的弹性长筒袜。这种弹性袜是专为孕妈妈设计的，穿着后可以给腿部适当加压，让静脉失去异常扩张的空间，从而缓解水肿。穿着弹性袜需要长期坚持，最好每天早上就穿上，晚上睡觉时脱下。孕妈妈经常穿着弹性袜，一般较轻的不适，如疼痛、抽筋、水肿、淤血性皮炎等，都将随着静脉反流的消除与静脉回流的改善而逐渐消除。

2 静养是消除水肿的最好方法。只有充分休息，心脏、肝脏、肾脏等脏器的负担才会减轻，水肿也会随之减轻或消失。因此，已经出现孕期水肿的孕妈妈要尽量多休息，以减轻内脏器官的负担，缓解水肿。

3 水中运动减轻水肿。研究发现，站在深至腋窝的水中45分钟，可有效减轻水肿现象。对孕妈妈来说，可以进行30分钟的有氧运动，方法是在深及腋窝的水中缓缓走路5分钟先暖身，随后上肢扶着泳圈，加速继续行走10分钟，然后双脚夹着圆筒漂浮10分钟，最后5分钟逐渐停下来。

预防头痛、眩晕

症状解析

到了孕中期，胎宝宝生长得比较迅速，使得子宫的循环血量增加，会使一部分母体血液分流到子宫。这样的话，原来血压就偏低的孕妈妈会因为流至大脑的血流量减少而造成脑血供应不足，使大脑缺血、缺氧，从而引起头晕目眩及眼前发黑等大脑供血不足的症状。这只是一时性的脑供血不足，一般到孕 7 月时可逐渐恢复正常。当然，不排除孕妈妈休息不好，天气炎热，或者其他身体疾患等原因所致，孕妈妈最好先多休息，观察一下，若担心，可及时就医。

对孕妈妈和胎宝宝的影响

- 孕早期孕妈妈头痛、眩晕多半是早孕反应严重而导致进食过少而引起的，可通过饮食来加以调节。
- 孕中、晚期，如果孕妈妈头痛、眩晕严重，会造成孕妈妈休克，同时还导致子宫缺氧，出现胎心率增快、减慢或不规律，甚至造成胎儿死亡，所以必须及时就医。

调节行为方式，减缓不适

- 避免长时间走路，尤其是和别人一起逛街，你经常会在不经意间走很长时间的路。
- 不要长时间站立。
- 当你躺着时，如果你想起身，最好不要突然站起来，可以膝盖和前臂支撑身体，然后再慢慢起来。
- 当坐着时，如果有人喊你，你要慢慢地站起来，不可突然起身，要慢慢地站起来，最好扶着什么东西。
- 天气炎热时，气压低会使你感觉眩晕。
- 如果你因为血糖过低而感觉头晕的话，不妨试着吃点小点心，就可缓解这种不适。
- 当你感觉头晕时，躺下来休息一会儿，如果还不能缓解，要及时咨询医生。

了解不同月份的胎动

妊娠4~5个月开始能够明显感觉到胎动

胎宝宝在妊娠8周左右开始换位置或稍微移动身体，但实际上孕妈妈能感觉到胎动的时间是在妊娠16~18周，初产妇腹壁厚，感觉晚些，经产妇腹壁薄，感觉早些。

胎动的指示

正常胎动是胎宝宝给孕妈妈报平安的一种方式，一般不少于每小时3~5次；12小时明显胎动次数约30~40次。但由于胎儿个体差异不同，有的胎儿在12小时内胎动次数可达100次以上。但只要胎动有规律，有节奏，变化不大，都说明胎儿发育是正常的。

妊娠中期胎动相对多些，胎儿活动度大，此期不易数胎动的次数，只要感觉有胎动即可。但是，28~30周以后要注意胎动的次数，如果每天少于30次或每小时3次以内的胎动持续2天以上，就可能不正常了。要是感觉不对劲，就把手贴在肚子上确认1小时内的胎动次数。胎儿一般在晚上比较活跃，要在活动最多的时间段观察胎动，若还是感觉不到，就不要犹豫了，立即去医院进行检查。

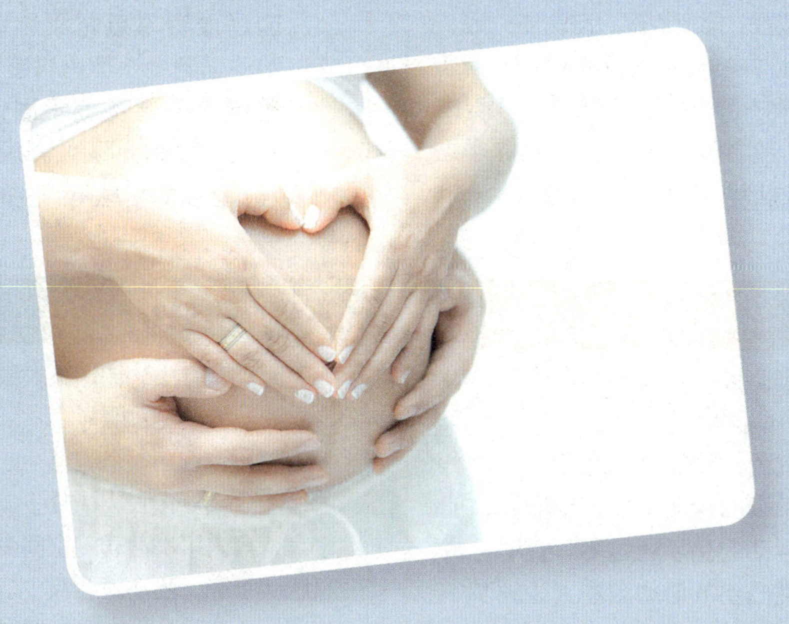

孕 5~10 月的不同胎动变化

怀孕第5月

胎动运动量：小，动作不激烈

妈妈的感觉：细微动作，能感觉到，但不很明显

位置：肚脐下方

这一时期孕妈妈已能明显地感受胎动，但动作不十分激烈，故而有时也感受不到。一般是醒着时，胎动多而有力；睡着时，胎动少而弱。

怀孕第6月

运动量：大，动作激烈

妈妈的感觉：非常明显

位置：靠近脐部，向两侧扩大

这个时候的宝宝正处于活泼的时期，而且因为还不是很大，胎宝宝可以在羊水中上下左右地移动，做多种动作，因此胎动更加明显。孕妈妈可以感觉到宝宝拳打脚踢、翻滚等各种大动作。

怀孕第7月

运动量：大，动作激烈

妈妈的感觉：很明显，还可以看出胎动

位置：靠近胃部，向两侧扩大

此时是羊水量最多的时期，但还有足够的空间使胎宝宝在羊水里自由移动，他会做踢腿等动作。要是孕妈妈的皮肤薄，就可以看出胎动。

怀孕第8月

运动量：大，动作激烈

妈妈的感觉：疼痛

位置：靠近胸部

这是最容易感觉到胎动的时期，胎动强到会让孕妈妈感觉到疼痛。胎宝宝开始头朝下固定住位置，脚往上偶尔会踢到孕妈妈的胸部下方，让孕妈妈感觉到胸痛。

怀孕第9月

运动量：大，动作激烈

妈妈的感觉：明显

位置：遍布整个腹部

手脚的活动增多，也变强，能区分活动的是手还是脚。有时手或脚突然凸出或活动激烈到让睡梦中的孕妈妈醒过来。

怀孕第10月

运动量：小，动作不太激烈

妈妈的感觉：明显

位置：遍布整个腹部

胎宝宝慢慢长大，几乎撑满整个子宫，宫内可供活动的空间变小，而且胎头下降，胎动就会减少。胎动的位置也会随着胎儿的升降而改变。

孕 6 月妈妈这样吃，长胎不长肉

孕 6 月宝宝发育与核心营养素

妊娠周数	胎儿器官系统发育	须重点补充的营养素	食物来源
第 21~ 第 24 周	视网膜形成，乳牙的牙胚开始发育	钙、磷、维生素 A、维生素 D	牛奶、蛋、肝、乳酪、黄绿色蔬菜

孕 6 月饮食原则：少食多餐

少食多餐：因为孕妈妈子宫的膨大，压迫到胃部，虽然孕妈妈很容易饿，但是多吃的话，容易导致胃疼，所以此时应该坚持少食多餐的饮食原则。

补充维生素 C：很多孕妈妈会因为缺少维生素 C 而出现刷牙出血的情况，所以孕妈妈应该多吃蔬菜和含维生素 C 的水果，如橘子等。如果情况没有得到及时改善，就需要及时就医。

孕 6 月营养需求：维生素 C

功效：

1. 协助胎儿的骨髓形成红细胞和白细胞；

2. 具有抗氧化作用，增强孕妈妈的免疫力，促进铁质吸收，预防贫血。

每日建议摄取量：孕初期每日 100 毫克，中晚期每日 130 毫克。

摄取来源：深绿色蔬菜、酵母、内脏、瘦肉、花生、牛奶等。

摄取方式：新鲜的果蔬，生吃、凉拌或快炒最佳。

摄取注意事项：维生素 C 的主要来源是新鲜的微酸水果，此外，深绿色蔬菜含量也很丰富。

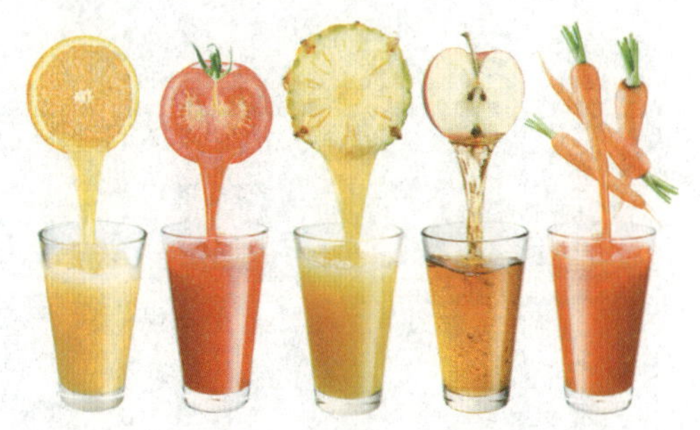

如何避免营养过剩

避免脂肪摄入过量

含脂肪多的食物要少吃，尤其是动物脂肪，如肥肉、猪油最好不吃，还有一些能增加食物风味的奶油、黄油等，也不能经常吃，摄入的脂肪尽量是植物性的。肉类食物尽量吃脂肪含量少的，如鸡肉、鱼肉等。喝鸡汤、骨头汤等时，还需将上面的浮油撇掉。

避免糖摄入过量

多余的糖进入身体，消耗不完仍然会转化为脂肪存留在体内，导致孕妈妈或胎宝宝肥胖。因此，精制糖和含糖丰富的主食类食物要控制摄入，冰激凌、蛋糕、果酱等甜食要少吃，主食每天摄入 400~500 克即可。

预防便秘的饮食调理

1 增加食物中膳食纤维的含量，如五谷杂粮、蔬菜、水果等。准妈妈应避免食物过于精细和偏食。

2 适量摄入植物脂肪，如花生油、豆油等，或者食用含植物油多的坚果，如核桃、花生、腰果等。

3 适当食用润肠食物，如酸奶等；也可以吃一些防治便秘的粥，如芝麻粥、核桃仁粥、红薯粥等。少吃刺激性食物，如辣椒、八角等调味品，忌酒和浓茶等。

孕 6 月一日食谱推荐

餐次	用餐时间	食谱参考
早餐	7:00~8:00	包子、芋头香粥、拌青菜
加餐	10:00	核桃 3~5 个，酸奶 150 毫升
午餐	12:00~12:30	黄豆芽猪血汤适量，双椒炒猪血 150 克，红白豆腐 100 克，米饭 1 碗
加餐	15:00	酸奶 150 毫升，橘子 1 个
晚餐	18:00~18:30	酸辣黄瓜（黄瓜 100 克），奶油菠菜浓汤适量，面条 1 碗
加餐	21:00	蜂蜜番石榴牛奶 200 毫升，核桃仁 2 个

主任医师推荐好孕美食

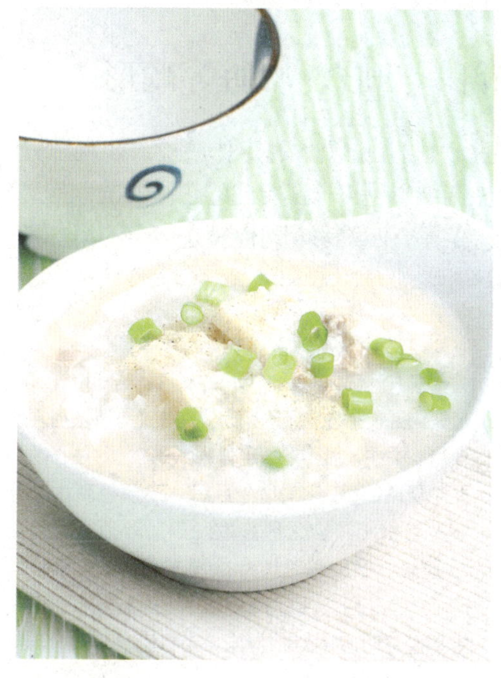

芋头香粥 润肠通便

材料 大米、芋头、猪瘦肉各 50 克。

调料 葱末、料酒、盐、香油、味精、胡椒粉各适量。

做法

1 芋头去皮，洗净，焯水，捞出切块；猪瘦肉洗净，切小丁；大米淘洗干净，放入沸水中煮成稀粥。

2 锅放油烧热，下入猪瘦肉丁炒熟，烹入料酒。

3 将猪瘦肉丁放入粥锅中，加入芋头块熬煮，待米粥黏稠，调入盐、味精，撒上葱末、胡椒粉即可。

营养师说功效

芋头富含膳食纤维，与大米做成粥，易消化，促排便。

双椒炒猪血 补铁、补血

材料 猪血 300 克，青椒 80 克，红尖椒 20 克。

调料 植物油、高汤、盐各适量。

做法

1 猪血洗净，切片，焯水；青椒择洗干净，切段；红尖椒去蒂、去子，切斜段。

2 锅内放油烧热，爆香青椒段、红尖椒段盛出。再加猪血片拌炒，倒入高汤将猪血片焖软，放入青椒段、红尖椒段翻炒，加盐调味，收干汤汁即可。

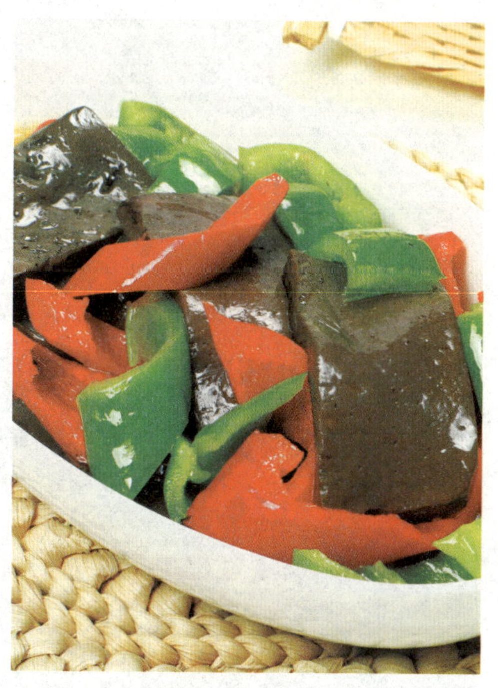

营养师说功效

猪血不仅含铁量高，而且吸收率在 20% 以上，孕妈妈食用能起到很好的补铁补血的作用。

玩转孕检攻略：B 超大排畸

孕 21~24 周做 B 超，筛查脑部、四肢、心脏等畸形

在本月，孕妈妈需要做 B 超检查，主要是针对胎儿的重大畸形作筛检，如脑部异常、四肢畸形、胎儿水肿等。有些孕妈妈还会做四维彩超来检测胎儿的正常情况，其实如果 B 超看得很清楚，可以不用做四维彩超的。但是，四维彩超可以算是宝宝的第一张照片，比较有纪念意义，想要的话也可以做一下。

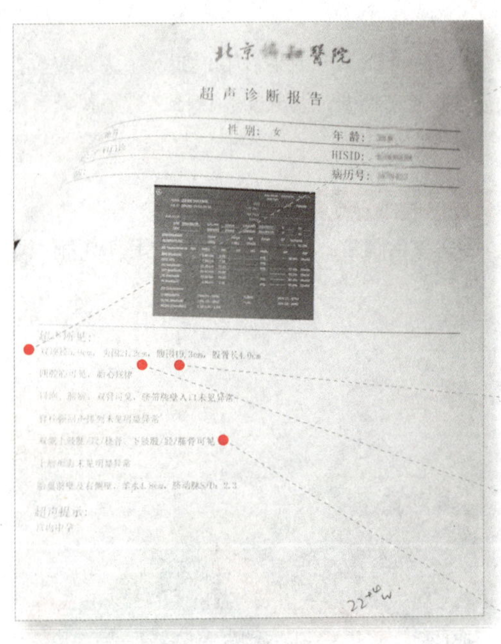

双顶径（BPD）

头部左右两侧之间最长部位的长度。当初期无法通过头臀长来确定预产期时，往往通过双顶径来预测；中期以后，在推定胎儿体重时，往往也需要测量该数据。在孕5个月后，双顶径基本与怀孕月份相符合，即妊娠28周时双顶径约为7.0厘米，孕32周时约为8.0厘米。依此类推，孕8个月以后，平均每周增长约0.2厘米为正常，足月时应达到9.3厘米或者以上。

腹围

也称腹部周长，测量的是胎儿腹部一周的长度。

头围

测量的是胎儿环头一周的长度，确认胎儿的发育状况。

股骨长

大腿骨的长度。

大排畸的注意事项

1. 本月孕妈妈进行大排畸检查时，不再需要憋尿，检查前可排空尿液。

2. 做四维彩超前，心态要平和。做四维彩超，孕妈妈能够看到胎宝宝的实时面部表情，所以做检查前不能过分紧张，否则会对胎宝宝面部表情的呈现造成影响。

3. 做 B 超时，宝宝不要睡着了。做大排畸，要求宝宝是活动着的状态，睡着了会影响 B 超。可以散步 20 分钟、吃点东西，让宝宝处于活动的状态。

当个从容不迫的职场孕妈妈：上下班路上护好肚子

现在职场压力越来越大，职场孕妈妈也不可避免地面临着巨大的压力，下面看看过来人都是怎么缓解孕期工作压力的。

骑自行车

孕妈妈如果骑自行车，注意不要和他人抢道，不能骑太快。

面对鲁莽行人

上班途中，孕妈妈切忌低头慢行，应眼观四方，发现对面有行色匆匆的行人走过来时，要立刻避让，免得被冲撞而躲避不及。

自己开车

自己开车上班的孕妈妈，要牢记系上安全带，在开车的过程中应避免紧急制动、紧急转向。最好不开新车，以避免新车中对胎宝宝不利的气味。天气炎热时，空调温度不宜过低，应保持在26℃或关掉空调，开窗吹吹自然风。开车时最好不要一边开车，一边听音乐。

搭乘出租车

孕妈妈搭乘出租车时，注意不要坐在车前部，以防撞伤腹部。

搭乘地铁或公交车

孕妈妈应选择待在车头或车尾位置，因为空气流通好，而且可尽量避免被人碰撞。

职场孕妈妈出差应选在孕中期

职场孕妈妈如果因为工作需要外出旅行，可以选择在孕中期，即孕4~6月，但必须事先做好准备工作。因为孕中期是较安全且理想的旅行时机。怀孕前3个月，孕妈妈由于早孕反应以及出于对胎儿安危的考虑，不宜外出旅行；而在怀孕后3个月又可能会因为身体不舒服或接近临产期，也不宜旅行（我国航空公司规定孕妇怀孕35周后不得搭乘飞机，怀孕32周以上搭乘飞机须有医疗证明）。

Part7

孕 7 月（孕 25~28 周）逐渐习惯带球活动

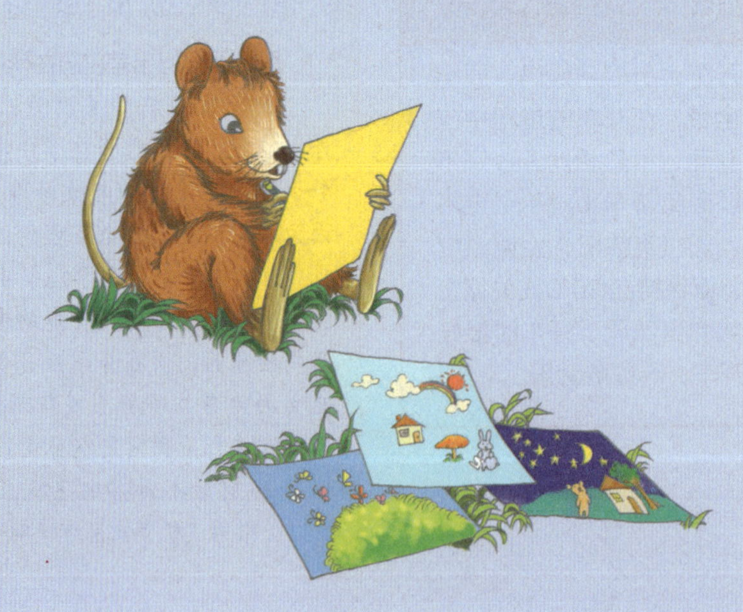

孕 7 月生活饮食宜忌速查

★ 宜

本月，孕妈妈会出现下肢水肿，这时候应该适量多吃些西瓜、红小豆、洋葱、茄子、芹菜等利尿消肿的食物。

针对孕妈妈容易出现牙龈出血的情况，可以通过多吃些蔬菜水果，如橘子、梨、番石榴、草莓等，帮助牙龈恢复健康。

怀孕 28 周起可以在家里数胎宝宝的胎动了，通过检测胎动了解胎宝宝的情况。

在职的孕妈妈，可以提前了解请假程序并安排好交接工作，万一早产，可以轻松离开。

★ 忌

孕妈妈为减轻水肿，不可自行使用利尿剂。那样会导致胎宝宝心律失常、新生儿黄疸等，危害宝宝的健康。

豆浆、牛奶可以补充钙质，但孕妈妈千万不要拿它当水喝，如果大量饮用可使蛋白质摄入增加，造成孕妈妈的肾脏负担。

孕妈妈走路时要尽量挺直腰背，不要挺着肚子走路，那样会加剧腰痛。

本月孕妈妈小便比较多，在职的孕妈妈切不可因忙着工作就暂时忍着，切忌工作时间不休息。

● 孕 7 月保健关键词

智力发育关键期：妊娠7~9个月是脑细胞迅速增殖的第二阶段，对胎宝宝智力发育非常重要。

预防妊娠高血压：要坚持做好产检，注意饮食与运动，预防妊娠高血压的发生。一旦发生妊娠高血压，应在医生指导下进行治疗。

避免巨大儿：建议饮食均衡，合理摄入营养，避免营养过剩导致巨大儿，不利于分娩，也会出现新生儿出生后低血糖及潜在的糖尿病发病风险。

记录胎动：从28周开始每天记录胎动，监测胎宝宝的健康状况。

别出现下肢静脉曲张：轻者造成腿部疼痛酸麻，重者造成血栓性静脉炎或静脉栓塞等危险情况。多活动、多按摩是良方。

图解孕7月胎儿的生长

胎儿的萌言萌语：我扎根在妈妈深深的脑海里

从这个月起，我会在妈妈的关爱下快速地成长，我将把主要的精力放在增长体力上，如加速肌肉、脂肪、骨骼的成长，为出生打好基础。我的大脑结构已经接近成人脑，眼睛、耳朵等感觉系统也显著发达。我已经能够呼吸了，尽管还需多加练习，但这对我来说非常重要，因为唯有这样，我才能在出生之前成功建立自己的呼吸系统。我可能真的长大了，因为我现在看起来更饱满了，皱皱的皮肤也开始舒展开来，已经接近刚刚出生的新生儿。我在妈妈的内心已经占据了很重要的位置，无论做什么事，妈妈首先都会想到我。真是荣幸之至呀！感谢妈妈！

第 25 周：我是小小“窃听者”

随着体重的不断增加，我皱巴巴的皮肤也开始变得舒展开来，越来越接近新生儿，我头发的颜色和质地也能够看得见了，尽管它们可能会在我出生后发生变化。

我在妈妈那还算很大的子宫中翻来滚去的，还时不时地转转身体，而且眼球也开始转动，并且有了味觉。到本周末，我的传音系统发育完成，神经系统发育良好，对声音、光线和爸爸妈妈对我的轻拍和抚摸都能作出不同的反应。我已经有了疼痛感、刺痒感，还能准确“认出”妈妈和其他熟人的声音。

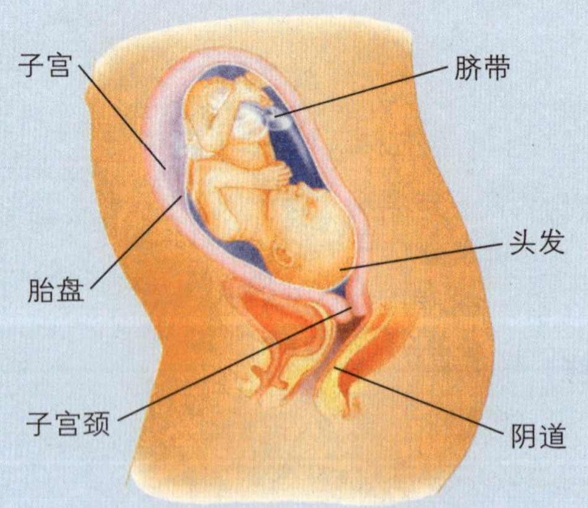

第 26 周：我睁开眼睛看世界

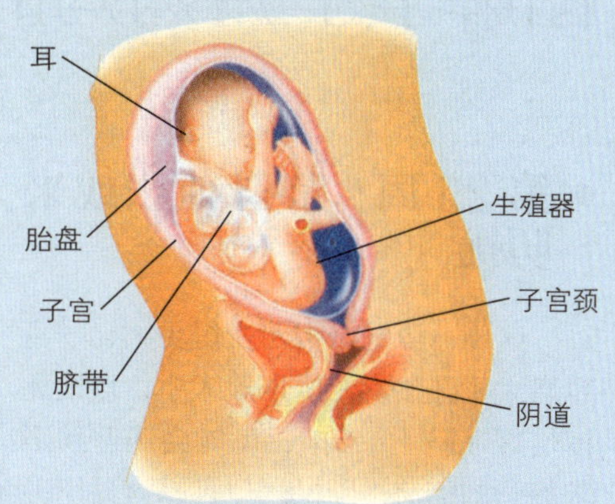

从现在到出生，我会迅速积聚脂肪，体重会因此增长 3 倍以上，这是为了帮助我适应离开子宫后外界的低温，并提供我出生后头几天的能量和热量。这周我耳中的神经传导组织正在发育，这意味着我对声音的反应将会更加一致。

第 27 周：呼吸，呼吸，再呼吸

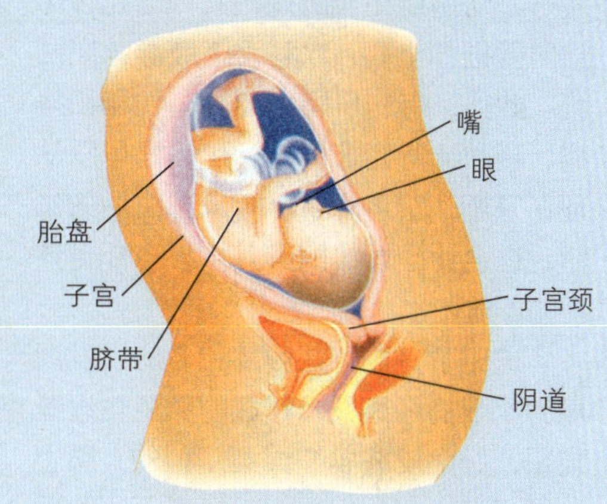

这周我差不多可以填满妈妈的子宫了。我的皮肤红红的，皮下脂肪仍很薄，皮肤还是有些皱褶。随着大脑组织的发育，我现在的大脑已经变得非常活跃了，已经具有和成人一样的脑沟和脑回，但神经系统的发育还远远不够。

我已经正式开始练习呼吸动作，我继续在羊水中小口地呼吸着，这是在为出生后第一次呼吸空气做准备呢！

第 28 周：吸吮大拇指，做甜甜的梦

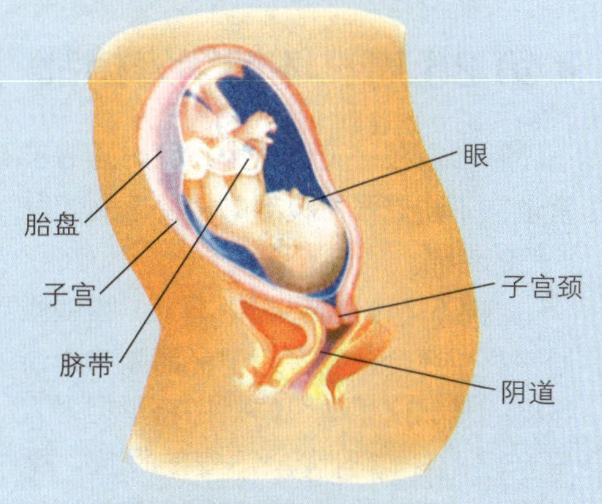

到这一周，我的体重已经达 1 千克了，从头到脚为 35~38 厘米。我的脂肪层在继续积累。现在我可以自由睁眼、闭眼，并且形成了有规律的睡眠周期，我开始会做梦了。我醒着时，会踢踢腿、伸伸腰，还会吸吮自己的大拇指。有时我会做一些有节奏的运动。大多数情况是我在打嗝。从现在开始，我会经常打嗝，但每次通常只持续几分钟。

图解孕 7 月妈妈的变化

第 25 周：静脉曲张或来叨扰

这周，孕妈妈腹部变得更大，子宫也增大了许多，如足球般大小，宫顶高度恰好在脐上 1~2 指，可能会压迫到下腔静脉的回流，所以，孕妈妈容易出现静脉曲张，从而引发下肢水肿。预防的最好办法是避免长时间站立或行走，休息时要把脚垫高，以利于下肢静脉血回流。此外，有的孕妈妈还会有便秘和痔疮、腰酸、背痛等症状。孕妈妈可以从现在开始，着手规划小宝宝出生后的生活，这会让孕妈妈陶醉其中，忘却身体上的不适。

这时孕妈妈可在腹部和乳房上发现更为明显的妊娠纹，黯红的颜色也逐渐加重，好像皮肤要被撑裂了似的，脸上的妊娠斑也明显起来。孕妈妈不要为此而担心，宝宝出生后就会有所好转。

第 26 周：坏情绪来捣乱

胎宝宝在一天天长大，孕妈妈的子宫也在不断扩张，腹部时常会感到如针一般的疼痛。

这周，孕妈妈会心绪不宁、睡眠质量不高，还会做些醒后记忆清晰的奇奇怪怪的梦，这是孕妈妈对即将承担为人母亲之重任感到忧虑不安的反应。孕妈妈此时要从胎宝宝健康发育的大局出发，保持良好的心境，可以适当地学习一些分娩课程，和其他孕妈妈交流交流心得。当然也可以向丈夫或闺中密友倾诉自己真实的内心感受，从而得到好的建议，放飞心情。

第 27 周：胎动更频繁了

本周，孕妈妈的腹部明显隆起，这时能感到强烈的胎动。但孕妈妈对胎动的感觉程度是因人而异的，因此不必过多考虑胎动的次数和强度。一般来说，胎动频繁表示胎宝宝很健康。

此外，这个时期孕妈妈的血压会略有上升，不过不用太过担心，只有出现体重突然增加等状况时，才有患病的可能。

有水肿现象的孕妈妈补水小窍门

1. 每天须饮水 6 ~ 8 杯（至少 1200 毫升），有水肿症状的孕妈妈晚上临睡前要少喝一些水。

2. 建议每天进食足量的蔬菜、水果，因为它们具有解毒利尿之功效。

3. 少吃或不吃油炸的糯米糕、白薯、洋葱、土豆等难消化和易胀气的食物，以免引起腹胀，使血液回流不畅，加重水肿。

第 28 周：各种不适齐上阵，更加难受了

在本周，孕妈妈的体重会增加约 5 千克。孕妈妈的腹部迅速增大，很容易感觉疲劳。一些孕妈妈手、脚水肿明显，还可能有痔疮、静脉曲张等各种不适，这使得孕妈妈感觉更加难受，不过孕妈妈也不要过于担心，这些症状在产后会很快消失。

腹部的红色妊娠纹变得十分鲜明，臀部和大腿更加丰满，乳房上的血管也显得突出了。

现在孕妈妈已经能很明显地感觉到胎动了。每次胎动，孕妈妈都会觉得肚子里翻天覆地，有时候胎宝宝还会来一个“鲤鱼打挺”。因此，孕妈妈会越来越感到活动不便，身体不适。但是想一想这个即将见面的小家伙这么活泼、可爱，孕妈妈是不是就会觉得好受了点？

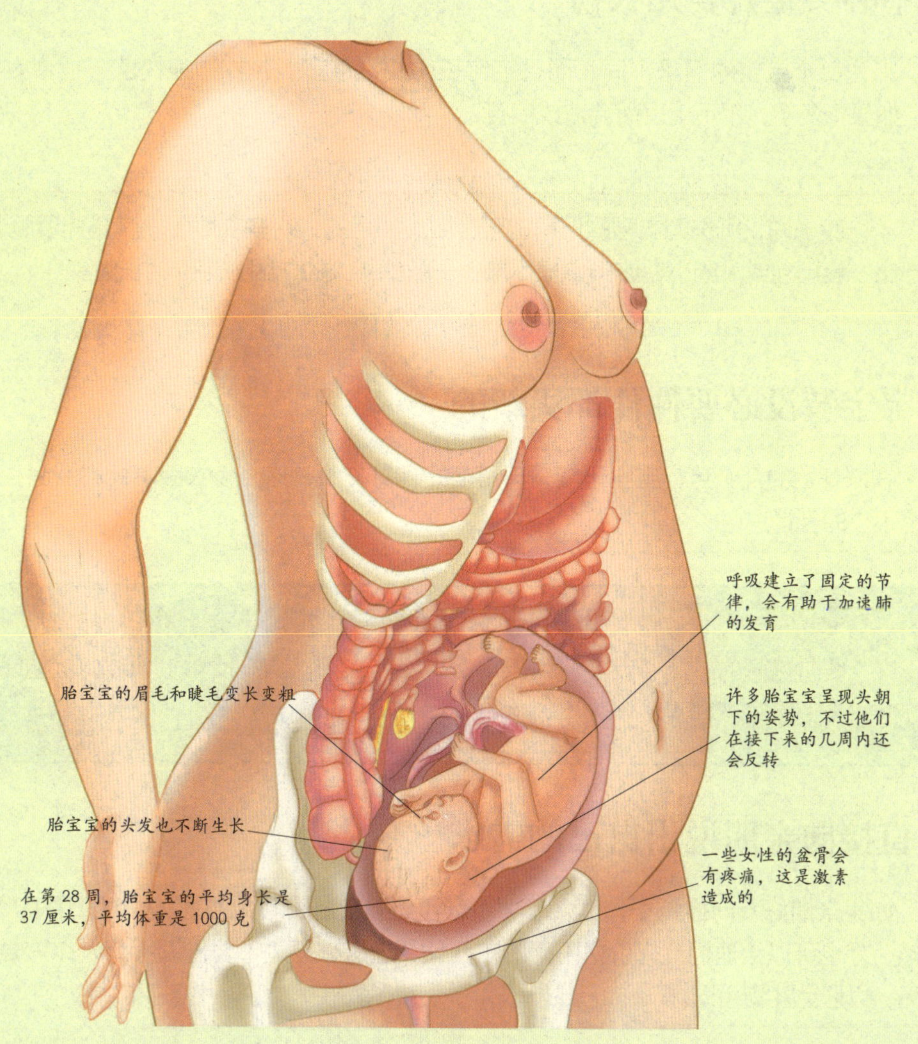

采购宝宝物品的要点

相信这一天孕妈妈已经等了好久了。此刻，趁着自己行动还算方便，你不需要再按捺这股冲动了，你真的可以着手为宝宝准备必需品了。

但是，在上街之前，你要先做一些准备工作。首先要弄明白什么是最需要的，最好列出一份购物清单，并且从思想上武装好自己，以应对售货员的三寸不烂之舌，按捺住自己被成功游说而想把每样东西都买下来的冲动。

不必买整套婴儿衣物

因为每个宝宝的需求不同，而且宝宝长得快，整套婴儿衣物很快就不适合宝宝穿了，如果备多了，用不上反而会造成浪费。

一般来说，所选购衣物的尺码，至少要大一号的，有些衣服（尤其是外贸服装）都比一般尺寸或大或小，如果拿捏不准，干脆就买大的，因为宝宝会长大。

宝宝装没必要件件都买新的

在刚开始的几个月，宝宝可能一天得换好几身衣服，这么多衣服不但占空间，也是一笔不小的开销。

若同事或朋友、家人能给你旧的宝宝装，只要质量好，就高高兴兴地收下吧。记住，要将借到的，或亲友给的（二手货也好）衣物从购物清单上划掉，这能够为你节省一大笔钱。

直接向亲朋说出自己的需求

如果亲朋好友问你需要什么，不要觉得不好意思，你可以直接告诉他们你的需求。当然，你也可以给他们几样价格不同的东西任其选送，但是不要告诉所有人你需要某件物品，以避免礼物雷同。

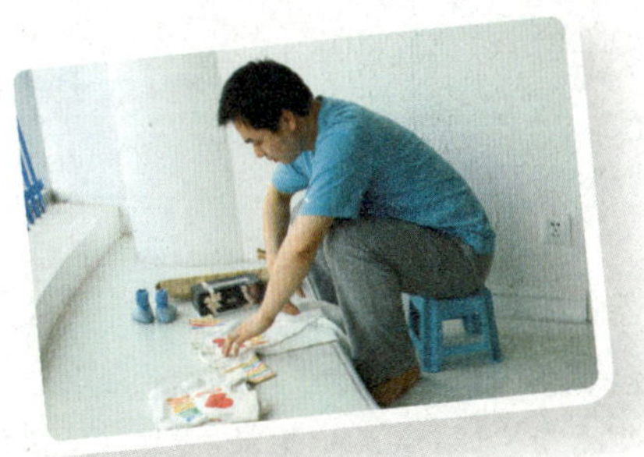

准爸爸也参与到为宝宝准备衣物的行动中来吧，让孕妈妈抽空多休息，为分娩做好准备。

选购时考虑气候因素

若宝宝出生在一个季节刚开始时，先买几件当季能穿的衣服，再买几件大一点且能应付即将到来的天气的衣服，必须要考虑到宝宝长大点后还能穿。

以方便舒适为原则

买宝宝衣物时，方便舒适为第一要则，款式时髦与否次之。

教你这样选

- 外套：最好选择质地柔软、容易清理且带按扣的外套，领口要宽松。
- 裤子：要能开裆的，方便换尿布。
- 内衣：要选择肩扣式内衣，方便调整；选择有弹性的料子；不要有腰线，或腰部可伸缩。
- 睡衣：最好有两排按扣；裤脚可以卷起来；连体裤长度要适中，或在脚踝处可伸缩。

考虑性别因素

若事先不知道宝宝的性别，可尽量买些中性颜色的衣物，如红色、蓝色、白色、奶油色等都可以。等宝宝出生后再买适合的颜色。

选择寝具时重实用和安全

在为宝宝购买寝具时，实用性和安全性远远胜于外观。如一个古董风格的婴儿床固然能使房间增色不少，但有可能它的某部分已逐渐松脱，随时会让宝宝摔下来。另外，它所使用的可能是含铅量过高的旧漆，那对宝宝的潜在危险更大。

买清洁用品时注意看标签

只买需要的清洁用品，如婴儿沐浴精或婴儿肥皂、婴儿油、爽身粉、湿纸巾（婴儿专用、不过敏）、消毒棉球、婴儿专用指甲剪等。另外，购买这些东西时还应注意看标签或说明书：不含酒精（酒精会使宝宝皮肤干燥），尽量不添加人工色素、防腐剂或其他化学添加剂。

家里备好医药箱

医药箱里要放一些婴儿常备药，尽可能把需要的药品全部备齐，以免哪天深更半夜宝宝突然发高烧，而你却没有任何退烧药可用；或急性腹泻哭闹不止时，你找不到止泻药。

胎动异常怎么办

胎动突然减少

原因：孕妈妈发烧

一般来说，孕妈妈轻微发烧，胎儿会因羊水的缓冲作用，并不会受到太大的影响。若孕妈妈的体温持续过高，超过 38℃ 的话，就会使胎盘、子宫的血流量减少，胎宝宝就会变得少动。这种情况下，孕妈妈需要尽快去医院看医生。

胎动突然加快

原因：不慎受到剧烈的外伤

一般来说，轻微的撞击不会对胎宝宝造成什么伤害，因为有孕妈妈羊水的保护，可减轻外力的撞击。但一旦受到严重的外力撞击时，就会引起胎儿剧烈的胎动，甚至造成早产等情况。此外，如果孕妈妈有头部外伤、骨折、大量出血等状况出现，也会造成胎动异常。所以，孕妈妈应尽量少去人多的场合，避免被碰撞，并且要减少大运动量的活动。

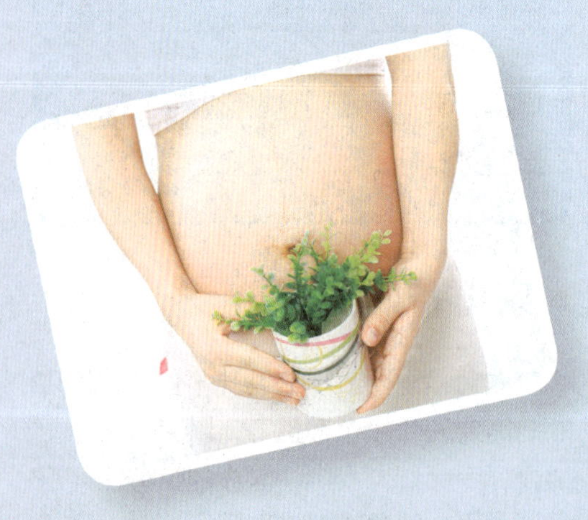

胎动突然加剧，随即快速停止

原因：胎盘早期剥离

这种情况多发生在孕中期以后，有高血压、严重外伤或短时间子宫内压力减少的孕妇多容易出现此状况。

孕妈妈一旦出现这样的问题，胎儿也会随之作出反应：他们会因为突然缺氧，出现短暂的剧烈运动，随后又很快停止。这就要求有高血压的孕妈妈，要定时去医院做检查，并依据医生的建议安排日常的生活起居；避免不必要的外力冲撞和刺激；保持良好的心态，放松心情。

急促的胎动后突然停止

原因：脐带绕颈或打结

这个时期好动的小家伙已经可以在羊水中自由地活动，如翻身打滚是常有的事情，所以很容易发生脐带绕颈或打结的情况，这种情况一旦出现，就会使血液无法流通，导致胎宝宝因缺氧而窒息。

如何预防妊娠高血压

可能发生的原因

- 年轻初产妇及高龄产妇。
- 体型矮胖。
- 营养不良，特别是伴有严重贫血。
- 患有原发性高血压、慢性肾炎、糖尿病合并妊娠者，其发病率较高，病情也比较复杂。
- 双胎、羊水过多及葡萄胎的孕妈妈发病率较高。
- 冬季与初春寒冷季节和气压低的条件下，易于发病。
- 有家族史，如孕妈妈的妈妈有妊娠高血压病史，孕妈妈发病的可能性较高。

妊娠高血压的预防

产前检查，做好孕期保健工作

妊娠早期应测量 1 次血压，作为孕期的基础血压，以后定期检查，每次检查都要观察血压及体重的变化、有无蛋白尿及头晕等自觉症状。

加强孕期营养及休息

加强妊娠中、晚期营养，尤其是蛋白质、多种维生素、叶酸、铁剂的补充，保证每天摄入蔬菜 500 克以上，水果 200~400 克，多种蔬菜和水果搭配食用，增加纤维素的摄入，降低血脂。还可补充多种维生素和矿物质，这对预防妊娠高血压疾病有一定作用。酱油也不能摄入过多，6 毫升酱油中所含的盐分与 1 克盐相当。

少摄入动物性脂肪

孕妈妈宜用植物油，每天烹饪用油大约 20 克。

尽量少吃或不吃热量高的食物

孕妈妈宜少吃如糖果、点心、甜饮料、油炸食品及高脂食品。

限制食盐的量

建议孕妈妈每天食盐的摄入量不超过 5 克，有助于预防妊娠高血压。

如何缓解静脉曲张

充分休息，适度温和地运动

孕妈妈每天可在居家附近或公园散步，有利于促进血液循环，充分的休息可缓解静脉曲张带来的不适。

控制体重

如果体重超标，会增加身体的负担，使静脉曲张更加严重。孕妈妈应将体重控制在正常范围之内，必要时可咨询医生。

采用左侧卧位

休息或者睡觉时，孕妈妈采用左侧卧位更有利于下肢静脉的血液循环。另外，睡觉时可用毛巾、枕头或被子垫在脚下面，这样可以方便血液回流，减少腿部压力。

不要长时间站或坐

当然也不能总是躺着。在孕中、晚期，要减轻工作量并且避免长期一个姿势站立或仰卧。坐时两腿避免交叠，以免阻碍血液的回流。

不穿紧身的衣服

不要穿紧身的衣服，腰带和鞋子也不能过紧，而且最好穿低帮鞋。

不要提重物

重物会加重身体对下肢的压力，不利于症状的缓解。

穿医用弹性袜

这种弹性长筒袜以适当压力让静脉失去异常扩张的空间。在长期穿着后，所有因静脉曲张引起的不适症状，包括疼痛、抽筋、水肿及淤血性皮肤炎等，都将伴随着静脉逆流的消除与静脉回流的改善而逐渐消除。这种弹性袜可在医疗器材商店买到，孕妈妈可于每天早上下床前穿上，以避免过多的血液积聚在双腿，从而起到很好的保护作用。

静脉曲张严重怎么办

静脉曲张严重的话可以用弹力绷带缠缚下肢。有的孕妈妈已经出现下肢或外阴部静脉曲张，如果觉得下肢酸痛或肿胀、容易疲倦、小腿隐痛、踝部和足背有水肿、行动不便时，孕妈妈更应注意休息，严重的需要卧床休息。用弹力绷带缠缚下肢，以防曲张的静脉结节破裂出血。一般在分娩后静脉曲张就会自行消退。

孕 7 月妈妈这样吃，长胎不长肉

孕 7 月宝宝发育与核心营养素

妊娠周数	胎儿器官系统发育	须重点补充的营养素	食物来源
第 25~ 第 26 周	听力发育，呼吸系统正在发育	蛋白质、钙、维生素 D	牛奶、蛋、肝、黄绿色蔬菜
第 27~ 第 28 周	外生殖器官发育，听觉、神经系统发育完善，脑组织快速增殖	蛋白质、维生素 A、B 族维生素	肝、蛋、牛奶、黄绿色蔬菜、鱼

孕 7 月饮食原则：摄取足够的蛋白质、维生素、膳食纤维

1 水肿的孕妈妈，特别是由于营养不良引起水肿的孕妈妈，需要特别注意摄入足够的优质蛋白质。

2 蔬菜和水果中含有人体必需的维生素和矿物质，可以提高人体的免疫力，加速新陈代谢，还有解毒利尿的作用。

3 多吃富含膳食纤维的食物，如糙米和蔬果，每顿饭至少含有 2 种果蔬，这样可以缓解便秘的痛苦。

孕 7 月营养需求：维生素 B_1

功效：关系到胎儿能量的传输及代谢。

摄入过多的危害：多余的维生素 B_1 很难储存在体内，多数都会及时地排出体外。

摄入过少的危害：摄取过少，可能引起孕妈妈呕吐、倦怠、肌肉无力等，还容易引起分娩时的子宫收缩乏力，使产程延长，造成分娩困难。

每日建议摄取量：整个孕期 1.5 毫克。

摄取来源：豆类、酵母、胚芽米、瘦肉、牛奶、花生、深绿色蔬菜等。

摄取注意事项：维生素 B_1 的来源非常丰富，基本可以从日常食物中获取。熬粥、蒸馒头时放碱，会造成维生素 B_1 损失。

多吃鱼类补大脑

鱼类含有丰富的氨基酸、卵磷脂、钾、钙、锌等微量元素，这些都是胎儿发育必不可少的物质，更是促进胎儿大脑及神经系统发育的必需元素。很多孕妈妈进入孕中期后都会有意识地多吃一些鱼，特别是海产鱼，在帮助胎儿成长的同时也能增强孕妈妈自身的记忆力。

孕妈妈吃鱼有讲究

建议孕妈妈适当多吃鲑鱼、鲭鱼、金枪鱼等深海鱼类，且烹调时尽量采用蒸或煮的方式。如果孕妈妈嫌蒸煮出来的鱼味道偏淡，不妨在鱼肉表面撒点芝麻，既可以提香，又可以多补充些营养。

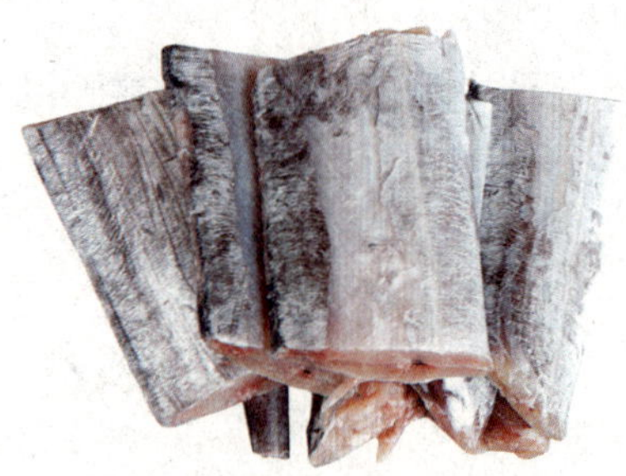

带鱼清蒸、红烧皆可，可以用橄榄油，口感不油腻，适宜孕妈妈食用。

孕 7 月一日食谱推荐

餐次	用餐时间	食谱参考
早餐	7:00~8:00	花生米粥 1 碗，肉包子 1 个，煮鸡蛋 1 个，凉拌菠菜 100 克
加餐	10:00	牛奶 1 杯，腰果 8 粒
午餐	12:00~12:30	米饭 100 克，香菇油菜 100 克，黄豆炖猪蹄 100 克，熘肝尖 150 克，冬瓜番茄汤适量
加餐	15:00	苹果 1 个，酸奶 1 杯
晚餐	18:00~18:30	西湖银鱼羹 1 碗，馒头 1 个，糖醋藕片 150 克，青椒炒土豆 100 克，蒜蓉西蓝花 100 克
加餐	21:00	蜂蜜水 1 杯，蛋糕 1 块，苹果 1 个

主任医师推荐好孕美食

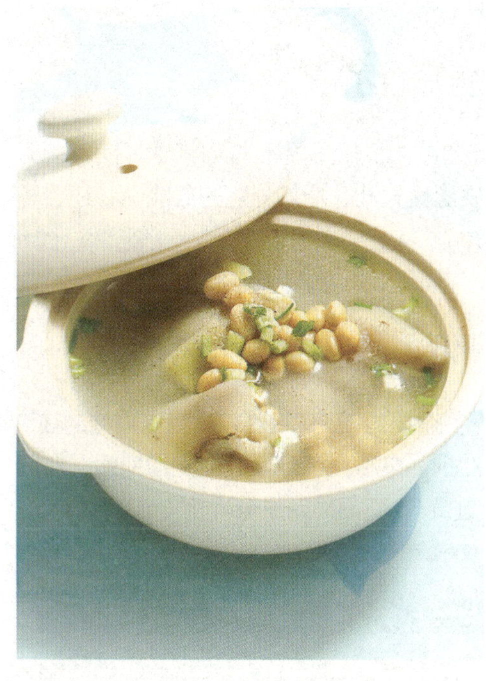

黄豆炖猪蹄 补气养血

材料 猪蹄500克，水发黄豆100克。

调料 酱油、料酒、葱末、姜片、盐、胡椒粉各适量。

做法

1 猪蹄洗净，切块；黄豆洗净。

2 锅内倒水煮沸，放猪蹄块、料酒煮沸，捞起。

3 锅内倒油烧热，爆香姜片，放猪蹄块爆炒后，盛入砂锅内，加黄豆、酱油、盐和清水，烧沸后转小火炖80分钟，调葱末、胡椒粉即可。

营养师说功效

猪蹄性平，味甘、咸，有补气血的作用；黄豆对脾胃虚弱、气血不足者有益，搭配食用，能帮助孕妈妈补气养血。

糖醋藕片 开胃、提高抗病力

材料 莲藕400克，青椒、红椒各80克。

调料 清汤、白糖、白醋、水淀粉、盐、花椒、香油、植物油各适量。

做法

1 莲藕去皮，洗净，切薄片，用凉水冲泡一下，捞出，沥干；青椒、红椒洗净切丝。

2 锅内放油烧热，炸香花椒粒，捞出不要，放藕片略炒，烹入白醋，加白糖、盐。

3 加清汤烧至汤汁浓稠时，放入青椒丝、红椒丝翻炒，用水淀粉勾芡，淋香油即可。

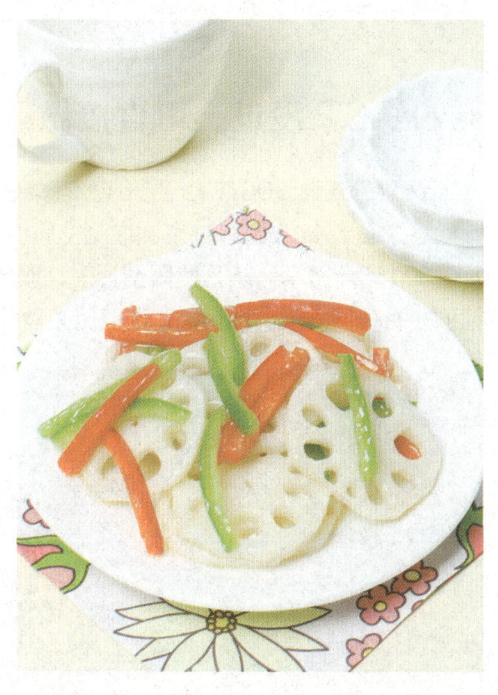

营养师说功效

藕有明显的补益气血、增强人体免疫力的作用，搭配醋，能开胃，提高孕妈妈抗病能力。

玩转孕检攻略：妊娠糖尿病筛查

孕 24~28 周，需要做妊娠糖尿病筛查了

孕妈妈在孕 24~28 周需要进行一次糖尿病筛查，检测是否患有妊娠期糖尿病。因为患有妊娠期糖尿病的孕妈妈都是很胖的，容易生出巨大儿，增加分娩的危险性，还会导致胎儿患潜在糖尿病危险。

糖筛查试验（GCT）测血糖高低

糖筛查试验（GCT）是检测血糖高低的指标。孕妈妈随机口服含 50 克葡萄糖的 200 毫升糖水，5 分钟内喝完。从开始服糖计时，1 小时后抽微量血或静脉血测血糖值，血糖值≥ 7.8mmol/L，为葡萄糖筛查阳性，应进一步进行 75 克葡萄糖耐量试验（OGTT）。

葡萄糖【50g，1小时】（Glu）
正常值＜7.8mmol/L。

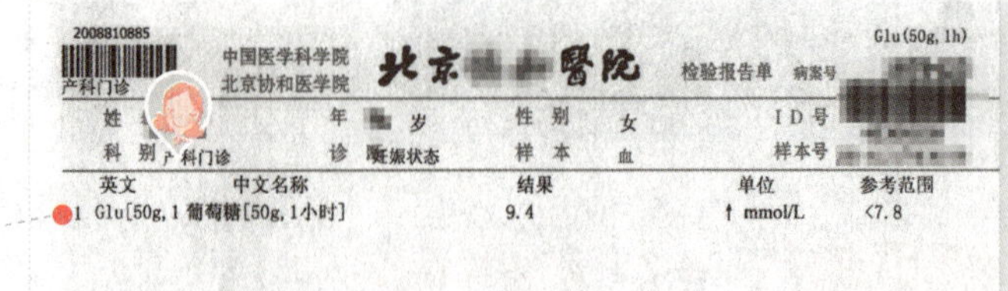

2008810885 产科门诊 中国医学科学院 北京协和医学院 北京■■医院 检验报告单 病案号 Glu(50g, 1h)

姓名 年龄 岁 性别 女 ID号
科别 产科门诊 诊断 妊娠状态 样本 血 样本号

英文	中文名称	结果	单位	参考范围
1 Glu[50g, 1	葡萄糖[50g, 1小时]	9.4	↑ mmol/L	<7.8

如 GCT 没过，可直接做糖耐量试验（OGTT）

糖耐量试验（OGTT）：是检查人体糖代谢调节机能的一种方法。孕妈妈正常饮食 3 天后，禁食 8~14 小时，抽空腹血测空腹血糖，然后在 5 分钟内喝完含葡萄糖粉 75 克的 200~300 毫升糖水。从开始服糖计时，服糖水后 1、2、3 小时分别抽取静脉血，检测血糖值。有任何一项指标超标，请自己去营养科挂号咨询，或及时就诊。

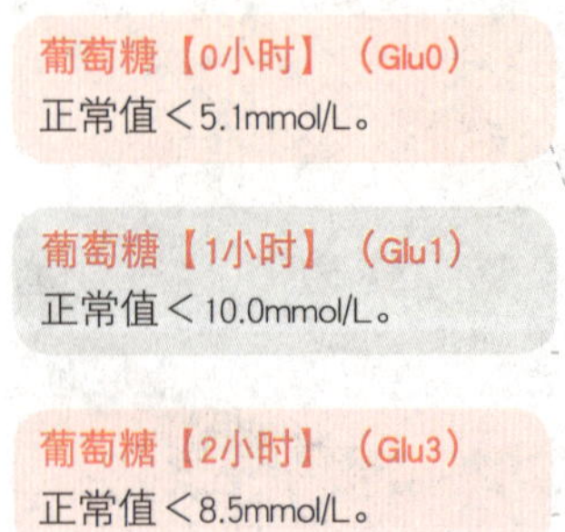

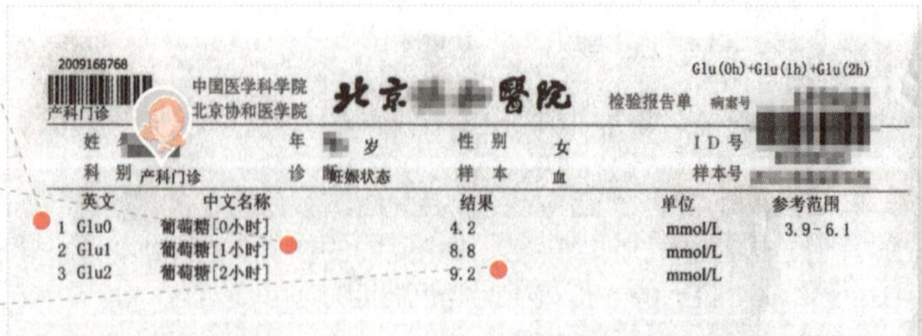

2009168768 产科门诊 中国医学科学院 北京协和医学院 北京■■医院 检验报告单 病案号 Glu(0h)+Glu(1h)+Glu(2h)

姓名 年龄 岁 性别 女 ID号
科别 产科门诊 诊断 妊娠状态 样本 血 样本号

英文	中文名称	结果	单位	参考范围
1 Glu0	葡萄糖[0小时]	4.2	mmol/L	3.9-6.1
2 Glu1	葡萄糖[1小时]	8.8	mmol/L	
3 Glu2	葡萄糖[2小时]	9.2	mmol/L	

当个从容不迫的职场孕妈妈：3个最实用午餐解决方案

和同事拼餐

职场孕妈妈的每日食材应该多样化，各类食材都应该多少涉及一些。和同事拼餐就可以满足饮食多样化的需要，弥补因烹调方法不得当造成的营养流失过多的问题，孕妈妈获得的营养也会均衡些，但拼餐时要多选择些蒸煮的菜，少选油炸食品，同时要保证鱼、禽、蛋、瘦肉和奶的摄入。

4人拼餐食谱推荐：

米饭＋蒸紫薯＋土豆炖牛肉＋素什锦＋家常豆腐＋番茄炒鸡蛋

自带午餐

1 不要带剩饭剩菜，因为剩饭剩菜容易滋生细菌，不利于孕妈妈和胎儿的健康。一定要带新鲜现做的食物，拿到单位以后马上放入冰箱。

2 尽量不选择绿叶蔬菜。叶菜闷在饭盒里，口感容易变差，也易产生亚硝酸盐，这是一种致癌物质。可以选择豆角、茄子、瓜类、薯类等食材。

3 自带午餐一般品种较少，孕妈妈要注意菜品的混搭，选择多食材菜品，尽量避免单一食材的菜品。主食可以是豆饭或薯类，鱼类、海鲜等容易腐败变质的食物尽量不带。

自带午餐推荐：

豆饭＋腰果虾仁＋芹菜香菇＋炒肉丝豆干

选择自助餐

职场孕妈妈如在外就餐可以选择自助餐，自助餐的优点是菜式比较丰富。从食材多样性的角度讲，自助餐是完全可以实现的，但是孕妈妈在吃自助餐时还需要掌握一些搭配技巧。品种上要荤素搭配，蔬菜、水果、鱼、肉类食物等都尽量摄取到，还要注意减少油炸、烧烤类食物的摄入，也不要吃得过饱，以免能量过剩。

职场孕妈妈吃自助餐一定不要有“吃回票价”的思想，我们的目的是平衡膳食，摄取均衡营养，因此不要吃得太多。高蛋白、高价格的海鲜不宜多吃，因为高脂肪、高热量、高蛋白的食物容易造成能量过剩，诱发妊娠期糖尿病、妊娠高血压等疾病，而且海鲜类产品还有可能引发过敏现象。要想自助餐吃得营养健康，就要多吃蔬菜水果和粗粮薯类等健康食材。

Part8

孕 8 月（孕 29~32 周）身体越来越笨重，孕期不适来凑热闹

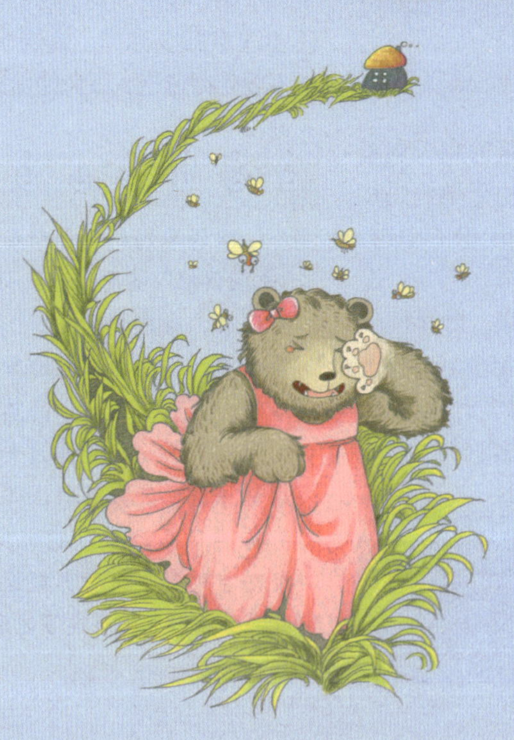

孕 8 月生活饮食宜忌速查

宜

孕妈妈应该保持少食多餐，并且睡前喝一杯牛奶，这样可以减轻孕晚期因胎宝宝压迫而产生的胃部疼痛现象。

鱼肉富含 ω-3 脂肪酸，孕妈妈进入孕中期后多吃鱼，可防止早产，还能促进胎宝宝大脑及神经系统发育。

准爸爸可以经常陪孕妈妈去做产检，及时对孕妈妈的情绪波动进行开导，这样可以减少孕期抑郁症的发生。

胎宝宝正在长骨骼和肌肉，应多补充维生素 B_1、维生素 C、叶酸等，与矿物质搭配，能促进胎宝宝的成长。

忌

为了避免体重增加过度，孕妈妈还是将饼干、糖果、炸薯条等热量高的零食给戒掉。

因为行动不便，孕妈妈大多留在家里，但是千万别把时间都放在看电脑和电视上，要保持规律的生活，这样对孕妈妈和胎宝宝都有益。

不要吃过咸、过甜或油腻的食物，因为过咸的食物易引起水肿；过甜或过于油腻的食物易导致肥胖。

孕 8 月保健关键词

假宫缩：如果宫缩频繁，或者有疼痛感时，应立刻休息，必要时应及时去医院就诊。

会阴按摩：可以增加会阴肌肉组织的柔韧性和弹性，帮助自然分娩顺利进行，同时，还能减少会阴侧切手术。

预防痔疮：合理饮食；定时排便；做提肛运动：并拢大腿，吸气时收缩肛门，呼气时放松肛门；按摩肛门：排便后清洗局部，用热毛巾按压肛门，顺时针和逆时针方向各按摩15次。

图解孕8月胎儿的生长

胎儿的萌言萌语：感受到清晨的第一缕阳光，真好

这个月的我已经接近成熟，听觉系统在这个时候发育完成，我可以完全睁开眼睛了，我已经能够分辨出光亮和黑暗了，我发现了一个奇妙的东西，那就是光线。爸爸妈妈，我真是太高兴了，我能感受到每天早上太阳缓缓地升起，能够嗅到太阳的味道了，我还知道转动我的小脑袋去追踪光源，或者用我软软的小手去摸一摸。我的趾甲已经完工，眉毛和睫毛也全部长到位了，头发也出现了。我的皮下脂肪增厚，皮肤皱褶减少，滑溜溜的，也更加白净了。我的脂肪层继续在增厚，为出生继续在努力着！

第29周：睫毛弯弯，眼睛眨呀眨

这周，我的肌肉和肺正在继续成熟，我的大脑中正在生成数十亿神经元细胞。为了容纳大脑的发育，我的头部也在增大，我的营养需求比以往增加了许多。所以，需要妈妈补充大量的蛋白质、维生素、叶酸、铁及钙，以获取全面的营养支持。我现在已经有睫毛了，说不定此刻我正在眨眼睛呢。

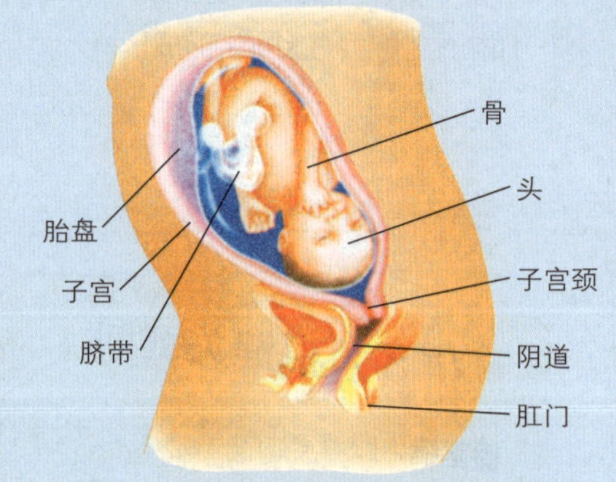

第30周：告别皱巴巴的外形

随着我不断长大，妈妈子宫中的“富余”空间越来越少，所以羊水也会减少。我的皮下脂肪继续增长，我的皮肤也变得光滑、细嫩，再也不是皱巴巴的了。如果我发育正常的话，我应该已经对声音会有所反应。现在已能够分辨出光亮和黑暗了，我甚至能够来回地追随光源，和光线“捉迷藏”了。我在这个时候的胎动会逐渐减少。

如果是男宝宝，睾丸此刻正在向阴囊下降；如果是女宝宝，阴蒂已经很明显了。我的骨骼、肌肉和肺部发育日趋成熟。我大脑的发育也非常迅速，已经有了思考、感受、记忆事物的可能性了。

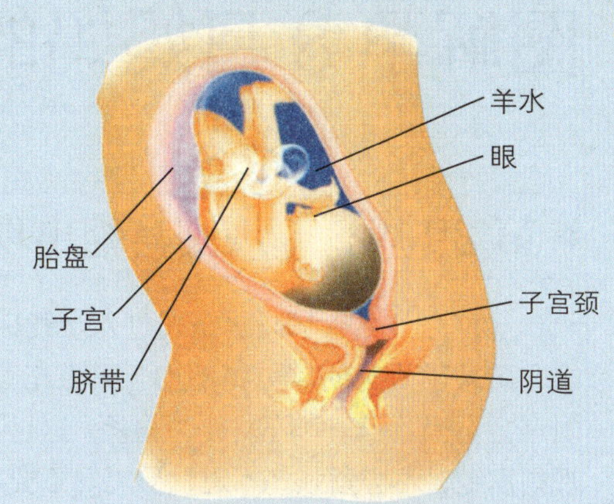

第 31 周：会看、会听、会记忆的小天才

我即将经历一个发育的高峰。我的皮下脂肪明显增多，在一周的时间里体重能够增加 200 克以上。此时，我能够把头从一侧转向另一侧了，我的眼睛时开时闭，能够区分光明和黑暗，甚至能较长时间地跟踪光源了。我的眉毛和睫毛也变得更加完整。我是一个会看、会听、有记忆的小天才。

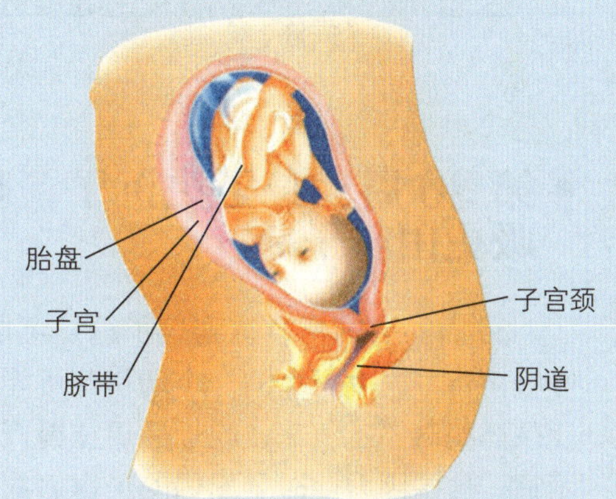

第 32 周：头朝下，做最后的冲刺

本周末，我大概重 1.5 千克，身长约 40 厘米。我的手指甲和脚趾甲已经完全长出来了。我全身的皮下脂肪更加丰富，皮肤也不再又红又皱了，身体开始变得圆润，看起来更像一个婴儿了。

现在我的头骨很软，还没有闭合，但我身体其他部位的骨骼已经很结实了。

我身体的各个器官继续发育完善，呼吸系统和消化系统发育已经接近成熟。

我的身体长大许多，现在已经占据了妈妈子宫里很大的地方，狭窄的空间使我的活动水平大打折扣，我已经不能够再像以前那样在妈妈的肚子里施展手脚了，我胎动的次数会比原来少，动作也有所减弱。

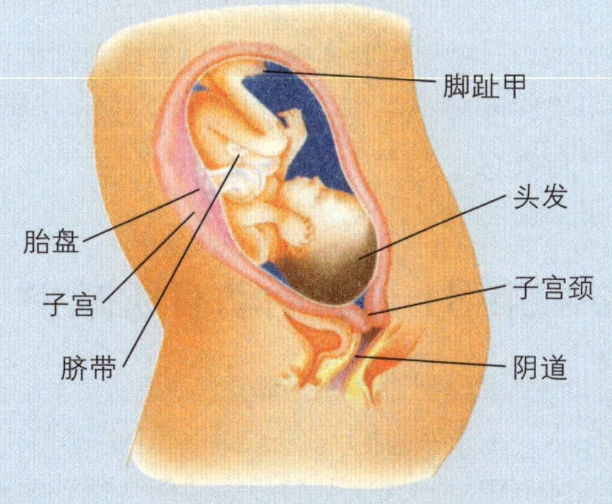

图解孕 8 月妈妈的变化

第 29 周：不规则宫缩出现

从现在开始，孕妈妈正式进入孕晚期。这一阶段孕妈妈的体重将增加 5 千克左右，时常会觉得肚子一阵阵发硬、发紧，这是不规则宫缩，不必紧张。不过，孕妈妈不要走太远的路，站立的时间也不要过长。这时孕妈妈会感觉疲劳，行动不便，食欲也会因胃部不适而有所下降。不过孕妈妈还是要适当活动。

第 30 周：身子更沉了，呼吸更困难了

30 周的孕妈妈会感到身子越发沉重，呼吸困难，力度不大的一个动作都可能会让孕妈妈喘不上气来，吃饭后更觉得胃部不适。这是因为此时孕妈妈的子宫底约在脐上三指，子宫的顶部已经上升到横膈膜，而胎儿、胎盘和子宫还将继续增大。孕妈妈的行动越来越吃力，所以行动时要更加小心。孕妈妈要注意休息，条件允许的话，最好能睡个午觉，这对缓解以上症状是很有效的。

第 31 周：胎动有所减少

本周胎动会有所减少。

由于子宫扩大挤压内脏，十分辛苦，不过不用担心，这种情况很快便会得到缓解。此外，这周孕妈妈还会出现腰酸背痛、肚皮

不宜过早入院待产

进入孕晚期的孕妈妈有时会出现不规则宫缩，这是正常的生理现象，是假宫缩，孕妈妈不必紧张，也不必一出现宫缩就要立即入院待产。固然，临产时身在医院，会相对安全得多。

但是，过早入院待产也不见得就好。

理由一：宝贵的医疗资源是有限的，如果每个孕妈妈都过早入院待产，就会加剧已然紧张的医疗设备配制使用情况，这样势必会影响到孕妈妈的生活，因为医院不会像家中那样舒适、安静和方便。

理由二：入院后较长时间不临产，孕妈妈会有紧迫感，特别是看到后入院者一个个都比自己提前分娩，不免心中更加焦躁不安，对胎宝宝也较为不利。

理由三：病房内的不良刺激。孕妈妈住院期间，病房内发生的每一件事都可能会影响到孕妈妈的情绪，这种影响很多时候对孕妈妈来说是不良刺激。

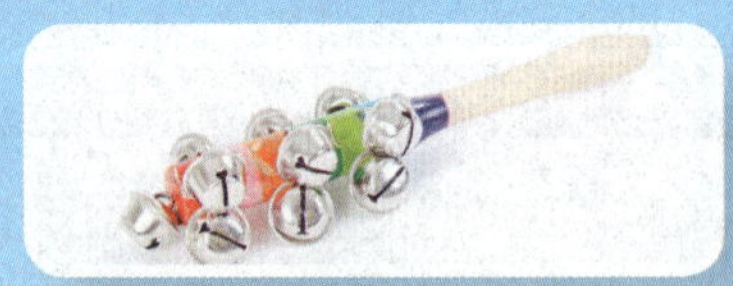

紧绷、脚部水肿及小腿抽筋等孕期不适，但这都是正常现象，孕妈妈需要做的唯有多休息，定期产检。

另外，由于孕激素分泌的原因，孕妈妈的乳头周围、下腹部及外阴的颜色越来越深，身上的妊娠纹和脸上的妊娠斑也更为明显了。

第 32 周：阴道分泌物和排尿次数增加

此时期胎宝宝的生长发育速度非常快，他正在为出生做最后的冲刺。孕妈妈的体重也在继续增加。孕妈妈这时会感到疲劳，行动更加不便，食欲因胃部不适也有所下降。但是为了在生产时更加轻松些，孕妈妈还是要适当地活动。

阴道分泌物和排尿次数都增多了，因此孕妈妈要注意外阴清洁。

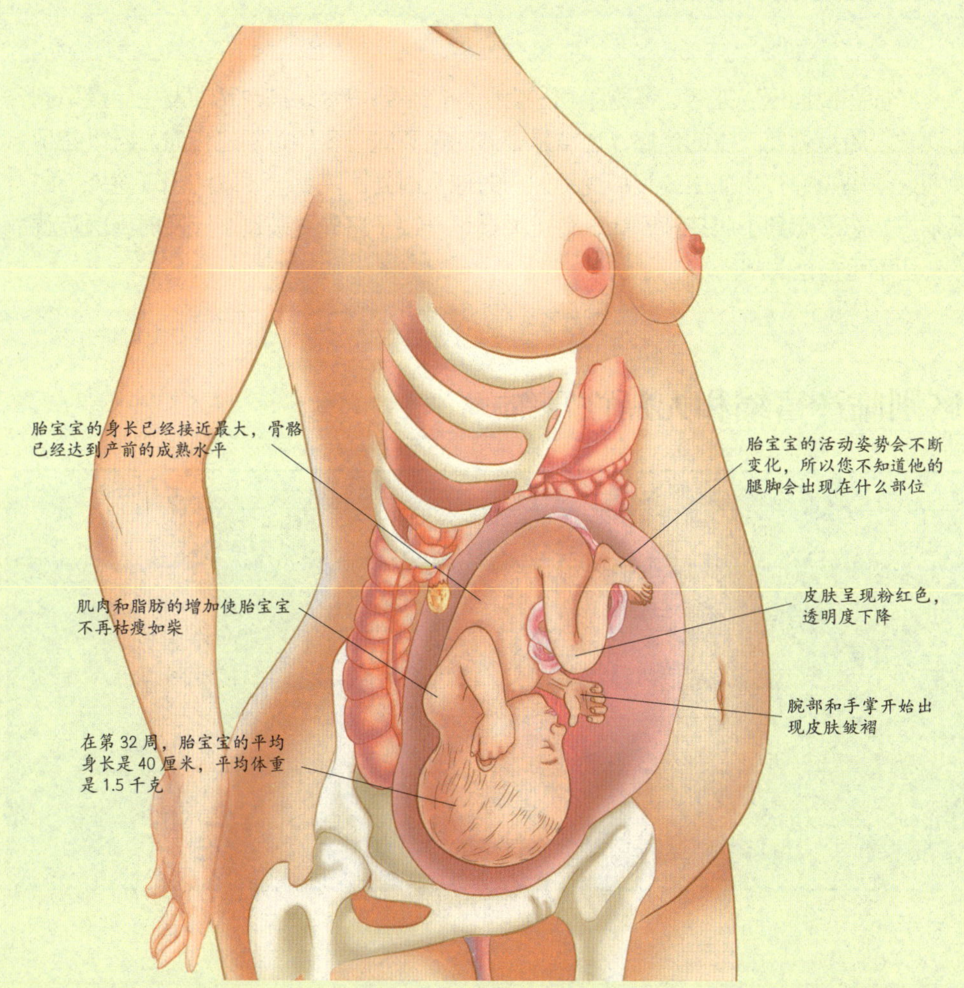

孕晚期腹痛的鉴别与应对

生理性腹痛：假宫缩

随着胎宝宝长大，孕妈妈的子宫也在逐渐增大，增大的子宫会刺激肋骨下缘，引起孕妈妈肋骨钝痛。一般来讲这是生理性疼痛，不需要特殊治疗，采取左侧卧位有利于缓解疼痛。到了孕晚期，孕妈妈会出现下腹阵痛，在夜间休息时发生，天亮后消失，即假宫缩。

病理性腹痛：胎盘早剥

一般有高血压、抽烟、多胞胎和子宫肌瘤的孕妈妈容易在孕晚期发生胎盘早剥的现象。胎盘剥离产生的疼痛，通常是剧烈的撕裂痛，多伴有阴道流血。所以在孕晚期，孕妈妈患有高血压或腹部受到外伤时应及时到医院就诊，以防出现意外。如果孕妈妈忽然感到下腹持续剧痛，有可能是早产或子宫先兆破裂，应及时到医院就诊，切不可拖延时间。

区别临产宫缩和无痛性宫缩

临产宫缩	无痛性宫缩
临产的宫缩有节律性，每次宫缩都是由弱至强，维持一段时间，一般是30~40秒，然后进入间歇期，间歇期为5~6分钟，且间歇期逐渐缩短，每次宫缩持续时间逐渐加长，并伴有腰酸、下坠、腰痛。	无痛性宫缩，宫缩频率不一致，持续时间不恒定，间歇时间长且不规律，宫缩强度不会逐渐增加，不伴有下坠感和酸痛。

尿频、漏尿好尴尬

为什么会出现尿频、漏尿

孕期尿频是很多孕妈妈都会遇到的情况，这是一种生理现象。主要有两个原因：

1 孕妈妈体内代谢物增加，同时胎宝宝代谢物也需要孕妈妈排出体外，这样就会增加孕妈妈肾脏工作量，进而导致尿量增加。

2 孕妈妈的子宫逐渐增大和胎宝宝下移压迫到膀胱，导致膀胱容量减小，增加了小便的次数。

漏尿在孕晚期也是会经常发生的现象，有时候孕妈妈大笑、咳嗽、打喷嚏、弯腰时都会有少量的尿液渗出，甚至有时候刚上完厕所就发生了漏尿。这是因为孕妈妈骨盆底肌肉、括约肌都变得松弛，而子宫对膀胱的挤压更严重导致的。

尿频、漏尿的应对策略

1 孕妈妈可以预防性地在内裤里垫些消毒卫生纸，不建议用护垫，因为护垫的吸水量小，起不了多大的作用，而且透气性比较差，舒适性不强。

2 孕妈妈可以继续做憋气提肛的练习，锻炼括约肌和骨盆肌肉，有助于增强其弹性，减少漏尿。具体做法：孕妈妈可以全身放松，夹紧臀部和大腿，做深呼吸，吸气提收肛门，呼气时放松，一提一松为一次，可做 20 ~ 30 次，每日做 3 ~ 5 次。

3 孕妈妈应及时调整饮水时间，白天适当多饮水，晚上少喝水，临睡前 1~2 小时内不要喝水。

4 平时孕妈妈有了尿意应及时排尿，不可憋尿，否则会影响膀胱的功能，不利于对尿液的控制。

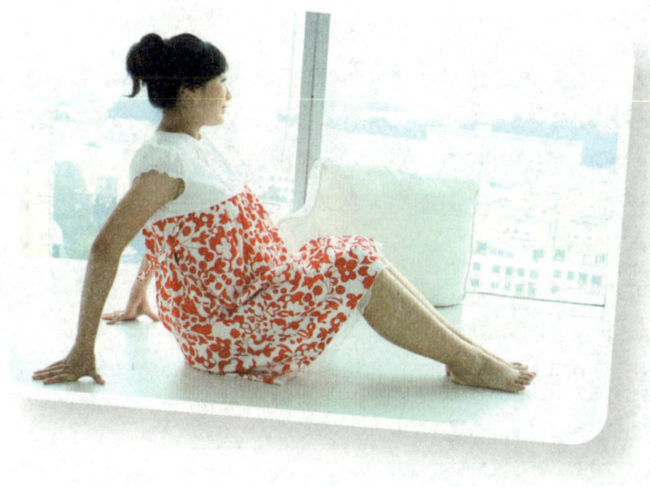

巧妙缓解胃灼痛

孕晚期感到胃灼痛的原因

孕晚期胃灼痛的主要原因是内分泌发生变化，胃酸反流，刺激食管下端的痛觉感受器，从而引起灼热感。此外，增大的子宫对胃有较大的压力，胃排空速度减慢，胃液在胃内滞留时间较长，也容易使胃酸返流到食管下端。

预防和缓解的方法

- 日常饮食中一定要少食多餐，平时随身带些有营养、好消化的小零食，饿了就吃一些，不求吃饱，不饿就行。
- 避免饱食，少食用高脂肪食物和油腻的食物，吃东西的时候要细嚼慢咽，否则会加重胃的负担。
- 摄入碱性食物，如馒头干、烤馍、苏打饼干等，可中和胃酸，缓解不适症状。
- 多喝水，补充水分的同时还可以稀释胃液。

怎样预防痔疮

1. 合理饮食。多吃富含膳食纤维的水果和蔬菜；多喝水，尤其是蜂蜜水和淡盐水；不吃辛辣刺激的食物，如辣椒、生姜、大蒜、大葱等；排便困难时可以吃一些芝麻、核桃等富含植物油脂的食物，可以起到润肠的作用。

2. 定时排便。不要忍大便；每次大便蹲厕的时间不要超过10分钟，以免引起肛管静脉扩张或曲张。

3. 做提肛运动。并拢大腿，吸气时收缩肛门，呼气时放松肛门，每天早晚做2次，每次20~30次。这种方法可以改善肛门周围的血液循环。

4. 按摩肛门。排便后清洗局部，用热毛巾按压肛门，顺时针和逆时针方向各按摩15次。

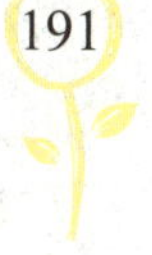

孕 8 月妈妈这样吃，长胎不长肉

孕 8 月宝宝发育与核心营养素

妊娠周数	胎儿器官系统发育	须重点补充的营养素	食物来源
第 29 ~第 32 周	肺和消化系统发育完成，身长增长趋缓，体重迅速增加	蛋白质、脂肪、碳水化合物、B 族维生素	蛋、肉、鱼、牛奶、糙米

孕 8 月饮食原则：预防消化不良，稳定体重

少食多餐：孕晚期除正餐外，孕妈妈要添加零食和夜宵，如牛奶、饼干、核桃仁、水果等，夜宵应该选择容易消化的食物，避免体重增长过快。孕晚期每周的体重增加 300 克左右即可，不宜超过 500 克。

不宜多吃坚果：孕晚期孕妈妈的消化功能比较弱，而大多数坚果油性比较大，过量食用坚果可能造成孕妈妈消化不良。

忌吃过咸、过甜或油腻食物：过咸的食物可引起或加重水肿；过甜或过于油腻的食物可以导致肥胖。孕妈妈食用的菜和汤中要注意限盐，少吃火腿肠、咸菜、腐乳、腊肉、榨菜等。摄入充足的维生素，这个时期的胎儿正在长骨骼和肌肉，宜多补充维生素 B_1、维生素 C、叶酸等，最好与矿物质搭配，促进胎宝宝成长。

孕 8 月营养需求：维生素 B_2

功效：关系到胎儿能量的传输及代谢；有利于胎儿口腔、皮肤、指甲、头发等小器官的生长发育，促使它们的功能更完善。

摄入过多的危害：摄取过多，可能导致孕妈妈尿液颜色变深。

摄入过少的危害：摄取过少，可能会影响胎儿皮肤健康，产生口腔炎等症状，还可能导致胎儿出现唇腭裂、肢体缺损等畸形。

每日建议摄取量：整个孕期 1.7 毫克。

摄取来源：深绿色蔬菜、酵母、内脏、瘦肉、花生、牛奶等。

调整饮食，预防和缓解妊娠期高血压

控制体重增长

孕期孕妈妈体重增加超过 15 千克者的妊高征发生率较高。所以孕妈妈要注意控制体重增长，热量的摄入要适中。

蛋白质摄取要充分

蛋白质摄入严重不足也是导致妊高征发生的危险因素，所以孕妈妈每天都应摄入充足的蛋白质，并注意优质蛋白的比例应达到总蛋白摄入量的一半。可通过瘦肉、蛋类、豆类及豆制品等食物补充优质蛋白。

控制脂肪总摄入量与饱和脂肪量

孕妈妈脂肪热比应小于 25%，饱和脂肪热比应小于 10%。故在脂类的摄入上，应以植物油为主。另外，鱼油也有改善血管壁脂质沉积的作用。

多吃鱼

鲫鱼、鳝鱼等淡水鱼所含的 EPA 对改善孕妈妈机体代谢，改善微血管循环和抑制血小板聚集都有所帮助。

多吃谷类和新鲜蔬菜

谷类及新鲜蔬菜不仅可增加膳食纤维的摄入量，还可补充多种维生素和矿物质，有利于防止妊高征。

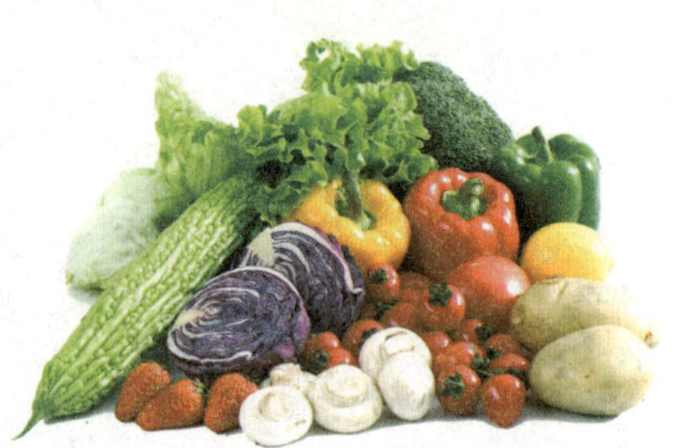

孕 8 月一日食谱推荐

餐次	用餐时间	食谱参考
早餐	7:00~8:00	鸡丝粥 1 碗，煮鸡蛋 1 个，小笼包子 1 个，肉末黄豆芽 1 份
加餐	10:00	苹果 1 个，酸奶 150 毫升
午餐	12:00~12:30	银耳百合雪梨汤 1 份，蒜蓉开边虾 1 份，芹菜炒肉丝 1 份，米饭 1 碗
加餐	15:00	酸奶 150 毫升，橘子 1 个
晚餐	18:00~18:30	花生炒双素 1 份，麻婆豆腐 1 份，萝卜牛腩汤适量，面条 1 碗
加餐	21:00	牛奶 1 杯，饼干 50 克

主任医师推荐好孕美食

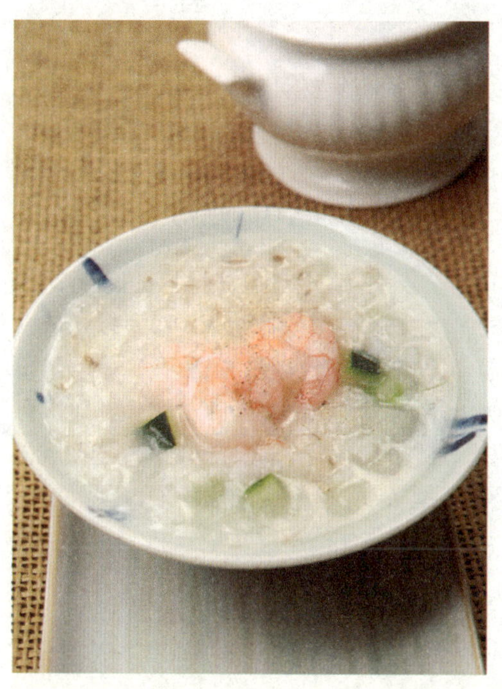

鲜虾冬瓜粥 抗水肿、补充蛋白质

材料 冬瓜150克，净虾仁、大米各50克，蘑菇20克。

调料 鸡汤、盐、胡椒粉各适量。

做法

1 冬瓜洗净，去瓤和子，保留瓜皮，切丁，焯透；大米淘洗干净，用水浸泡30分钟；蘑菇洗净，切粒；虾仁放五成热的油锅中炸熟捞出。

2 锅内加鸡汤和适量清水烧沸，放大米，烧开后转小火熬煮10分钟，加冬瓜丁、蘑菇粒煮至粥熟，加虾仁、胡椒粉和盐即可。

营养师说功效

冬瓜有清热化痰、利尿消肿的功效；虾含优质蛋白，二者搭配做粥，帮助孕妈妈抗水肿、补充蛋白质。

菠萝酸奶汁 促进胃肠消化

材料 菠萝150克，酸奶200毫升，柠檬30克。

调料 盐、蜂蜜各适量。

做法

1 菠萝去皮，切小块，入盐浸泡15分钟；柠檬去皮、去子，切块。

2 将除酸奶外的所有材料一起倒入全自动豆浆机中，按下“果蔬汁”键，搅打均匀后倒入杯中加入酸奶即可。

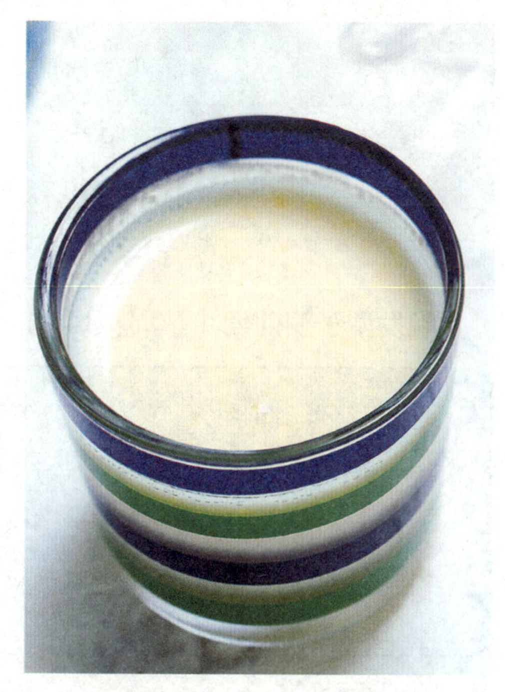

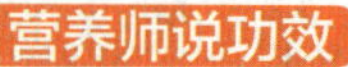

菠萝是高酶水果，酸奶能改善肠道菌群，二者搭配打汁，对孕妈妈的肠道健康有益，帮助消化。

玩转孕检攻略：妊娠期高血压筛查

在怀孕 20 周以后，尤其是怀孕 29 周以后是妊高征的多发期。我国孕妇妊高征发生率约为 5%，其表现为高血压、蛋白尿、水肿等。所以在孕 29~30 周，需要做好筛查。

子痫前期危及母婴健康

子痫前期是以高血压和蛋白尿为主要临床表现的一种严重妊娠期高血压并发症，对孕妈妈的影响包括出血、血栓栓塞、抽搐、肝功能衰竭、肺水肿，远期的心脑血管疾病，死亡。对胎宝宝的影响包括早产、出生体重偏低（低体重儿）、生长迟缓、肾衰竭、胎死宫内，所以，孕妈妈出现子痫前期的征兆时，应及时住院。

现在已可预测子痫前期

子痫前期的发生与 sFlt-1（可溶性 fms 样酪氨酸激酶 -1）异常升高，和 PlGF（胎盘生长因子）异常降低有关。通过 sFlt-1/PlGF 比值，可以预测子痫前期高危人群（早发型或晚发型），明确诊断子痫前期，预测孕妈妈会发生的不良妊娠结果。

Flt-1/PlGF 短期预测，诊断子痫前期的参考值如下表所示。

sFlt-1/PlGF 比值	临床意义	性能参数
≥ 85	诊断孕妇为子痫前期	特异性：99.5% 敏感性：88.0%
≥ 38 且 < 85	孕妇在检测后的 4 周内会发生子痫前期	特异性：83.1%
< 38	孕妇在检测后的 1 周内不会发生子痫前期	NPV：99.1%

晚发型子痫前期（孕周：34 周 ~ 分娩）

sFlt-1/PlGF 比值	临床意义	性能参数
≥ 110	诊断孕妇为子痫前期	特异性：99.5% 敏感性：58.2%
≥ 38 且 < 110	孕妇在检测后的 4 周内会发生子痫前期	特异性：83.1%
< 38	孕妇在检测后的 1 周内不会发生子痫前期	NPV：99.1%

注：NPV：阴性预测值（Negative predictive value）

孕晚期运动，以柔和为主

孕晚期运动原则

适当减少运动频率，放慢节奏

进入孕晚期，孕妈妈的变化随之而来：双脚变得沉重；肩背、腰部疼痛，出现腿部抽筋次数也增加了；肚子的变大会影响到身体的重心，走路有些不太稳了。此时，孕妈妈运动就要特别关注身体的耐受力，应适当降低动作的难度，减少运动频率和每次运动的时间，避免让身体疲劳，增加不适感。

对身体做针对性运动调整，避免加重不适感

随着孕周的增加，孕妈妈会出现明显的不适感，如肩背部疼痛、腿脚水肿、失眠、胸闷、耻骨痛、坐骨神经痛等。这时，除了常规运动外，还需要一些针对性的运动调整，对身体出现比较明显的不适感做出应对，如仰卧抬腿来预防和缓解腿部水肿、雨刷式来锻炼骨盆，耻骨痛的孕妈妈应避免双腿打开过大的动作。

别因为孕晚期体重超标而随意增加运动量

有些孕妈妈在怀孕 28 周后才开始做孕期运动，很多是因为孕期体重超标，需要控制体重。但是，这不意味着孕晚期可以随意增加运动量。运动是一个科学、循序渐进的过程，身体也有一个适应的过程，如果盲目地运动，会给身体带来危险，适得其反。超重的孕妈妈应了解超重的原因，制定孕期的饮食计划，再请专业的老师帮助制定运动计划。要相信运动没有晚不晚，只要动就比不动强。

减少平衡性运动

孕晚期，孕妈妈的肚子已经很大了，身体的重心会发生改变，就算是走在平地上或站立，有的孕妈妈也感觉身体没有以前那么稳定了。平衡性的动作不仅是单腿站立，有效的平衡还有赖于柔韧性、躯干肌肉的力量和身体的协调能力。在孕晚期的运动中，要减少平衡性的体位练习，因为平衡性的动作会让孕妈妈失去重心，容易摔倒。

对于一直以来都持续运动的孕妈妈，身体的平衡性和稳定性相对好些，此时平衡运动可以延续，但要注意减少平衡动作的时间，将动作难度降低，保证身体的安全和舒适。

减少仰卧姿势

到了孕晚期，日益增大的子宫会压迫到下腔静脉，而下腔静脉位于脊柱的右前方，仰卧姿势会加重压迫，导致血流不畅。下腔静脉是为胎宝宝传导能量的通道，随着胎宝宝的不断增大，仰卧时子宫会压迫下腔静脉，使盆腔和下腔静脉的血液回流受阻，使到达心脏的血液减少，导致心脏排血量下降，血压降低，从而引起休克。

不少孕妈妈说，有时候早上醒来自己是仰卧的，这该怎么办？不用过分担心，先左侧卧缓解一会儿，再慢慢起床。

雨刷式锻炼骨盆，减少分娩痛

雨刷式可以使盆骨区域得到锻炼，使这个区域的骨骼和肌肉变得更加灵活，有利于将来分娩的顺利和减少分娩时的痛苦。

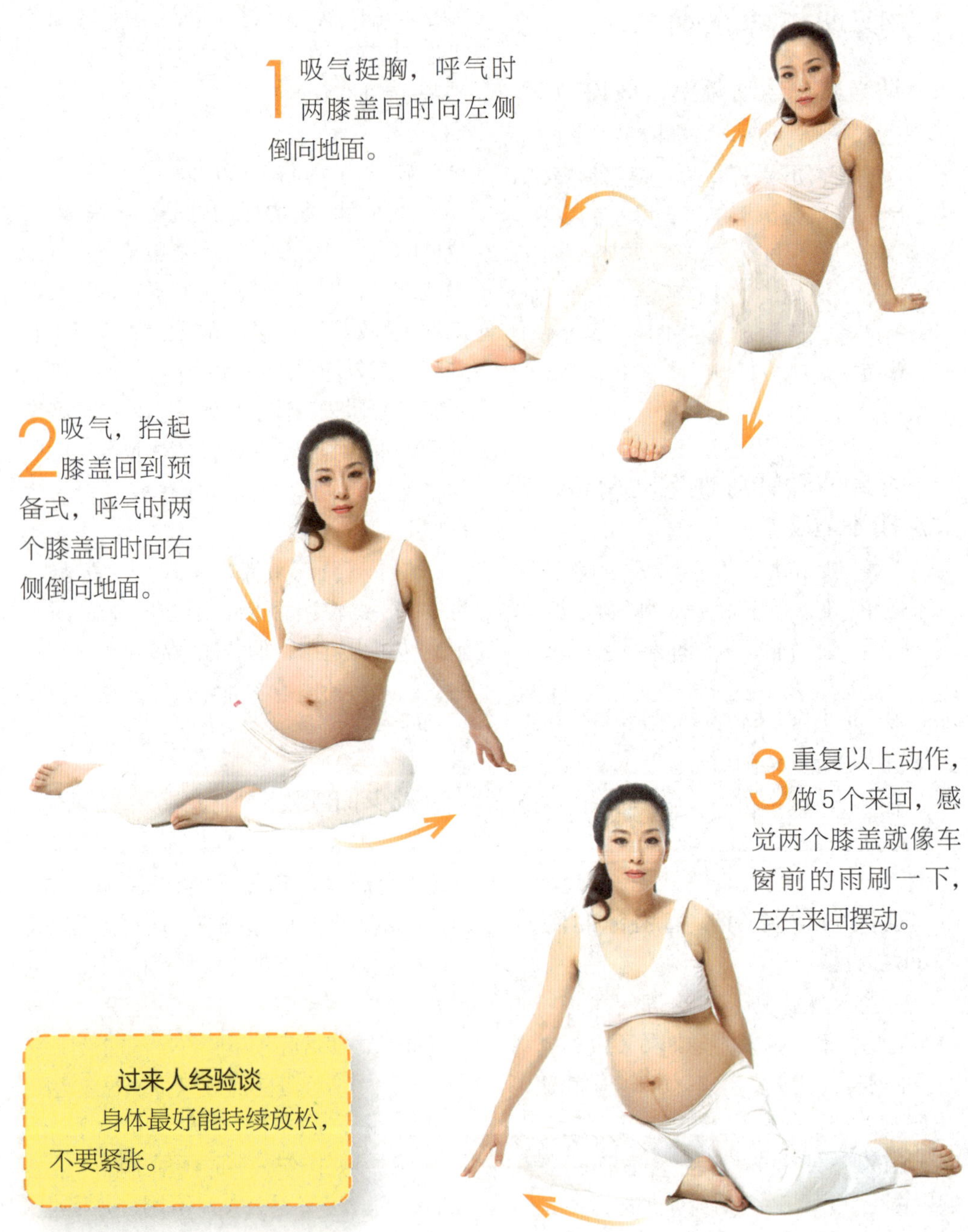

1 吸气挺胸，呼气时两膝盖同时向左侧倒向地面。

2 吸气，抬起膝盖回到预备式，呼气时两个膝盖同时向右侧倒向地面。

3 重复以上动作，做5个来回，感觉两个膝盖就像车窗前的雨刷一下，左右来回摆动。

过来人经验谈

身体最好能持续放松，不要紧张。

孕晚期需要更多亲子互动，与早教完美衔接

孕晚期，胎宝宝更像是一个独立的小人儿了。他会对光线有积极的反应，还能够记忆妈妈说话的声音，也开始有意识。此时准妈妈可以通过多种方式来与胎宝宝互动，培养亲子之间熟悉的感觉，这种感觉在他出生之后可以进一步巩固，这样美好的记忆就会在他头脑深处扎下根来了。孕妈妈是不是已经急于和宝宝见面了？要耐心点儿哦。坚持这三个月的时间来完成胎教的最后工程，并且尽情享受与宝宝秘密交流的美妙感觉吧。

孕晚期的胎教重心

美学胎教

孕晚期，宝宝的各个器官和系统已经基本发育完成，他能够辨别明暗，甚至能跟踪光源，还能够记忆他听到的母体血流声和妈妈说话的声音，大脑也更加发达。在这个阶段，妈妈可以从光、声音、阅读、图片等多方面与宝宝互动，为宝宝出生后的早教做准备。

情绪胎教

孕晚期，孕妈妈的内心会有很多复杂的情绪，焦虑、急迫、不安，希望孕期早点结束，又有点害怕孕期的结束，再加上担心宝宝的健康，还经常考虑早产、分娩疼痛等问题，甚至怕自己照顾不好宝宝……这时，情绪胎教是每天必不可少的内容。孕妈妈需要做的就是放松心情，可以做一些自己喜欢做的事情，比如散散步，听听音乐，画画儿，侍弄花草等。

营养胎教

现在孕妈妈的腹部压迫胃部，胃口会暂时变小，应少吃多餐，以多营养、高蛋白为主，限制动物脂肪和盐的过量摄入，多吃富含微量元素和维生素的食物。

学习胎教

医学研究发现，此时胎儿已经具有思考、感受、记忆事物的可能性，所以孕晚期是施行阅读胎教、美育胎教、图像卡片胎教、音乐胎教的绝佳时机。

感官胎教

到孕晚期，胎宝宝对光非常敏感。所以这个阶段应该对胎宝宝实施光敏感胎教。另外，这个阶段，孕妈妈和准爸爸都应该多用手抚摸或拍打胎宝宝，形成触觉上的刺激，促进宝宝感觉神经和大脑的发育。在进行抚摸胎教的同时，也可以进行对话胎教，这不仅对胎宝宝的语言能力有所帮助，也是建立亲子关系的关键。

孕晚期胎宝宝发育一览表

胎宝宝	发育
听觉	听觉系统发育完全，可以掌握声音的强弱和高低，表现出对声音的喜好
触觉	有节奏的子宫收缩运动给胎宝宝愉快的皮肤刺激，对直接的外部刺激有反应
嗅觉	胎宝宝已经有了嗅觉，如果妈妈子宫里有味道的话，他就能够闻到
视觉	眼睛能睁开也能闭上，还能够辨认和追随光源
味觉	胎宝宝已经形成味觉，并且在味道上形成某些自己的喜好
大脑	大脑皮层表面开始出现一些特有的沟回，脑组织快速发育

孕晚期每日生活、胎教内容安排表

早	6：00~7：00	**在职孕妈妈** 睁开眼睛，呼吸下新鲜的空气，迎接新的一天
	7：00~8：00	**在职孕妈妈** 吃一顿活力营养早餐，收拾好用品，出门准备上班 **居家孕妈妈** 起床了，跟胎宝定说早安
	8：00~10：00	到空气优良的地方散散步，呼吸新鲜空气
	10：00	加餐：酸奶 1 杯，苹果 1 个
	10：00~12：00	**在职孕妈妈** 将注意力放在工作上 **居家孕妈妈** 学习点自己感兴趣的事情，如插花、素描等
午	12：00~13：00	用营养丰富、简单美味的午餐为自己和胎宝宝加油打气
	13：00~15：00	**在职孕妈妈** 用心工作，适当休息，并起身活动活动身体 **居家孕妈妈** 好好休息 1 小时，再给宝宝读点胎教故事
	15：00	加餐：香蕉 1 根，草莓汁 1 杯
	15：00~18：00	**在职孕妈妈** 降低工作的难度，提高工作的效率 **居家孕妈妈** 学习给宝宝做一件小衣服吧
晚	18：00~19：00	吃晚餐，科学、营养又简单
	20：00~22：00	跟准爸爸一起聊聊天，做做游戏等；也可以让准爸爸帮忙数胎动
	22：00	入睡，做一个甜甜的美梦

当个从容不迫的职场孕妈妈：什么时候停止工作

到了孕晚期，随着胎宝宝在子宫的位置下降，孕妈妈会感到下腹坠胀难受，行动非常不便，而且各种孕期不适又会重新回来，坚持工作的孕妈妈需要考虑何时停止工作的问题。不同职业的孕妈妈的选择会有所不同。

坐办公室的孕妈妈

如果孕妈妈的工作不属于体力劳动，而且工作环境相对安静、清洁，危险性小，或长期在办公室工作，那么身体状况良好的孕妈妈可以坚持工作（但一定要避免工作过度疲劳），直到预产期的前 1~2 周停止工作。

做销售的孕妈妈

做销售工作的孕妈妈，每天的工作有一大部分时间需要外出行走，或回访客户，或上门服务等，建议在预产期的前 3 周停止工作回家待产。

体力劳动偏多的孕妈妈

如果孕妈妈的工作属于体力劳动，且运动量比较大，一定要避免上夜班、抬重物及颠簸，因为这段时间容易出现早产。建议孕妈妈提前一个月开始休产假。

有强烈刺激工作的孕妈妈

如果孕妈妈的工作对身体健康而言有强烈的刺激，如长期操作电脑，经常在工厂的操作间中工作，或工作在阴暗潮湿的环境中，那么建议最好在孕期就调换工作或暂时停止工作。

对于超过 35 岁的大龄孕妈妈来说，最好提前两个月就停止工作。

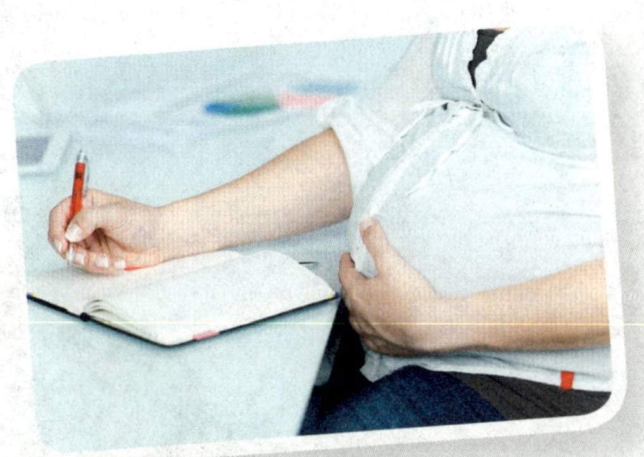

孕妈妈即使还在坚持上班，也可以利用工作的间隙站起来活动一下，不仅放松了腿部，也能让僵直的背部得到伸展。

Part9

孕 9 月（孕 33~36 周）幸福地期待着

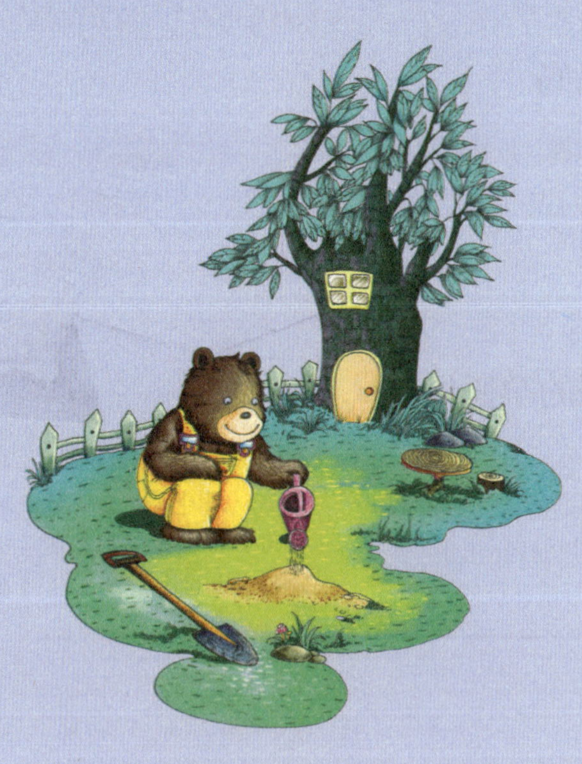

孕9月生活饮食宜忌速查

宜

胎宝宝体内钙的一半是在最后两个月储存的，如果孕妈妈对钙质的摄取不足，胎宝宝就会动用母体骨骼中的钙，这会影响孕妈妈的健康。

孕妈妈随着腹部的膨大，消化功能也在减退，更容易出现便秘。所以孕妈妈要多吃富含膳食纤维的食物。

孕妈妈可以适当吃一些淡水鱼，有助于促进乳汁的分泌，可以在宝宝出生后提供充足的初乳。

忌

到了孕晚期应绝对禁止用泻药、过性生活。

子宫口正在逐渐地张开，如果这时过性生活，很容易感染羊水，造成胎膜早破和早产。

避免去公共场所，因为公共场所是各种人的集中地，容易传播疾病，而孕妈妈抵抗力差，很容易被传染而导致病毒和细菌感染。

孕9月保健关键词

胎头入盆：入盆时间也是因人而异的，一般情况下，从33周开始，胎宝宝的头就能入盆了。

尿失禁：可以使用卫生护垫来防止尿失禁的尴尬。千万不可因此不喝水。

准备一下待产包：待产包是孕妈妈为生产住院而准备的各类物品的总称，包括妈妈用品、宝宝用品、入院一些重要物品。准备待产包并非多多益善，而是要合理规划，可以避免浪费。

提前安排好坐月子时的看护工作：宝宝出生前最好开个家庭会议，把宝宝出生后照顾的工作分配一下，让所有家庭成员都明确自己的分工和责任，尽量为新生宝宝创造一个和谐的家庭环境。

图解孕9月胎儿的生长

胎儿的萌言萌语：我就要横空出世了！

这个月是名副其实的“接近分娩月”，因为我就要横空出世了，妈妈要为此做各种各样的准备工作，来迎接她一生中最难忘的事——我的诞生。为此，妈妈可能会再次面临身心的巨大考验。我的急速增大可能会让妈妈感觉不适，肚子几乎变成了球形，越来越膨大的腹部可能会使妈妈时常感觉心慌气喘、胃部胀满、腰腿疼痛、便秘或水肿加重等，妈妈可能会经常觉得很烦，不过即使这样，妈妈也要学会如何应对和坚持。妈妈也准备好了随时结束怀孕生涯。这段时间，我会有规律地睡眠，但是可能会和妈妈的睡眠规律不一样，我也越发变得漂亮起来。

第 33 周：长出了胎发，五官也在工作着

我变得红润起来，不再像以前那样皱巴巴的，像个干瘪的小老头。

如果正常的话，我已长出了一头胎发，即使我出生后头发稀少，也没关系，因为这与我将来头发的多少并无关系，所以爸爸妈妈不必太在意。

我的五官现在都在工作着。

到这个月月末，如果我是女孩，大阴唇已明显隆起，左右紧贴并覆盖生殖器，这标志着外生殖器发育彻底完成；如果我是个男孩，我的睾丸很可能已经从腹腔下降到阴囊，但是也有个别的一个或两个睾丸在出生后当天才降入阴囊。妈妈不必为此而担心，因为绝大多数男孩都会是正常的。

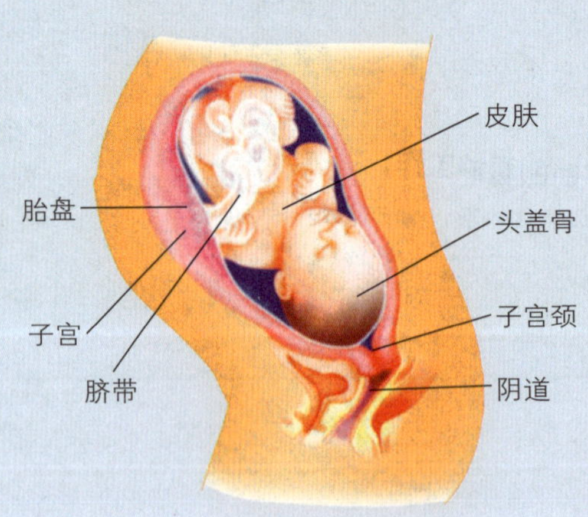

第 34 周：快速长成胖娃娃

这周，我把主要精力都用在快速增重上，直到出生，我在这期间增加的体重占出生体重的一半还多。我越发圆润了，我的皮下脂肪将会在我出生后调节体温，以快速适应子宫外的生活。

本周我的头转向下方，头部进入骨盆，这是为见爸爸妈妈做好准备了。我的头骨现在还很柔软，而且骨头之间还留有空隙，这种可松动结构可以使我的头在经过相对狭窄的产道时有伸缩性，有利于分娩的顺利进行。

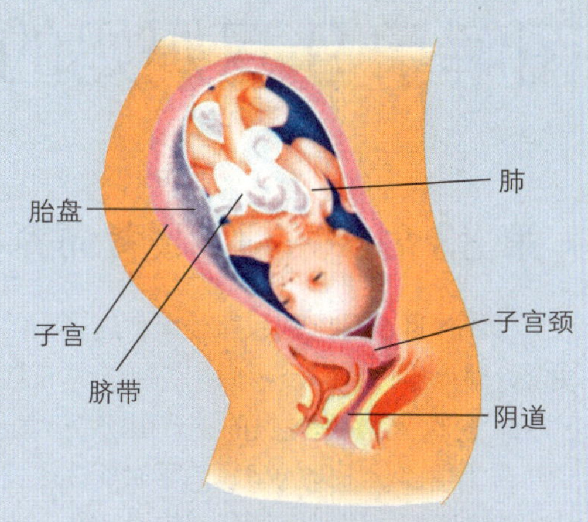

第 35 周：小耳朵足够敏锐了

此时我的听力已经充分发育，两个肾脏也已经发育完全，肝脏也能够自行代谢一些废物了。尽管我的中枢神经系统尚未完全发育成熟，但是现在我的肺部已基本发育完成，如果在此时出生，我存活的可能性为 90%。我已经不是在羊水里漂浮着，也不太可能再翻跟斗了，但是我仍然在不停地活动着。

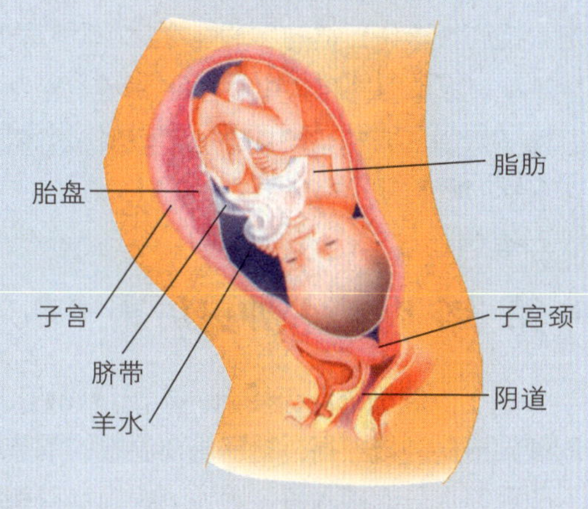

第 36 周：胎脂开始脱落

到本周末，我的体重约 2.6 千克，体重为 45~46 厘米。覆盖我全身的绒毛和在羊水中保护我皮肤的胎脂正在开始脱落。我现在会吞咽这些脱落的物质和其他分泌物了，这些将积聚在我的肠道里，直到我出生。这种黑色的混合物叫做胎粪，它将成为我出生后的第一团粪便。

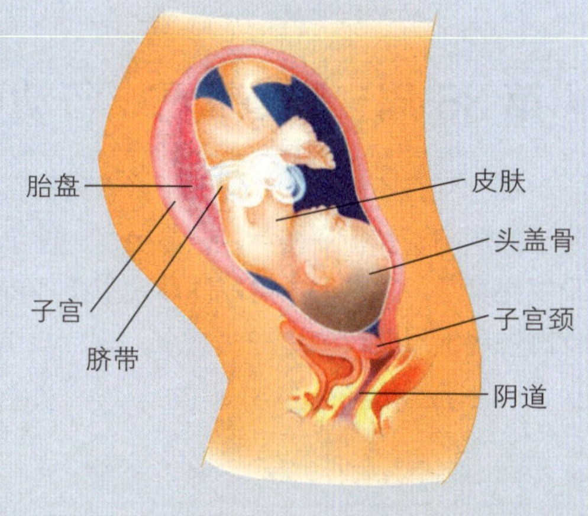

图解孕 9 月妈妈的变化

● 第 33 周：尿频、腰背痛等不适再度加重

孕妈妈现在会感到尿意频繁，这是因胎头下降压迫膀胱所致。还会感到骨盆和耻骨联合处酸痛不适，以及手指和脚趾的关节胀痛和腰背痛加重等。这些现象标志着胎宝宝在逐渐下降，孕妈妈全身的关节和韧带逐渐松弛，是在为分娩做身体上的准备。

有上述症状出现的孕妈妈平时要注重日常保健，并加强监护。例如，腰背痛的孕妈妈要适度锻炼，以增强腰背部的柔韧性。此外，还要注意保暖，睡硬板床或在过软的床垫下垫一块木板，穿轻便的低跟软鞋走路，以及在水中慢慢地游动或泡上 10 分钟的热水澡等，这些对缓解腰背痛都有一定的帮助；尿频的孕妈妈，若不伴有尿痛及烧灼感就不用太担心，这是正常的生理性症状。但若同时伴有尿痛、血尿等，就极有可能是泌尿系统感染，应及时就医，切不可延误病情。

孕妈妈此时还会出现不规则宫缩的次数增多、腹部时常阵发性地变硬变紧、外阴变得柔软而肿胀等生理现象。

● 第 34 周：水肿更厉害了

由于下肢静脉回流受阻，本周孕妈妈可能会发现手、脚、脸肿得比以前更明显了，脚踝部更是肿得很高，特别是在温暖的季节或每天的傍晚，肿胀程度会有所加重。此时不要限制水分的摄入量，因为孕妈妈自身和胎宝宝都需要大量的水分。反之，摄入的水分越多，越能帮助孕妈妈排出体内的水分。

有水肿加重情况的孕妈妈要注意多休息，控制盐分的摄入。

● 第 35 周：腹坠腰酸，行动更为艰难

胎宝宝在不断长大，逐渐下降入骨盆，此时孕妈妈可能会觉得腹坠腰酸，骨盆后部附近的肌肉和韧带变得麻木，甚至有一种牵拉式的疼痛，使行动变得更为艰难。在有的孕妈妈身上，这种现象可能逐渐加重，并将持续到分娩以后，如果实在难以忍受，可以向医生寻求帮助。

第36周：体重已达峰值

现在孕妈妈的体重增长已达到最高峰，大约增重11~13千克，需要每周做一次产前检查，以随时监测胎儿在子宫中的情况，必要时可以做一次胎心监护。

同时，从有利于分娩的角度出发，医生会根据胎宝宝的状况以及孕妈妈自身的情况，建议增加营养或适当控制饮食。

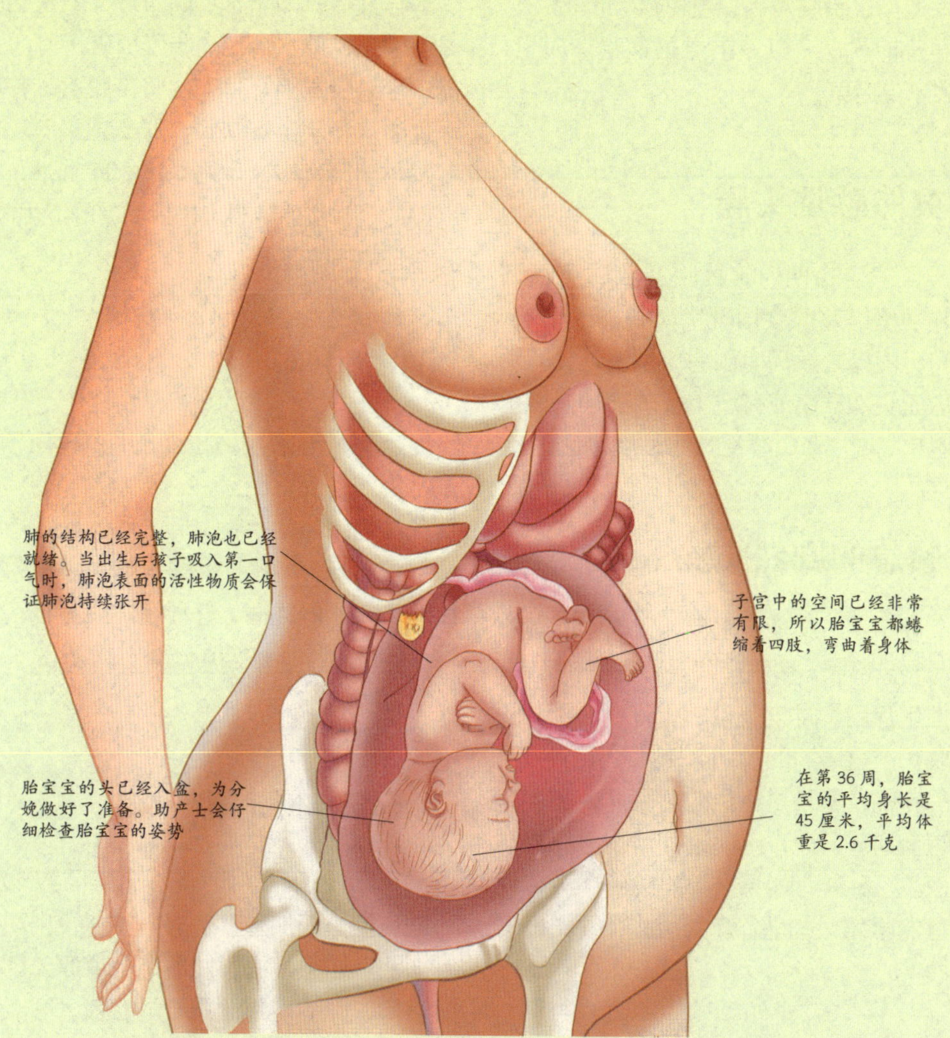

孕晚期需要及时就医的6种情况

尿频伴尿痛、血尿

孕晚期出现尿频且伴尿痛、血尿，就应该意识到极有可能是泌尿系统感染所致，如尿道炎、膀胱炎等。发生这种情况，一定要及时就医，以免错过最佳治疗时机，导致不良后果。

突然感觉头痛

到了孕晚期，随着胎宝宝的飞速增大，孕妈妈有时会出现突然头痛的情况，这有可能是妊娠高血压的典型表现，特别是血压突然升高或有严重水肿的孕妈妈更要引起高度注意，要及时就医，对症治疗。

紧急的剧烈腹痛

在孕中、晚期，出现紧急的剧烈腹痛多为胎盘早剥，多由腹部受到外伤、负重、过性生活后突发，多见于患有高血压、多胞胎和子宫肌瘤的孕妇。胎盘早期剥离产生的疼痛，通常是剧烈的撕裂痛，多伴有阴道流血。所以，出现这种情况时应及时去医院。另外，如果孕妈妈感到下腹有规律性的腹痛，这是分娩的前兆，要做好临产准备。

胎膜早破

所谓胎膜早破，是指孕妈妈还没有到临产期，而突然从阴道流出一种无色无味的水样液体，即羊水。简言之，就是胎膜提前破裂，羊水流出。胎膜早破可刺激子宫，容易引发胎儿早产、脐带脱落，并可导致滞产和胎宝宝缺氧、母婴感染等。一旦发生胎膜早破，孕妈妈应立即躺下，抬高臀位，并在外阴垫上一片干净的卫生巾，立即赶往医院就诊。

阴道出血

孕晚期导致阴道出血的原因有很多，最常见的是前置胎盘，表现为无痛的、反复多次地出血；胎膜早剥一般表现为持续性地腹痛及少量出血；子宫破裂表现为突然痉挛和剧烈腹痛，并伴有休克体征。上述这些都严重威胁着母子的生命安全，应及早就医。

严重心悸心慌

怀孕晚期，孕妈妈的子宫不断扩大，心脏负担因而加重，孕妈妈可能会出现心跳加快。如果孕妈妈此时患上或原先就有心脏病，则会导致严重心悸心慌，呼吸急促不能平躺，进而加重心脏病病情。严重心悸心慌，会严重威胁母子的生命安全，一定要尽早就医。

孕晚期失眠怎么办

营造舒适的睡眠环境

孕妈妈的卧室照明不要太亮，要利用间接照明。

准备适宜的被子和衣服。

养成在卧室只是睡觉的习惯，不要在卧室里集中做别的事，否则睡眠习惯容易不规律，导致失眠。

睡觉之前先冲个热水澡

花 10~20 分钟将身体泡在温水里，有助于放松肌肉，促进血液循环，对睡眠有益。注意不要用太烫的水，否则会引起子宫收缩，而且不要洗 30 分钟以上。

选择半俯卧位睡姿

侧躺，一条腿弯曲，两腿之间放一个垫子，垫高脚的位置。这样的姿势有利于腿部血液循环，加速消除疲劳，促进睡眠。

睡前 3 小时吃点助眠食物

饮食习惯的改变也会影响孕妈妈的睡眠质量，因此均衡的饮食非常重要。如香蕉、温牛奶、小米粥、菠菜、核桃、葵花籽等。晚饭尽量避免摄入过多甜食和肉类，如奶油、乳酪、肥猪肉、火腿、培根、香肠、油炸食品等含有饱和脂肪酸的食物，否则易改变体内的激素分泌，影响睡眠。

听音乐或看书

若就寝后半小时之内还无法入睡，不妨听一些舒缓优美的音乐或看书到快入睡为止。

坚持散步和热身运动

白天，天气好的时候，可以到户外轻松地散步和运动，调节身心的同时，还能促进血液循环，产生适当的疲劳感，更有利于睡眠。

食疗对策：熬制睡眠茶

枣茶

将 1 千克枣倒入水中后充分熬煮，保留大枣汤汁，放入 300 克白糖，再煮到白糖全部融化为止。煮到有点黏糊的状态，熬至剩下最初水量的 1/3 左右就可以了。每次取 1 勺倒在水杯里，用 3 倍的热水稀释后再喝。

洋葱皮水

剥取洋葱皮 5 个加 1 杯水，然后煮到水的量剩到原来的一半。捞出洋葱皮，接着煮水，睡觉之前喝 2~3 勺。

小腿抽筋怎么缓解

为什么会出现小腿抽筋

孕妈妈小腿抽筋大多是因为缺钙所致。尤其在孕中、晚期，孕妈妈的钙需求量明显增加，一方面母体的钙储备需求增加，另一方面胎宝宝的牙齿、骨骼钙化加速，都需要大量的钙。当孕妈妈钙摄入量不足时，胎宝宝就会摄取母体骨骼中的钙，导致孕妈妈发生抽筋、腰酸背痛等，甚至会导致软骨病。另外，妊娠期腹内压力的增加，会使血液循环不畅，也易造成小腿抽筋。

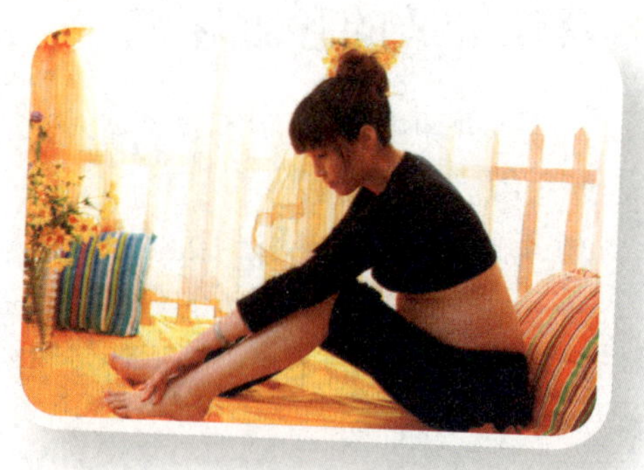

孕妈妈有空多按摩按摩脚部和腿部，这对腿抽筋有一定的预防和缓解作用。

多进行户外活动

平时要适当进行户外活动，多晒太阳，以促进身体对钙质的吸收，增强人体的免疫功能。

多摄入钙质丰富的食物

多吃芝麻、豆类等食物。另外，每天1杯牛奶也是不可少的。从怀孕第5个月起，要增加钙质的摄入量，每天1200毫克左右为宜。

睡觉时注意下肢保暖

伸懒腰时注意两脚不要伸得过直，睡觉时注意下肢保暖。

舒适腿部

不要让腿部肌肉过度劳累，不要穿高跟鞋，睡前对腿和脚部进行按摩。当小腿"抽筋"时，可先轻轻地由下向上按摩小腿肚子，再按摩脚趾及整条腿，若仍未缓解，则把脚浸泡在温水盆内并热敷小腿，扳动足部，一般都能缓解抽筋。

泡脚和热敷

睡前可以把生姜片加水煮开，待温度降到脚可以承受时用来泡脚。生姜水不但能缓解疲劳，还能促进血液循环，有助于安神，促进睡眠。水量以没到小腿肚以上为宜，这对预防抽筋特别有效。或者拿一块湿热毛巾热敷小腿，也可以使血管扩张，减少抽筋。

预防尿失禁的 2 个动作

缩紧阴道

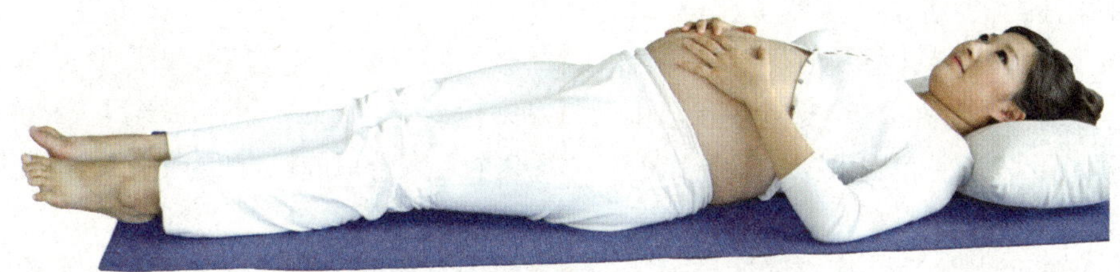

第一步：平躺，吸气，同时慢慢地从肛门尽量用力紧缩阴道，注意不要把力量分散到其他部位（见上图）。

第二步：呼气，同时慢慢放松下来。吸气时数到 8，重复 5 次之后改向一侧躺下休息。

分腿运动

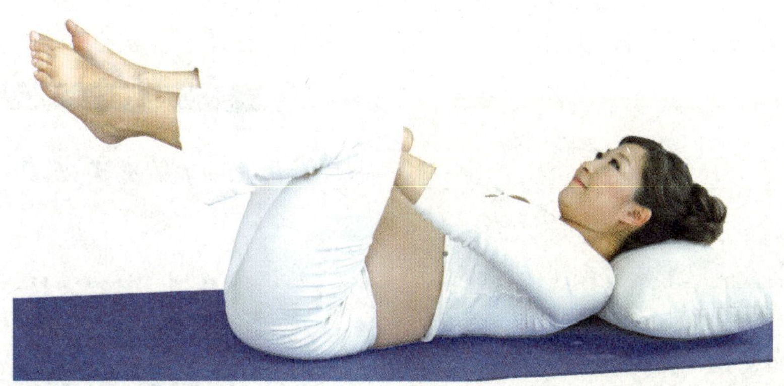

第一步：在平躺的姿势下将膝盖向上举（见上图）。用嘴慢慢呼气的同时，按住膝盖并抬起上半身。

第二步：用鼻子吸气并恢复平躺姿势，重复 5 次之后改向一侧躺下休息。

胎膜早破的居家紧急处理

胎膜早破的处理方法

孕晚期孕妈妈居家一定要多加留意，一旦发现胎膜早破这种危及母子健康甚至生命安全的紧急情况，一定要告诫自己和家人不要过于慌张，因为人在不知所措的情况下更容易作出不当举止。此时，为了防止胎宝宝的脐带脱垂，应立即让孕妈妈躺下，并且采取把臀位抬高的体位。

只要发生破水，不管孕妈妈是否到预产期，有没有子宫收缩，都必须立即赶往医院就诊。即使在赶往医院的途中，也需要尽量采取臀高的躺卧姿势。

小试纸，大鉴别

很多时候，孕妈妈并不知道是胎膜早破，常常会误以为是小便尿湿了内裤。因此，尽快判定胎膜早破意义重大。

用试纸鉴别是否为胎膜早破

孕妈妈可以将一种特定的化学试纸放入阴道里，如果流在阴道里的羊水使橘黄色的试纸变成深绿色，那么基本就可以判定是羊水流出了。

如果对这个结果还感觉不放心，拿到医院请专业人士将阴道流出的液体放在显微镜下观察，就可以见到羊水中的小脂肪块和胎毛，这时就可以判定是胎膜早破。

预防胎膜早破的 4 个生活细节

1 坚持定期做产前检查，4~6 个月每月去检查一次；7~9 个月每半月去检查 1 次；9 个月以上每周检查 1 次；若有特殊情况，应随时去做检查。

2 孕中、晚期应避免剧烈运动，无论是生活还是工作，都不宜过于劳累，每天保持心情愉快，适当到户外散散步、聊聊天，放飞心情。

3 不宜长时间走路或跑步，走路特别是上下楼梯时要当心以免摔倒；切勿提重物以及长时间路途颠簸。

4 孕期减少性生活，尤其是孕晚期，怀孕最后 1 个月严格禁止性生活，以免刺激子宫造成羊水早破。

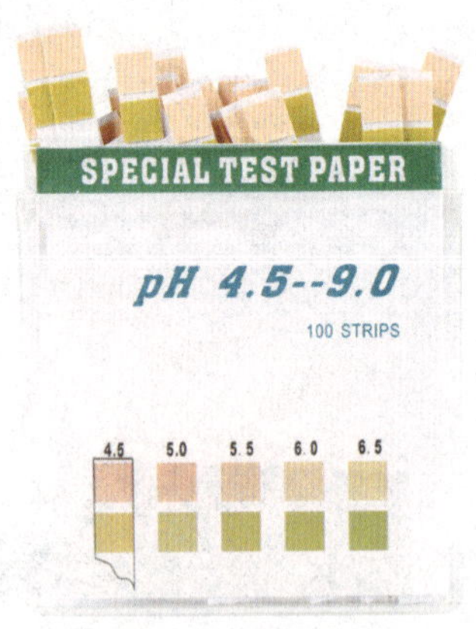

pH 试纸帮孕妈妈监测羊水是否破了。羊水的 pH 值为 7.5，而孕期引导分泌物 pH 在 4.5~5，预产期测到 7.5 左右就要做好准备了。

想顺利分娩，要做哪些准备

决定分娩顺利进行的5要素

1 孕妈妈的身体状况。孕妈妈身体健康，无异常。

2 胎儿的情况。分娩的顺利与否也取决于胎儿大小及胎位。

3 产道的状况。产道是胎宝宝顺利分娩的必经之路，由骨产道与软产道两部分构成。其中骨盆构成了骨产道，子宫口、阴道、外阴构成了软产道。这二者的努力扩张才能使胎宝宝顺利通过。其中最重要的是骨盆无异常，因为有时无法预测软产道是否会影响胎儿顺利分娩，这在分娩过程中医生会妥善处理的。

4 产力情况。产力是指将胎儿及其附属物从子宫内逼出的力量，包括子宫收缩力、腹肌及膈肌收缩力和肛提肌收缩力。

需要入院的情形

规律宫缩是入院的重要指标。见红（少量的、粉色或者咖啡色出血）不是临产的指标，因为有见红后几天才生的，也有不见红就生的。

两种需要马上住院的情况：①破水，主要有感染的危险；②阴道出血，不同于见红，血色鲜红，血量和月经量差不多，原因可能是胎盘前置。

一种特殊情况：有些人宫缩表现不是肚子疼，而是腰疼，也要引起注意。

5 精神因素。分娩时刻即将来临，孕妈妈在喜悦和期盼之余，难免会有恐惧和担忧，再加上宫缩可能会让孕妈妈无法很好休息，不思饮食等，这些都会导致宫缩无力，产程延长。因此，孕妈妈本人和准爸爸等周围的亲人都应坚定自然分娩的信心，以轻松愉快的心情看待分娩。

促进分娩的4种措施

1 促进分娩的坐姿。从孕32周以后，孕妈妈应尽量少斜靠着坐沙发，可以利用硬餐椅，将椅子反转，跨坐在上面，这样的姿势利于骨盆扩大，韧带关节的打开。

2 背部保持直立，让胎位更正。孕中期开始，孕妈妈坐着时要保持后背直立，尽量坐硬凳子，如果是沙发，也要在背后放一个舒适的靠垫，保持背部直立。之所以这样做，其目的是为了有一个好的胎位，便于胎儿入盆。

3 孕期要保证睡眠时间。孕妈妈最好晚上10点以前就上床睡觉。37周以后就是足月儿，随时可能生产。早点睡觉可以保证有足够的产力，随时应对分娩。

4 把握入院最佳时机。有规律的宫缩为每6~7分钟一次，这样即使是急产，也需要2~3个小时才能生。

预防早产

早产的定义

妊娠满 28~37 周之间发生的分娩称为“早产”。相应地，在此期间出生的体重约 1000~2499 克、身体各器官尚未完全发育成熟的新生儿，则称为“早产儿”。

导致早产的因素

异常状况

子宫畸形、宫颈内口松弛、子宫肌瘤、胎盘功能不全、前置胎盘或胎盘早期剥离、羊水的量过多或过少、胎位不正、胎膜早破、子宫颈无力支撑胎宝宝和胎盘的重量等异常状况可导致早产，需要尽早检查和治疗。

疲劳和压力

孕妈妈长时间站立、提重物或长途旅行时身体疲劳，会有早产的危险。睡眠不足和心理压力过重也可能会导致早产。

早产 5 大征兆提前知

周期性腹部发紧和腹痛

早产只不过是生产时间早，其他与正常分娩一样。妊娠 8 个月以后腹部频繁出现紧绷感，像石头或球一样硬硬的，有反复而规则的疼痛可以看成是早产的症状。要先安定下来后联络医生。

疲劳和压力

阴道出血对孕妇来说是一个危险的信号，不管是在什么时候发生，也不管出血量是多是少。因为可能会感染，所以一定不要清洗阴道，只需带上护垫尽快就医。

破水

阴道流出清澈透明的水样液体，可能是破水，少量渗出或像小瀑布般一下就流出。大部分是羊水破裂后开始阵痛，所以带上护垫后应立即去医院。就算医院很近也要坐车去，用躺着的姿势抬高臀部，尽量不要活动腹部。

痛经似的疼痛

感觉到子宫口正在打开或腹部的膨胀感与平时不同可能是早产，要在疼痛时尽快去医院。

胎动异常

如果孕妈妈感到突然胎动减少或长时间感觉不到胎动，或激烈动作后突然感受不到胎动，或随着严重腹部疼痛胎动减少时，要立即去医院。

早产如何应对

1 一旦发现早产征兆，先放松心情（如深呼吸、听音乐）、卧床观察与休息（最好左侧卧）、补充水分，或打电话到医院咨询。

2 若有见红及破水现象，应立刻就医。

3 若使用以上方法经过半小时都无法改善的话，应立刻到附近设有“新生儿重症监护病房”的医院就诊（因若早产儿出生后再转院，会错过急救黄金时间），以便及早提供最完善的检查、确定治疗方案及进行必要的处理，平安度过危机。

预防早产的办法

避免性生活。有早产征兆的孕妈妈最好在妊娠后期避开性生活，即使要进行性生活也要使用安全套，不要用压迫腹部的体位，禁止刺激乳头。

避免刺激子宫。要防止便秘和腹泻，以避免子宫收缩而导致早产。此外，妊娠后期不要穿束腹或紧身的衣服，尤其是8个月以后不要用束缚带，因为使用束缚带会妨碍血液循环，使身体变凉，导致子宫收缩。

呵护身体，控制体重。孕妈妈一定要细心呵护好身体，这也是关爱胎宝宝的一种方式，例如要保持身体暖和，即使在炎热的夏天待在空调房间里也要穿长袖和袜子，在房间里走动或在厨房干活时，要穿非常合脚的保暖鞋子，尽量不穿拖鞋；下楼梯或走凹凸不平的道路时，要注意防摔、防滑，雨雪天气避免外出；不要异常扭动身体，不要突然改变体位或做危险动作；合理控制体重，避免体重突然增加导致妊娠高血压，从而使胎盘的机能退化引发早产。

不过度劳累。怀孕晚期孕妈妈一定不要过度劳累，要保证充足的睡眠和休息。要等到待产才能休假的职场孕妈妈，要注意工作强度，若感觉累，就提前休假。

重视产前检查。有早产危险者，如妊娠合并高血压或糖尿病、怀双胞胎等高危孕妇，要到可以接受早产儿治疗的综合医院去做产前检查。另外，如果产前检查时，医生建议你休息，一定要听从。

羊水过多、过少都不正常吗？

A 胎儿是漂浮在羊水中的，羊水不仅能保护胎儿，而且羊水的量和颜色还能反映胎盘及胎儿在子宫内的状况。孕晚期，羊水主要来源于胎儿排出的尿液，然后再通过胃肠道吞入，当胃肠道发育异常，神经管发育畸形时可出现羊水过多，前者大多要在出生后才能明确诊断，而后者经B超就能发现，但有一部分羊水过多的胎儿的发育也是正常的。孕晚期羊水过少，多是因胎盘功能减退而引起。此外，泌尿系统发育异常也会导致羊水过少，但较少见，有时候B超检查能发现。B超测定羊水量有两种方法，第一是测定最大的羊水池，应在3~8cm之间；第二是测定羊水指数，正常范围在8~18cm，当羊水指数小于5cm时，为羊水过少，应尽快终止妊娠。

孕9月妈妈这样吃，长胎不长肉

孕9月宝宝发育与核心营养素

妊娠周数	胎儿器官系统发育	须重点补充的营养素	食物来源
第33~第36周	各组织器官发育接近成熟，长出一头胎发	蛋白质、脂肪、碳水化合物	蛋、肉、鱼、牛奶、土豆、玉米

孕9月饮食原则：多摄取膳食纤维

富含膳食纤维食物：孕后期，逐渐增大的胎宝宝给孕妈妈造成了很大的影响，孕妈妈很容易发生便秘，继而可能导致痔疮的产生。所以，为了防治便秘，孕妈妈应该多摄取膳食纤维，以促进肠道的蠕动，防止便秘的产生或改善便秘症状。多食芹菜、苹果、桃子、全谷类及其制品，如燕麦、糙米、玉米等，以此来缓解便秘。

不宜大量饮水：因为孕妈妈的胃部空间有限，如果一次性喝水过多，会影响孕妈妈的饮食。

不要盲目地减肥：很多孕妈妈孕晚期发现体重严重超标，而采取节食的方法减肥，这不利于胎宝宝营养的摄取，应该根据自身的情况，制订合理的食谱。

孕9月营养需求：维生素A

功效：促进胎宝宝视力正常发育，维持皮肤黏膜的完整性；有助于骨骼生长，促使胎儿牙齿分布均匀整齐。

摄入过多的危害：摄取过多，有造成胎宝宝先天性缺陷的可能。

摄入过少的危害：摄取过少，可能影响胎宝宝视力，出现夜盲症或皮肤病变。

每日建议摄取量：初期800微克，中、后期则需增加到900微克。

摄取来源：奶酪、西红柿、胡萝卜、南瓜、菠菜、蛋黄、肝脏等。

摄取方式：搭配脂肪，吸收最好。

摄取注意事项：维生素A可以从日常饮食中获得。但要注意，动物肝脏虽然含有维生素A，但是胆固醇含量也非常高，所以建议适量摄取。

均衡营养，缓解产前焦虑

到了这个月，很多孕妈妈都会出现产前焦虑现象，这不仅影响母婴的健康，而且不利于分娩。

可帮孕妈妈缓解焦虑的食物

可以吃一些能量充足或是让自己心情愉悦的食物，如鲑鱼等深海鱼，鸡蛋、酵母粉、牛奶、肉类、谷类、南瓜子、芝麻等富含 B 族维生素的食物，绿色蔬菜、葡萄柚、柑橘、木瓜、香瓜等富含维生素 C 的食物，香蕉、坚果、西红柿等富含钾的食物。

多吃高锌食物有利于分娩

为什么要吃高锌食物

锌能增强子宫有关酶的活性，促进子宫肌肉收缩，使胎宝宝顺利娩出。如果缺锌，子宫肌收缩力弱，无法自行娩出胎宝宝，需要借助如产钳等外力才能娩出，增加分娩的痛苦。

孕后期，孕妈妈吃哪些食物可补锌

孕后期，孕妈妈可多吃富含锌元素的食物，如猪腰、瘦肉、海鱼、紫菜、牡蛎、蛤蜊、黄豆、绿豆、核桃、花生、栗子等。

孕 9 月一日食谱推荐

早餐	7:00~8:00	紫薯粥 1 碗，煮鸡蛋 1 个，香菇油菜 1 份
加餐	10:00	牛奶 1 杯，坚果适量，橙子 1 个
午餐	12:00~12:30	米饭 150 克，香菜牛肉末 1 份，凉拌金针菇 1 份，熘肝片 1 份，红豆鲤鱼汤或紫菜虾皮蛋花汤适量
加餐	15:00	酸奶 1 杯，强化营养饼干 4 片，莲子羹 1 碗
晚餐	18:00~18:30	红薯饭 1 份，清炒油麦菜 1 份，糙米山药汁适量
加餐	21:00	花生核桃露 1 杯，奶酪面包 1 个，香蕉 1 根

主任医师推荐好孕美食

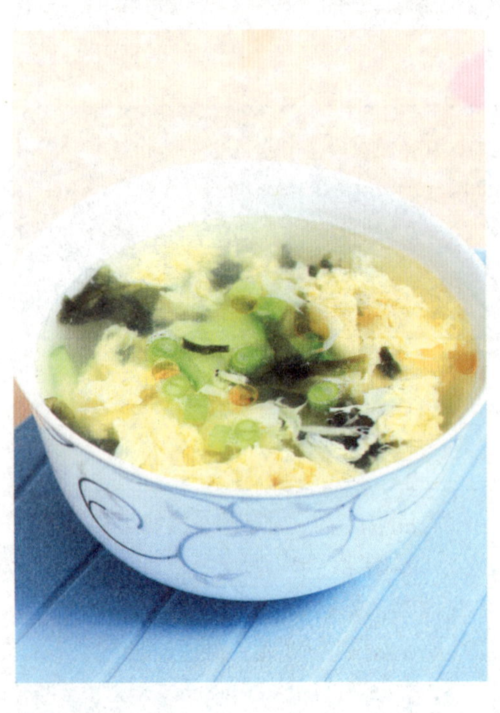

紫菜虾皮蛋花汤 补锌补脑

材料 紫菜5克，虾皮10克，黄瓜50克，鸡蛋1个。

调料 盐、鸡精、葱花、香油各适量。

做法

1 紫菜洗净，撕碎，与虾皮放碗中；鸡蛋磕开，搅匀；黄瓜洗净，切片。

2 锅置火上，放油烧热，加入葱花炝香，放适量水烧开，淋入鸡蛋液。

3 待蛋花浮起时，放黄瓜片，加盐、香油、鸡精，把汤倒入紫菜碗中即可。

营养师说功效

紫菜和虾皮都含锌，鸡蛋富含卵磷脂，搭配做汤，对胎宝宝的脑部发育有益。

红薯饭 补膳食纤维

材料 大米150克，红薯50克。

做法

1 大米淘洗干净；红薯去皮，洗净，切块。

2 大米和红薯块一同倒入电饭锅内，加适量水蒸熟即可。

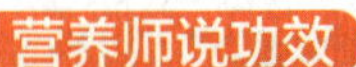

营养师说功效

红薯可提高身体抵抗力，防癌，促进胃肠蠕动，防止孕期便秘。

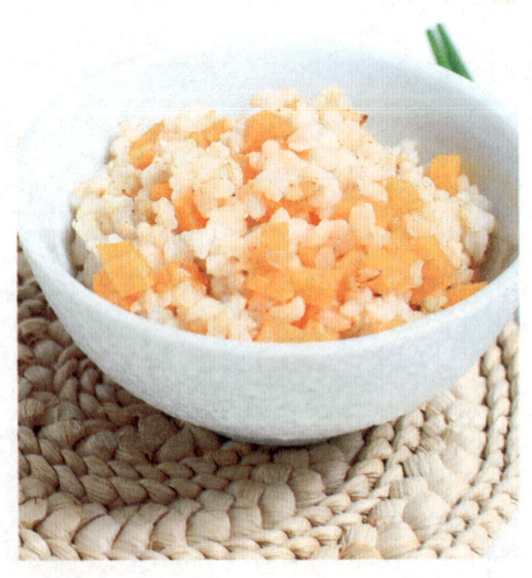

玩转孕检攻略：B 超、内检、阴拭子决定分娩方式

到这个月，医生会给孕妈妈做内检、阴拭子和 B 超的检查，来决定孕妈妈的分娩方式了。

通过 B 超评估胎宝宝多大

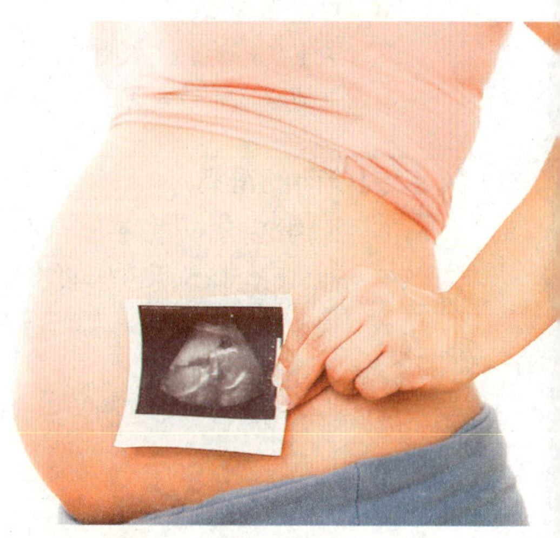

在孕 33~34 周，医生会再给孕妈妈做一次 B 超检查。这次的 B 超检查结果主要用于评估胎儿多大，观察羊水多少和胎盘功能以及胎宝宝有没有出现脐带绕颈。如果有羊水过少、胎儿脐带绕颈现象，须结合临床再考虑是否继续妊娠。此外，胎宝宝的胎位也是能否顺利分娩的重要指标。9 个月的大多数胎儿都是头部朝下、脸部朝向孕妈妈的脊柱、背部朝外。

常见的胎位类型如下

按先露部位分	具体的胎位类型
顶先露的 6 种胎位	左枕前（LOA）、左枕横（LOT）、左枕后（LOP）、右枕前（ROA）、右枕横（ROT）、右枕后（ROP）
臀先露的 6 种胎位	左骶前（LSA）、左骶横（LST）、左骶后（LSP）、右骶前（RSA）、右骶横（RST）、右骶后（RSP）
面先露的 6 种胎位	左颏前（LMA）、左颏横（LMT）、左颏后（LMP）、右颏前（RMA）、右颏横（RMT）、右颏后（RMP）
肩先露的 4 种胎位	左肩前（LScA）、左肩后（LScP）、右肩前（RScA）、右肩后（RScP）

通过内检了解盆腔宽度

一般在孕 35 周左右进行，主要是了解骨盆腔的宽度是否适合顺产，同时也希望能刺激子宫颈早点成熟，促进临产征兆出现，以免发生过期妊娠。

做内检的过程

1. 医生会事先在检查床上铺好清洁的一次性臀垫。
2. 孕妈妈脱掉一条裤腿（一般脱左腿），以膀胱截石位，平躺在检查床上等待检查。
3. 医生会将手指插入阴道，另一手置于腹部上方，以检查子宫位置、大小、形状、软硬度及怀孕周数是否与子宫大小相符。

内检前的准备

1. 做内检前一天的晚上，孕妈妈要将自己外阴部清洗干净（用清水冲洗即可，洗液有可能掩盖阴道存在的病患）。
2. 换上干净的内裤，穿上易于穿脱的衣裤。
3. 内检前，应该排空膀胱。

阴拭子检查阴道有无感染

阴拭子检查主要是检查阴道中有无细菌感染，来决定分娩方式。如果感染严重只能剖宫产。具体就是用小棉棒伸进阴道提取一些白带，然后进行普通培养，如果结果显示阴性，则表示没有细菌生长，可以作为判断是否能顺产的一个依据。

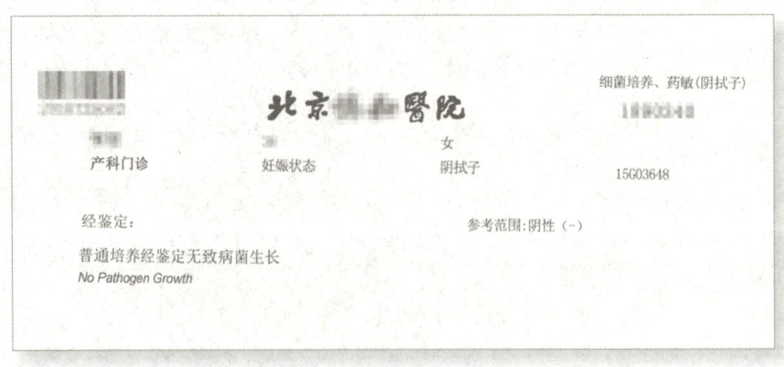

北京医院

细菌培养、药敏(阴拭子)

产科门诊　妊娠状态　女　阴拭子　15G03648

经鉴定:

参考范围:阴性（-）

普通培养经鉴定无致病菌生长

No Pathogen Growth

当个从容不迫的职场孕妈妈：可以着手安排产假了

了解产假时间

孕晚期孕妈妈会感到行动非常不方便，这是因为胎宝宝在子宫的位置下降，孕妈妈会感觉到下腹坠胀。如果孕妈妈的工作不属于体力劳动，孕晚期还可以坚持工作，但需要避免上夜班、长期站立、抬重物等工作。坚持工作的孕妈妈一定要避免工作过度疲劳和强烈的刺激，因为这段时间容易出现早产。

按照有关规定，育龄女性可以享受不少于98天的产假。这98天的产假实际上有2周是为产前准备的。因此，怀孕满38周的上班族孕妈妈就可以在家中休息，一方面调整身体，另一方面可以为临产做一些物质上的准备。如果孕妈妈在孕晚期出现早产、妊娠高血压等异常情况，医生会建议休息或住院监护，上班族孕妈妈应立即停止工作，配合医生的建议。

需要马上停止工作的异常情形

1. 有早产征兆或怀了双胞胎。
2. 患有高血压或子痫前期。
3. 宫颈机能不全，曾经有过早产经历。
4. 胎宝宝发育受限。

提前交接好工作

不管你准备什么时候休产假，最好事先把手头的工作妥善安排好。你的上司一定不希望某天上班突然听到你撇下做了一半的工作紧急生产的消息。列一份工作明细表，确定你的工作代理人，如果你的代理人不止一个，可以与上司讨论一下合适的人选及分工。

提前一段时间与代理人交接工作，这并不意味着你要马上把工作交给别人做，而是让你的代理人对你的工作内容和流程有一个熟悉和适应的过程，以及在你出现紧急生产状况时，可以随时进入工作状态，接替你的工作。

不是吧？！
当女性怀孕后，可能出现记忆力衰退和认知能力下降等问题。这种现象通常被戏称为“孕傻”。
一孕傻三年！

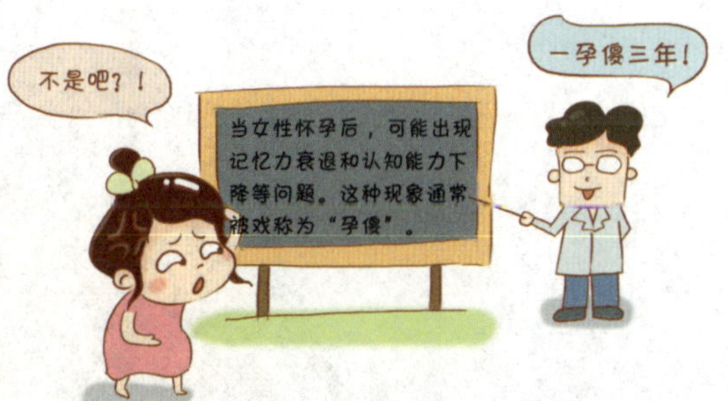

其实，怀孕后，主要是焦点集中在自己的肚皮和小宝贝身上，放在其他地方的比较少，显得对其他事情的掌控力没有那么强，所以，怀孕是真的不会牺牲智商。

Part10

孕 10 月（孕 37~40 周）就要与宝宝见面了

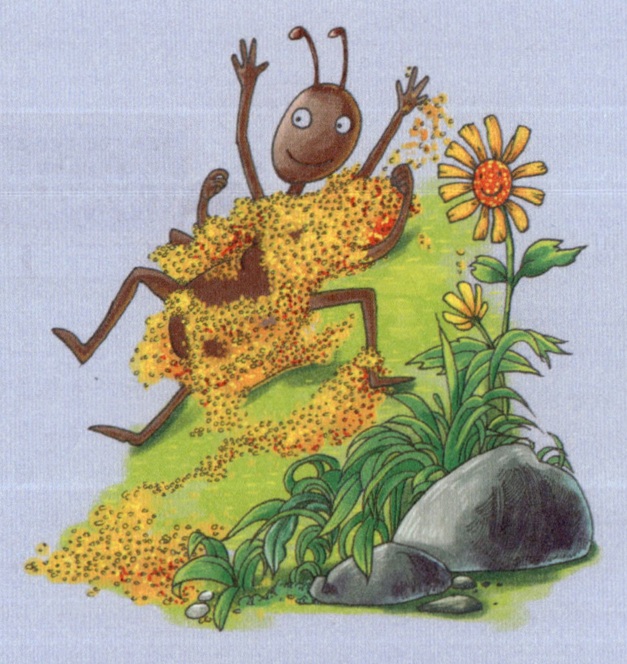

孕10月生活饮食宜忌速查

宜

孕妈妈应多吃口感清淡、容易消化的食物，如圆白菜、紫甘蓝和全麦面包等，这类食物还可以帮助血液凝结，对分娩有助益的作用。

孕妈妈可以多吃豆类、谷类、动物内脏等补充维生素 B_1，避免产程延长。

孕妈妈临近分娩，应补充一些热量，如吃些巧克力等。

当胎头下降压迫直肠时会有很强的便意或者出现见红，此时应尽快到医院待产；如羊水破了，就要立即入院。

忌

如果孕妈妈经常紧张、焦虑，吃不好、睡不好，容易导致疲劳，可能会引起宫缩乏力、难产和产后出血等情况。

本月孕妈妈的胃口转好，但是也不能吃太多，否则会导致胎宝宝和孕妈妈的体重过重等不良结果。

孕妈妈不宜吃鸡蛋，因为鸡蛋不容易消化，会增加肠胃负担，还可能引起腹胀、呕吐等，不利于分娩。

因为本月孕妈妈随时都有可能进行分娩，所以应避免单独外出。

孕10月保健关键词

水肿：孕妈妈如手部、脸部有水肿，或是有突发并严重的脚部、腿部水肿，建议尽早就诊。

分娩：十月怀胎，一朝分娩。要树立成功分娩的自信心，首先在心理上战胜分娩恐惧。

临产信号：见红、阵痛、破水。破水发生后，要尽量采取平躺姿势，并立刻在家人帮助下入院待产，以免危及胎宝宝安全。

分娩方式：在医生指导下选择适合自己的分娩方式，保证母婴平安。

图解孕10月胎儿的生长

胎儿的萌言萌语：爸爸妈妈，我等不及要见面了！

十月怀胎，瓜熟蒂落。在这接近预产期的日子里，我还要继续成长，力争做到有朝一日离开妈妈的“小巢”后能够独立存活。在这个月里，我的皮下脂肪还会进一步增厚，这是为出生后能够适应外界的“低温”（相对于妈妈子宫的温度而言）而做的准备。我的肺脏已经具备了呼吸功能，但还没有启用。在这最后的一个月，我会加紧练习，并做呼吸功能的调适，随时待命，一旦出生就立即启用自己独立的肺循环，爸爸妈妈就瞧好吧！但如果我和妈妈有任何不适宜继续妊娠的疾病或征兆，在进入第 38 周的首日，医生就可能用人工方式启动分娩。

第 37 周：我足月了

恭喜我吧！本周我已经完全入盆，到这周末，我就可以算是足月的宝宝了——这意味着我现在已经发育完全，为子宫外的生活做好了准备。

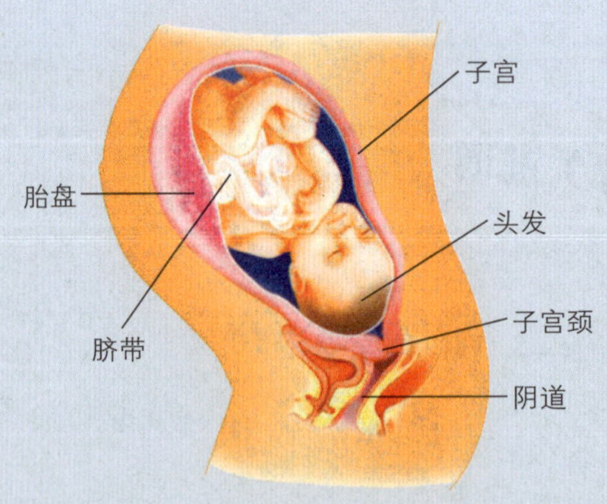

第 38 周：临近出生，我抓紧时间练习各种动作

我已经胖起来了，昔日妈妈那宽敞明亮的“小房子”对于现在的我来说已经不够用了，所以有时我会整个蜷缩起来像个小球一样，头朝下，变成准备出生的姿势。

这时候，妈妈会因为我的入盆而对我活动的次数及强度感觉不如以前明显。殊不知，我丝毫也没有闲着，我要在这最后的几周里，抓紧时间加紧练习吸吮、呼吸、眨眼、踏步、转头、吮拇指、握拳、手指交叉紧握等这些在我亮相于这个世界时需要的各种动作。

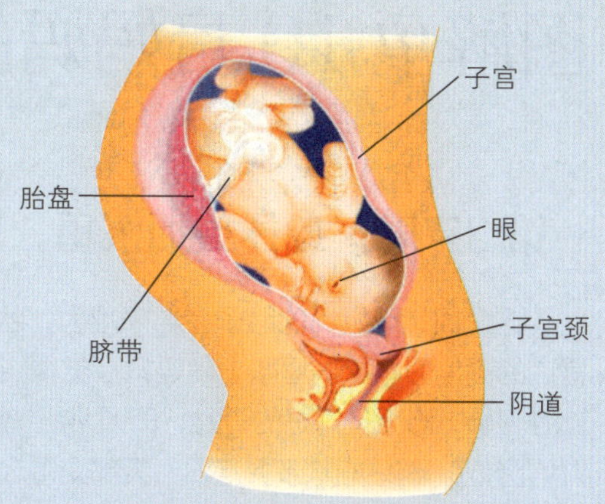

第 39 周：我变得安静了

我的脂肪层正在加厚，这会帮助我在出生后控制体温。这一周我身体的各器官都已经完全发育，并各就其位了。我的外层皮肤正在脱落，取而代之的是下面的新皮肤。我的活动越来越少了，安静了许多。不过请妈妈不要担心，这主要是因为我的头部已经固定在骨盆中了，正在为分娩做最后的准备呢。

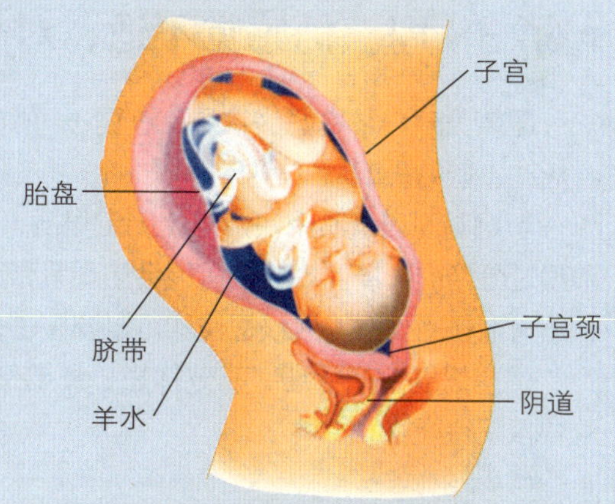

第 40 周：我随时都会来“报到”

本周我的体重已经有 3 千克了，身长大约在 50 厘米左右。我身体上的皱纹已消失，皮肤呈现淡红色，肉乎乎的，可爱极了。我的指甲和头发也会继续生长。“变形金刚”头颅骨还没有连接在一起，在分娩时它会被挤压，从而变形或被拉长，以便顺利地通过产道。这种状况一直会保持到我出生。我绝大多数器官都成功地完成了自己的“使命”，只有肺还没有最后“定型”，这要等到我出生后几小时之内才能建立起正常的呼吸模式。现在，一切准备就绪了，我随时都会出来“报到”，爸爸妈妈，你们做好准备了吗？

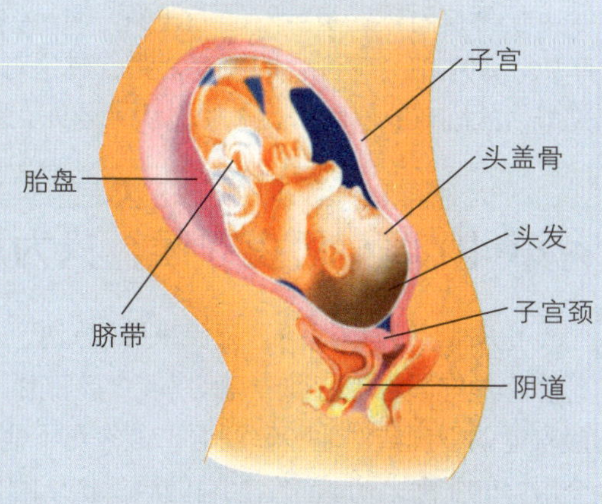

图解孕 10 月妈妈的变化

第 37 周：身体更加沉重，胃口似乎好起来

这一周，孕妈妈的肚子会越来越大，感觉身体更加沉重，动作也越发笨拙费力，子宫底的高度为 29~35 厘米。孕妈妈会觉得突出的腹部逐渐下坠，这是因为胎宝宝的先露部分开始下降至孕妈妈的骨盆，即通常所说的"入盆"，是在为分娩作准备。因胎宝宝位置的降低，孕妈妈胸部下方和上腹部变得轻松起来，对胃的压迫变小了，胃口也跟着好了起来，但是行动却日益困难，同时不规则宫缩频率增加，小便次数也在增加。

第 38 周：仍感觉不适，对分娩有焦虑

尽管大部分孕妈妈的体重在这周不再增加了，但还是会觉得不舒服。平时要注意小心活动，避免长期站立等。

孕妈妈现在既盼望快点与小宝宝见面，又害怕分娩的疼痛，担心自己是不是真的能够挨过分娩的阵痛。为此，可能会出现紧张、烦躁、焦虑等负面情绪，这都是正常现象，相信有准备的孕妈妈应该很快就可以调整过来。

孕妈妈要适当活动，充分休息，还要密切关注自己身体的变化，一出现临产征兆，就要入院待产。

第 39 周：为了宝宝，要吃好睡好

虽然这时候胎宝宝安静了许多，但是孕妈妈不舒服的状况会更加明显，几乎所有的孕妈妈现在都会感到心情极度紧张，或是对分娩的焦虑，或是对分娩的种种期待。但是你能做的唯有吃好睡好，放松心情。此外，尤其要注意观察是否有临产迹象。

第 40 周：日夜守候，只为那一刻

正所谓"万事俱备，只欠东风"。到了本周，一切都已准备妥当，孕妈妈要做的就是静静地守候，等待那一激动人心时刻的到来。这期间，你仍然可以对你的小宝宝施以最本能的爱抚或对他喃喃细语，因为对于他来说，你就是整个宇宙的中心，你将给他一个最好的生命之初，让他拥有健康、快乐的未来。

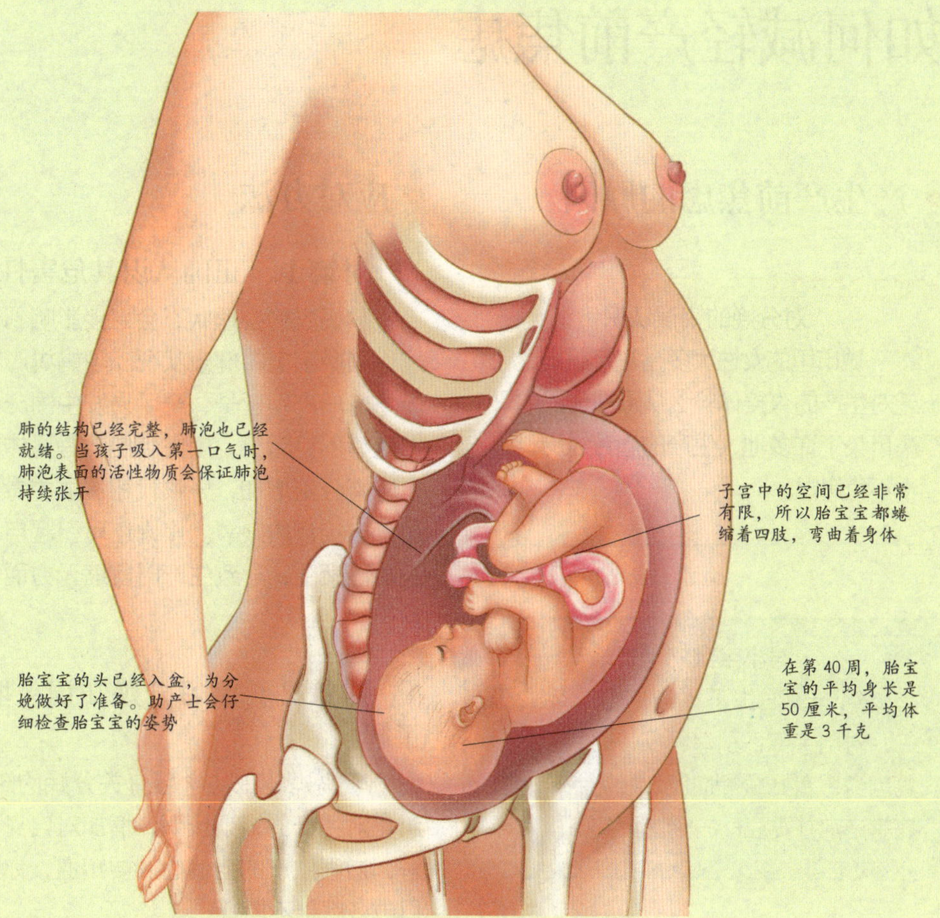

分娩前准备事项自检备忘录

在产前的这最后几周里，你会有很多必须在这个阶段要做的事，还要告诉一些该通知的人，所以要提前做好准备，力争做到万全的准备，不要让该做的事情遗留到分娩的那一天。下面是可以提醒你注意的自检备忘录，如果你还是担心自己会忘了什么，可以将这张备忘录放在方便够到的地方，随时把想到的事情添加进去。

自检备忘录

- 把尚未完成的工作做个交接。
- 到医院登记。
- 提前熟悉一下产房。
- 制订分娩计划，并与医生讨论。
- 确定知道什么时候通知医生，什么时候该到医院。
- 准备好小宝宝的全套衣物；为自己购买舒适的衣物、睡衣和哺乳奶罩。

如何减轻产前焦虑

产生产前焦虑的原因

对分娩的错误认识

城市里的女性大多是初产妈妈，缺乏对生产的直接体验，从影视作品中耳濡目染了许多他人生产的痛苦经历，心中不免焦虑。

对小宝宝的担忧

第一，怕生下不健康的宝宝；第二，对胎宝宝性别有顾虑；第三，孕妈妈自身患有妊娠高血压、妊娠合并心脏病等产前并发症，怕影响胎宝宝。

对自身的担忧

孕晚期各种不适症状加重，如出现皮肤瘙痒、水肿、便秘等，这使得孕妈妈心情烦躁，易焦虑。再加上预产期临近，行动不便的孕妈妈整日闭门在家，注意力很容易集中到种种消极因素上，加重焦虑。另外，就是孕妈妈担心小宝宝出生后，自己的职业会因此受到影响或家庭经济压力加大，故产生焦虑。

应对办法

对策 1：正确认识其危害性

孕妈妈的心理状态会直接影响到分娩过程和胎宝宝的健康状况。孕妈妈产前焦虑易造成产程延长、产后易发生围产期并发症等不良后果。焦虑会使孕妈妈体内肾上腺素分泌增加，导致代谢性酸中毒，引起胎宝宝宫内缺氧。焦虑还可引起自主神经功能紊乱，导致生产时宫缩无力而造成难产。

对策 2：学习分娩知识，增进了解

孕妈妈要主动学习有关分娩的知识，纠正对生产的错误认识，增加对自身的了解，增强生产的自信心。要知道，你知道得越多就越不担心。

对策 3：多跟不怕分娩的孕妈妈交流

孕妈妈可以和一些不怕分娩的孕妈妈多交流，讨教一些经验，并在临产前做一些有利健康的活动，如编织、看书、绘画、唱歌、散步等。

对策 4：家庭成员的细心呵护

家人的关心和体贴尤其重要，可以陪伴着孕妈妈，给予孕妈妈鼓励与支持，以帮助消除产前焦虑症。

如何处理分娩疼痛

忘掉恐惧

恐惧会导致肌肉紧张，进而又引起疼痛，疼痛造成更大的恐惧，恐惧又引起更加强烈的紧张，紧张又造成疼痛加剧，如此循环不已。所以，产妇要学会和身体合作而不是对抗。

要做到与身体合作，首先要忘掉恐惧。因为恐惧和不安会使你的身体产生过多的应激激素，这些激素会抵消掉身体产生的另一种用来促进产程和减轻不适的激素。这样一来，疼痛程度就会增加，产程也会拖得更久。所以，分娩时要尽量使自己处于放松状态，以使宫颈柔软扩张，有利于分娩。

多了解分娩信息

你知道得越多，就越不感到害怕。尽管每一位妈妈分娩的具体情况都不尽相同，分娩的经验也因人而异，但是大致上还是有一个共同的过程。倘若你提前了解分娩的过程、你会有的感觉，以及为什么会有这些感觉，到时候你就比较有自信，自然不会被轻易吓着了。

选择导乐

分娩时如果能有一位专业的导乐师陪护在身边，相信你的担心会减少很多。她可以在分娩过程中为你解释各种感觉，提供一些处理阵痛的建议，同时在需要作决定时，还可以协助你了解情况以及参与决策过程，她会帮助你进行心理上的一系列调适。

避免回想后怕的经验

记住，别把过去可怕的经验带进产房。分娩会引起先前难产经验等不愉快回忆，这可能会让你不由自主地全身紧张起来。因此，在分娩之前，你一定要妥善处理好过去重大创伤所引起的附加后果，必要时可以求助于医生或导乐。

学习减轻分娩痛的动作

孕妈妈可以练习以下生产的准备动作，为顺利分娩打下良好基础。

- 膝盖跪地，慢慢旋转腰部，或试着用力。这样可以使胎宝宝容易下降，缓解对背部的压迫，减轻腰痛。
- 坐在矮的小椅子上，张开双腿，试着用力，请准爸爸协助支撑住双腿。注意全身放松，不要紧张，否则会加强阵痛，胎宝宝也会不易下降。
- 保持轻松的心情，将手放在椅子或台面上，腰部作画圆般旋转，这个动作可以缓解分娩过程中难忍的阵痛。

孕 10 月妈妈这样吃，长胎不长肉

孕 10 月宝宝发育与核心营养素

妊娠周数	胎儿器官系统发育	须重点补充的营养素	食物来源
第 37~ 第 40 周	胎头双顶径大于 9 厘米，足底皮肤纹理清晰	铁、维生素 K	蛋黄、牛奶、动物内脏、绿叶蔬菜

孕 10 月饮食原则：摄取足够的优质能量

1 多吃一些含有优质蛋白质的食物，如鱼、虾类的食物，也可以吃瘦肉和大豆等食物。

2 多吃新鲜的蔬果，保证摄入充足的维生素。如果维生素 B_1 缺乏，会导致分娩时子宫收缩乏力，延长产程。

3 孕妈妈的饮食要丰富多样，每天保证食用两种以上的蔬菜，要食用体积小、营养价值高的食物，如动物性食品等，尽量减少营养价值低、体积大的食物，如土豆、红薯等，保证营养全面均衡。

4 为储备分娩时消耗的能量，孕妈妈应该多吃富含蛋白质、糖类等能量较高的食品，同时也要合理管理体重。

孕 10 月营养需求：维生素 K

功效：预防新生儿出血症；预防骨质疏松症，还可以减少新妈妈产后出血。

每日建议摄取量：建议每日的适量摄入量 120 微克。

摄取来源：维生素 K 的来源主要有两方面，首先是肠道内细菌的合成，其次是从食物中摄取。富含维生素 K 的植物性食物主要有：菜花、绿茶、南瓜、西蓝花、水芹、香菜、莴苣、小麦、玉米、燕麦、土豆、青豆、豇豆、苹果、葡萄等。

摄取注意事项：孕妈妈如果出现流鼻血的情况，应该多摄取维生素 K，最好是从食物中摄取。注意维生素 K 与抗血液凝剂的药性相克，一起服用会产生不良反应。

分娩能量棒和电解质补水液，提供能量

分娩能量棒质地为果冻状，入口顺滑，便于孕妈妈服用。分娩能量棒中富含单糖、双糖、多糖、中链甘油三酯，极易被人体吸收，同时由于供能的作用方式和分解速度不同，既保证了分娩过程中的快速供能，也保证了能量的源源不断，是目前国内最为领先的专业产品。

电解质补水液为半流质液体，产妇躺着也能轻松、顺利服用，减少呛咳发生及罹患吸入性肺炎的风险。电解质补水液富含钠、镁、维生素 B_1、维生素 B_2、维生素 B_6，协同作用能量吸收，快速补充水分，防止产妇体内电解质紊乱。

分娩能量棒和电解质补水液配合使用，可有效保证分娩过程中能量和水分的供给，为自然分娩保驾护航。

喝些蜂蜜水，可缩短产程

进入孕 10 月后，孕妈妈可以喝些蜂蜜水，既可以改善自身的体质，又能改善咳嗽的症状。具体调理方法为：将蜂蜜用冷开水调匀饮用，蜂蜜的量可依照个人的喜好而略有不同。不过要注意的是，这个时期不可用热开水或温开水调蜂蜜，以免孕妈妈产生胀气或拉肚子。

此外，蜂蜜水有助于孕妈妈缩短产程、减少疼痛，因此，准爸爸可以在待产时先准备一些滚热开水，加入的蜂蜜越浓越好，调制成浓稠的热蜂蜜水，在孕妈妈阵痛开始、破水开两指之后让她饮用（未破水开两指也可以，两指即 4 厘米），这对于自然生产的孕妈妈来说，是很有效的助产饮品。

孕 10 月一日食谱推荐

餐次	用餐时间	食谱参考
早餐	7:00~8:00	银耳羹 1 碗，煮鸡蛋 1 个，清炒南瓜 100 克，奶酪蛋糕 1 块
加餐	10:00	牛奶 1 杯，坚果适量，水果沙拉 1 份
午餐	12:00~12:30	紫薯粥 1 碗，鸡蛋炒黄花菜 100 克，尖椒炒肉丝 150 克，肉末茄子 150 克，馒头 1 个
加餐	15:00	酸奶 1 杯，苹果 1 个，坚果适量
晚餐	18:00~18:30	素什锦 100 克，黄瓜炒鸡蛋 150 克，萝卜丝鲫鱼汤适量，香菇鸡肉粥 1 碗
加餐	21:00	红枣红豆汤 1 碗，坚果适量，香蕉 1 根

主任医师推荐好孕美食

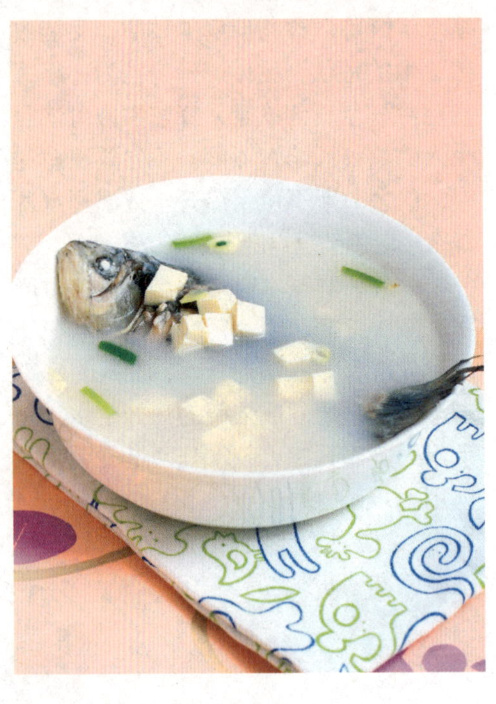

鲫鱼豆腐汤 补充蛋白质

材料 鲫鱼1条，豆腐150克。

调料 料酒、香菜段、姜片、盐、水淀粉、香油各适量。

做法

1 将豆腐洗净，切成丁，用盐水渍5分钟，沥干备用。

2 鲫鱼去鳞、鳃和内脏，洗净，抹上料酒，用盐腌渍10分钟。

3 锅内倒油烧热，爆香姜片，放入鲫鱼，待鱼两面煎黄后加适量水，大火烧开后小火炖25分钟，再投入豆腐片，加盐调味，用水淀粉勾薄芡，放上香菜段，淋上香油即可。

西瓜草莓汁 缓解疲劳

材料 西瓜（去皮）150克，草莓100克。

调料 蜂蜜适量。

做法

1 西瓜切块；草莓去蒂，洗净，切块。

2 将上述食材放入果汁机中，加入适量饮用水搅打，打好后调入蜂蜜即可。

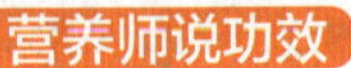

西瓜含有糖类、维生素、膳食纤维等，草莓含有维生素C、鞣酸等，二者打汁饮用可以增强体质、缓解疲劳。

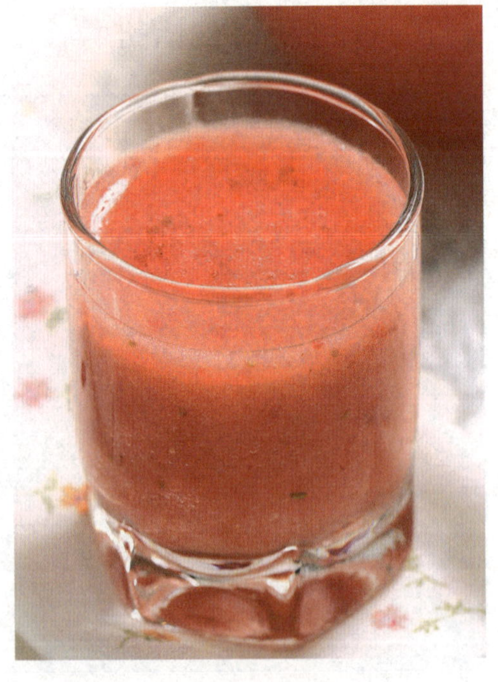

玩转孕检攻略：临产检查

从孕 37 周开始，孕妈妈需要每周都做例行常规检查了。主要有阴道检查、检测胎心、观察羊水、宫颈指诊。

阴道检查判断产程进展

阴道检查可清楚地了解子宫颈开大的程度，比如宫颈位置、软硬度、胎头的位置，胎头有无变形及与骨盆的关系到底正确与否。因此，在第一产程中，医护人员会每隔 2 小时做一次阴道检查，如果进展不好，即宫口仍不断开大而胎儿先露部分不下降，或者先露下降满意但宫颈不开大，或者两个都没啥进展，就表明产程出现问题，医生会根据情况及时处理。临产时，每个产妇都要与医护人员配合，做好这项检查。

检测胎心，长时间连续了解胎心变化

胎心反映的是胎儿在宫内的状态，当各种原因引起胎儿缺氧时，很敏感的胎心就会出现变化。正常的胎心率一般为 120~160 次 / 分，低于 120 次 / 分或高于 160 次 / 分都表明胎儿已经有缺氧迹象。

胎心监护仪是利用胎心探头，固定于产妇腹部听胎心最清楚的部位，连续地记录胎心信号，并记录在胎心监测的图纸上，因此可以较长时间连续了解胎心的变化，还能记录子宫收缩的情况，并了解胎心与宫缩变化的关系。

胎心率线

胎心监护仪上主要有两条线，上面一条是胎心率，正常情况下波动在 120～160，一般表现为基础心率线，多为一条波形曲线，出现胎动时心率会上升，出现一个向上突起的曲线，胎动结束后会慢慢下降。胎动计数＞30次/12小时为正常，胎动计数＜10次/12小时提示胎儿缺氧。

宫内压力线

下面一条线表示宫内压力，在宫缩时会增高，随后会保持20mmHg左右。

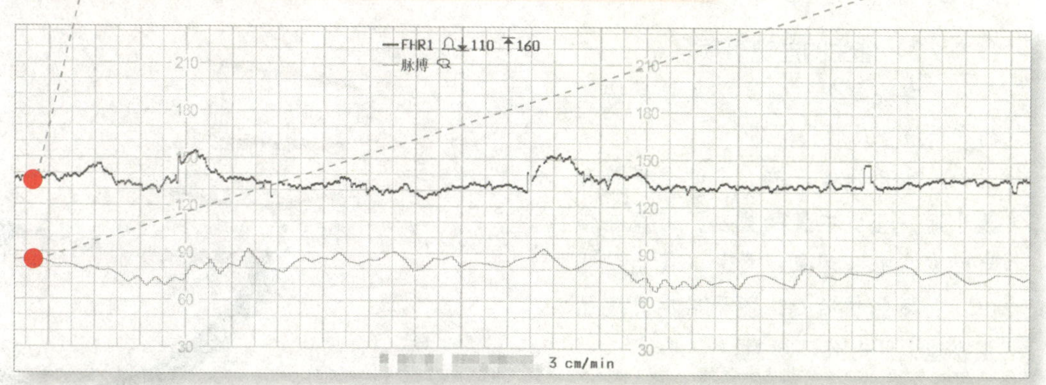

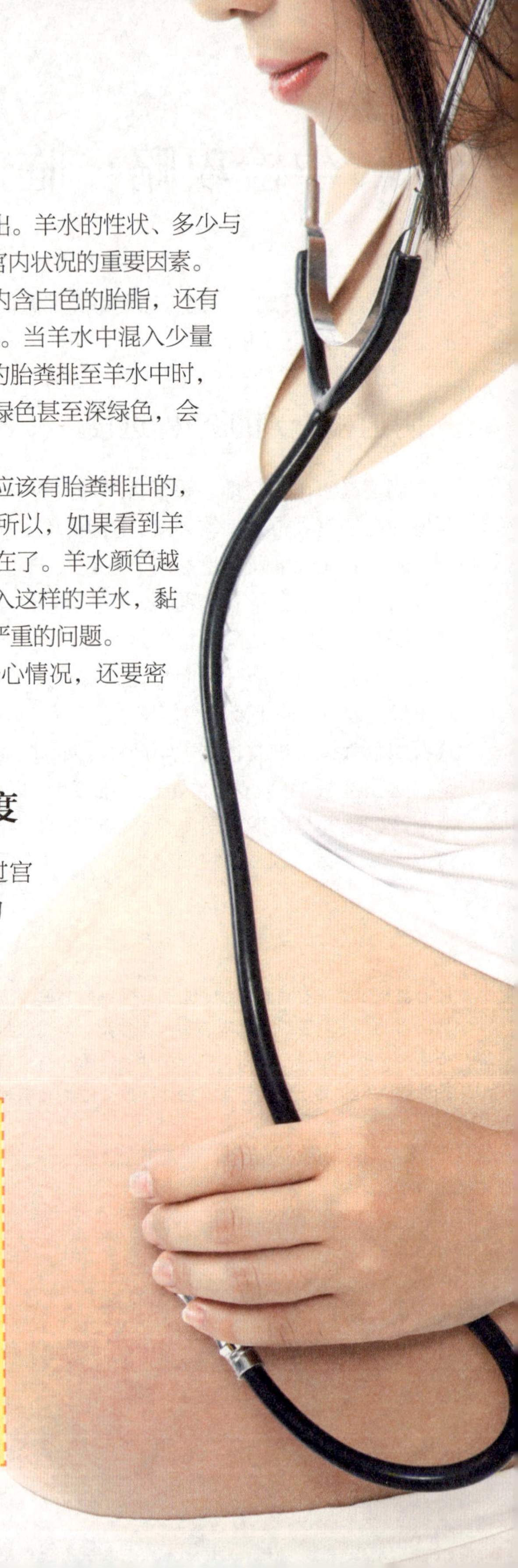

观察羊水反应宫内状况

大多数产妇都是在胎膜破裂后羊水流出。羊水的性状、多少与胎心的变化同样重要，也是能很好地反映宫内状况的重要因素。

一般来说，羊水是半透明的乳白色，内含白色的胎脂，还有胎儿的毳毛以及胎儿脱落的鳞状上皮细胞。当羊水中混入少量胎粪时，羊水会变为黄色。但当有比较多的胎粪排至羊水中时，尤其是当羊水量较少的情况下，羊水变为绿色甚至深绿色，会很黏稠。

正常头位分娩的胎儿，在产程中是不应该有胎粪排出的，只有在胎儿缺氧的情况下，胎粪才排出。所以，如果看到羊水变黄、变绿，就表明胎儿有缺氧情况存在了。羊水颜色越深，羊水量越少，情况就越不好，胎儿吞入这样的羊水，黏稠的胎粪通过气管吸入肺中，常常会造成严重的问题。

因此，临产时有破水后，除了观察胎心情况，还要密切观察羊水状况。

宫颈指诊评估子宫颈成熟度

对于过期妊娠，有经验的医生会通过宫颈指诊来评估子宫颈成熟度（指子宫颈的柔软度和子宫外口的扩张度），从而考虑是否早一点接受催生处理，即利用催产素诱发产痛，娩出胎儿。

催生的注意事项

1. 在决定催生前，必须接受密切的产前检查及胎儿检测。

2. 在开始催生前，产妇最好禁食数小时，让胃中食物排空，避免在催生时发生呕吐现象；另外，催生过程中，必须监护胎心，便于早期发现胎儿窘迫，及时处理应对。

当个从容不迫的职场孕妈妈：考虑休息，安心待产

可以停止工作了

对于一直坚持上班的孕妈妈来说，这个月月末就要考虑休息了。对于要等到动产才可以休假的孕妈妈来说，要注意工作强度，若感觉累，就提前休假。

不要过度劳累

怀孕晚期，孕妈妈一定不要过度劳累，这时候就不要再加班了，一定要保证充足的睡眠和休息，以随时等待那个期待已久的时刻。

避免长时间外出

对孕10月的孕妈妈来说，长时间逛街、长途旅行或远足郊游，都是不明智的。

避免去拥挤的公共场所

在这个时期，公共场所并不是绝对不能去，但最好不要去那种拥挤嘈杂的地方，因为在公共场所中，存在着许多对胎宝宝不利的因素，这些正是孕妈妈在孕晚期所应该避免的。

职场孕妈妈工作时要适当休息

职场女性在怀孕期间照常工作，在健康方面一般不会有问题。但是在孕中期和孕晚期，要注意劳逸结合，不能过度劳累，中午尽量争取时间睡个午觉。下午觉得累了，便可停下来稍事休息一下。

国家为职场女性规定的产假中有不少于2周的假期是为产前准备的。

因此，怀孕满38周的孕妇，就可以离开工作岗位，回到家中休息，一方面调整身体，一方面为临产做一些物质上的准备。

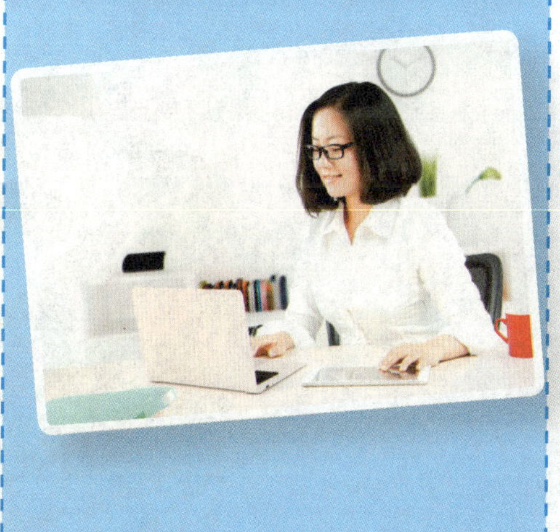

Part11

分娩（预产期前后 2 周）痛并幸福着

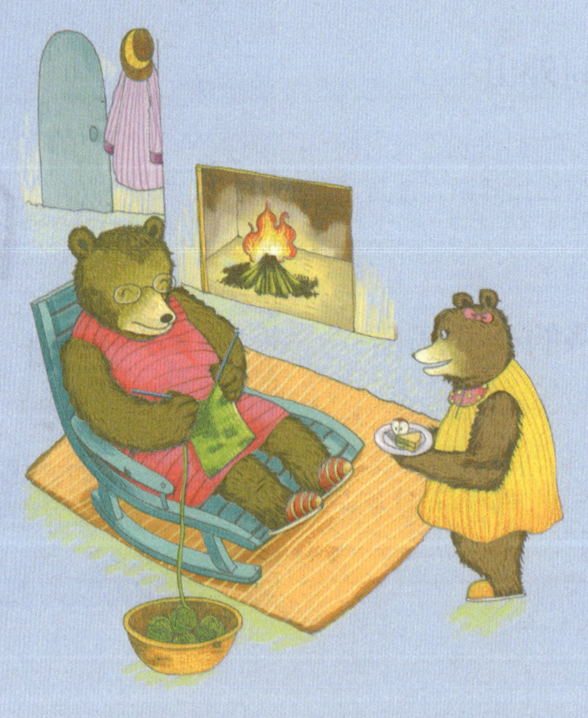

自然分娩是首选

自然分娩对孕妈妈的好处

孕妈妈不用经历手术和麻醉，产后腹部没有伤口，器官无损伤，子宫恢复快，产后出血和感染的机会也会减少。

自然分娩能调节体内的激素，使乳汁分泌等自然现象出现，对母乳喂养有益。

产后可立即进食，分娩当天就能下床走动，及早照顾宝宝。

产后恢复比较快，一般 3 天就可以出院，花费也比较少。

顺产的孕妈妈如再次怀孕，没有因瘢痕子宫而需再次剖宫产，顺产的概率比较大。

自然分娩对胎宝宝的好处

1 自然分娩时，子宫有规律地收缩，使胎宝宝的肺部受到压缩与扩张，有利于胎宝宝肺部的活动，对出生后呼吸的建立也有益。

2 分娩时，宫缩和产道的挤压可将胎宝宝呼吸道内的羊水挤出来，减少新生儿湿肺和吸入性肺炎的发生。

3 胎宝宝在出生时，大脑经过产道的压迫，会对其产生积极作用，有利于脑部发育的完善。

4 胎宝宝经产道娩出，皮肤神经末梢经刺激得到按摩，其神经、感觉系统发育比较好。

5 在顺产过程中，母体可将免疫球蛋白传给胎儿，使新生儿具有更强的抵抗力。

了解三大产程，做到心中有数

自然分娩被分为三个阶段，叫做“三大产程”。第一产程指子宫颈口从闭合至开到10厘米左右的阶段，可以持续24小时；第二产程指从子宫颈口全开到胎宝宝娩出的阶段，一般需1小时左右，不超过2小时；第三产程指从胎宝宝娩出到胎盘娩出的阶段，需6～30分钟。下面介绍一下三大产程中胎宝宝的娩出过程。

第一产程：宫颈开口期

宫颈开口期指子宫颈口从闭合至开到10厘米左右的过程，可以持续24小时。根据子宫颈的扩张程度可分为潜伏期与活跃期。

第一产程分期

分期	子宫颈扩张程度	经历的时间
潜伏期	子宫颈扩张至约3厘米时，产妇会产生渐进式收缩，并产生规则阵痛	初产妇约4～8小时；经产妇约2～4小时
活跃期	此时期，子宫颈扩张从3厘米持续进展至10厘米	

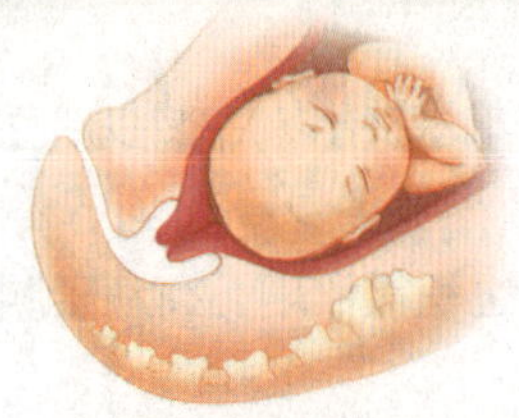

产程开始前的宫颈口

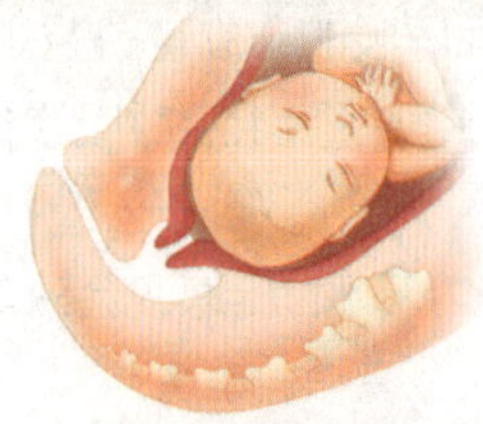

宫颈口已经开始打开

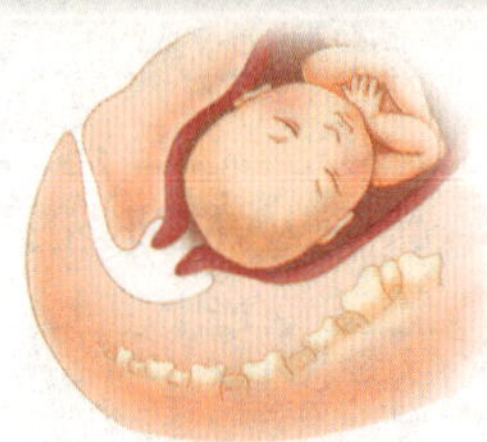

宫颈口继续打开

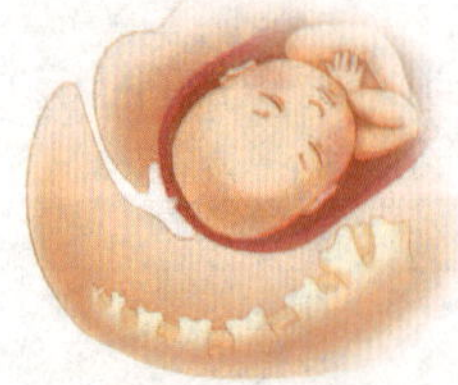

宫颈口开始缩回

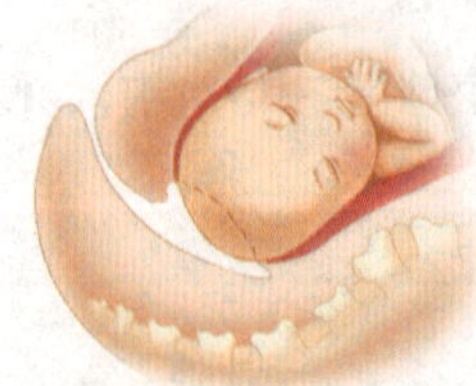

宫颈口完全缩回，宝宝的头开始进入阴道

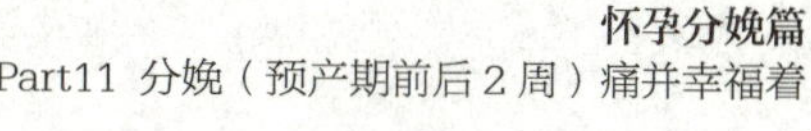

正确用力的方法：在第一产程孕妈妈要有意识地进行腹式呼吸：宫缩时，深吸气，吸气要深而慢，呼气时也要慢慢吐出；宫缩间歇期，最好闭目休息，以养精蓄锐。

第二产程：分娩期

分娩期是指从子宫颈全开到胎儿娩出的过程，当子宫颈全开以后，就进入第二产程。这时，胎头会慢慢往下降，产妇会感到疼痛的部位也逐渐往下移。这时，宝宝胎头逐渐经由一定方向的旋转下降，最后娩出。初产妇 1 ~ 2 小时；经产妇 0.5 ~ 1 小时。分娩期过程如下图：

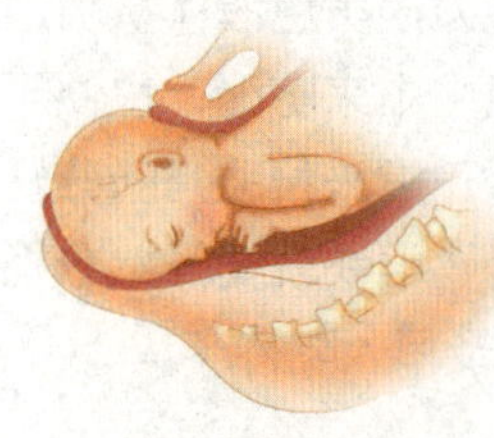

宝宝的头娩出，脖子抵达阴蒂

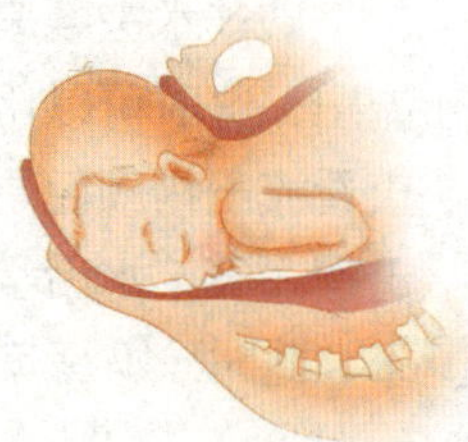

宝宝头娩出，可以看到外阴

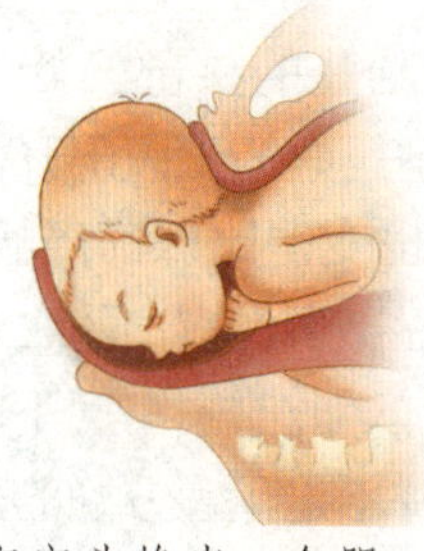

宝宝头娩出，会阴出现松弛

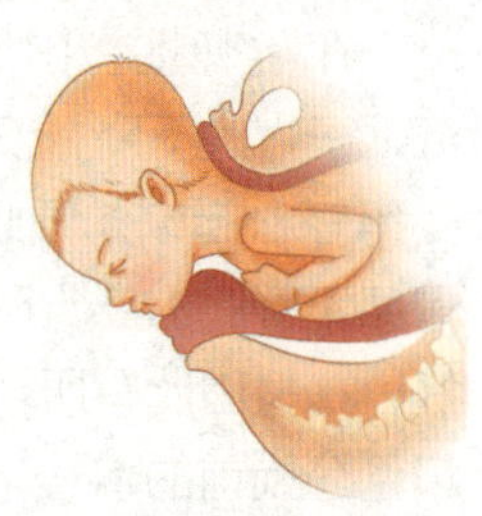

宝宝的头完全娩出外阴

正确用力的方法：宫口开全之后，产妇需要配合每次宫缩的阵痛，有意识地主动施加腹压。宫缩时，像解大便一样向下方用力，时间越长越好，以增加腹压，这种借痛使力的腹压不仅可以缓解宫缩的痛苦，也有利于胎儿的下滑娩出。宫缩间歇时，充分放松休息，至下次宫缩时再用力。对头胎产妇来说，从子宫口全开开始到胎儿娩出为止，一般不能超过 2 个小时的时间。而在顺产过程中这个时间的长短，跟产妇会不会用力有很大的关系。

第三产程：娩出期

娩出期是指从胎儿娩出后到胎盘娩出的过程，等宝宝产出后将脐带钳夹，再等胎盘自行剥落或协助排出。一般需要 5 ~ 30 分钟。

正确用力的方法：可以用和之前一样的屏气法施加腹压，以加快胎盘的娩出，减少出血。

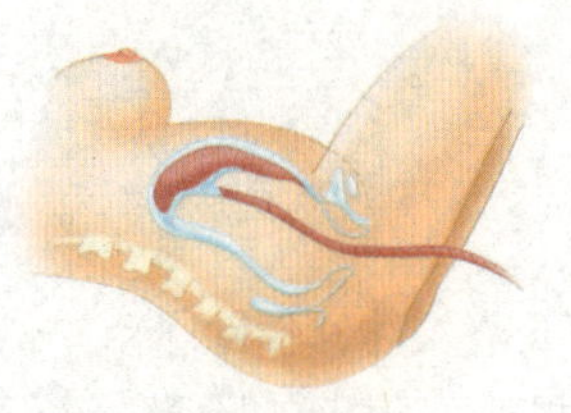

宝宝娩出后，胎盘的位置

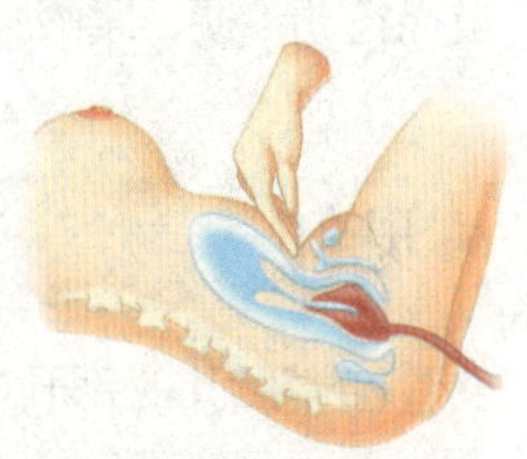

医生按压腹部和子宫，加速胎盘的排出

分娩入院的五大信号

有的时候，孕妈妈的分娩时间会比预产期提前到来，此时身体发出的 5 种信号就成为孕妈妈分辨宝宝是否即将出世的重要依据。也就是说，一旦出现这 5 种信号，应该立即将孕妈妈送往医院。

子宫底下降

在孕晚期，由于胎儿的头部开始下沉，子宫底下降，使孕妈妈的上腹部开始变得轻松起来，呼吸也变得比以前舒畅，胃部不舒服的感觉明显减弱，胃口随之变好，食量因此有所增加。此时子宫底下降只是分娩前的信号，并不是代表分娩的真正开始，孕妈妈不必过于紧张，但如果此时出现流血或者腹痛的情况，则应该赶快前往医院待产。

出现强烈便意

由于子宫底下降，压迫到骨盆入口，孕妈妈的下腹部有明显的压迫感。同时，由于子宫底的下降会压迫到膀胱，孕妈妈会出现尿频的症状，走路也会因为重心下沉而行动不便，腰酸腿痛的感觉愈加强烈。

见红

随着胎儿头部开始下坠入盆，伴随子宫收缩，子宫颈管逐渐扩张，附近的胎膜和子宫壁发生分离，会有少量出血的情况发生，这是子宫开始扩张的现象，是临产的重要信号。

破羊水

破羊水主要表现为淡黄色液体从阴道流出，这时可以用卫生巾来防漏，也便于查看流出物颜色是否正常来帮助判断分娩进程。破羊水后孕妈妈很快就要开始分娩了，此时孕妈妈应该及早入院待产。

规律阵痛

规律阵痛是分娩的主要信号，主要表现为腹部的周期性剧烈疼痛，每次持续 45 秒左右，每 5 分钟左右收缩 1 次。一般情况下，初产妇的分娩时间为 12 ~ 18 个小时。需要注意的是，子宫收缩会造成胎头压迫妈妈的直肠而出现强烈便意感，此时切勿上厕所，以免将小宝宝产到马桶里。

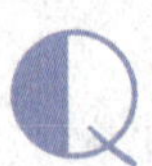

阵痛的时候可以大量喝水吗？

A 可以。临产后，鼓励孕妈妈多喝水，因为临产后需要消耗大量的能量，一定要鼓励孕妈妈多进食、多喝水。有时孕妈妈疼得不能喝水，可以拿着吸管喝。

科学的分娩姿势，缩短产程

待产姿势

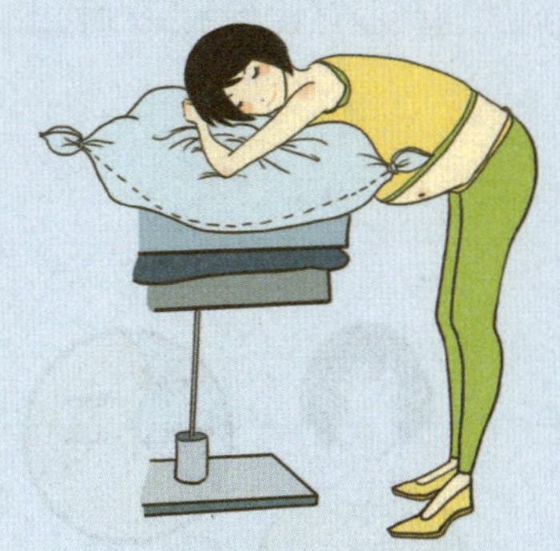

站着趴在枕头上，有助于长期臀位的胎儿顺利分娩。

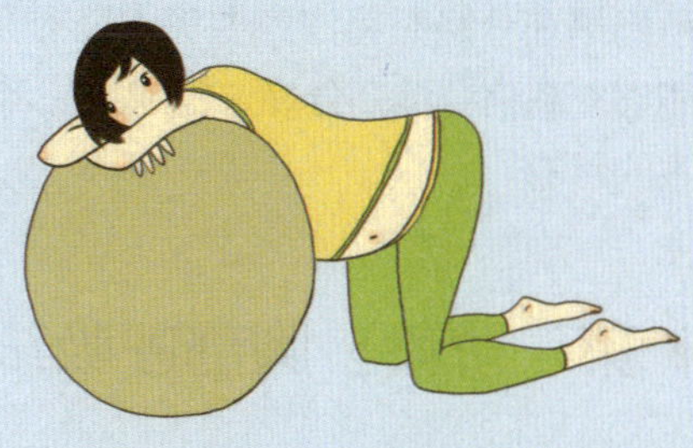

趴在大球上，可以减低阴道撕裂或者进行会阴切开术的概率。

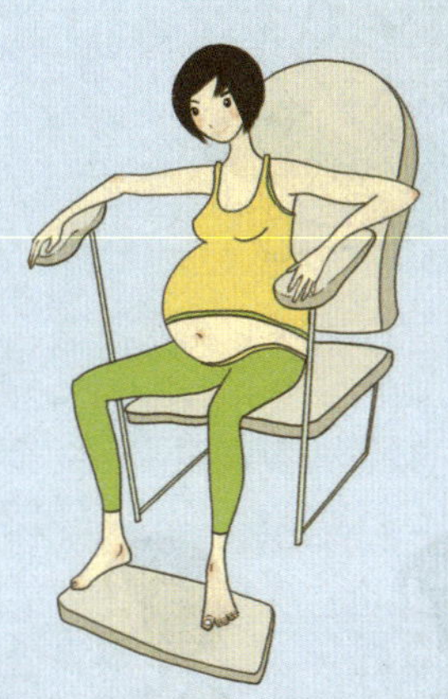

坐在椅子上，双手受到支撑，胎儿重力与产道方向一致，宫缩能使胎头在产道中顺利旋转。

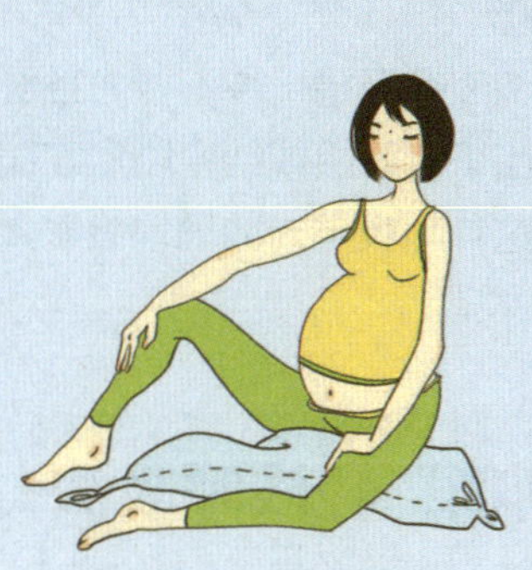

坐位，减轻阵痛。

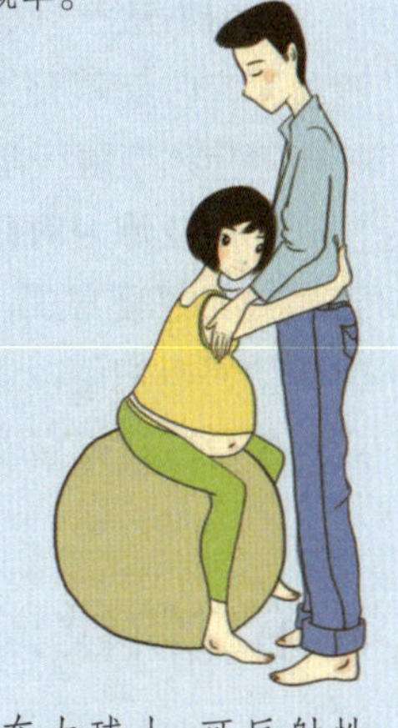

坐在大球上，可反射性地使子宫收缩，有效地缩短第二产程。

分娩姿势

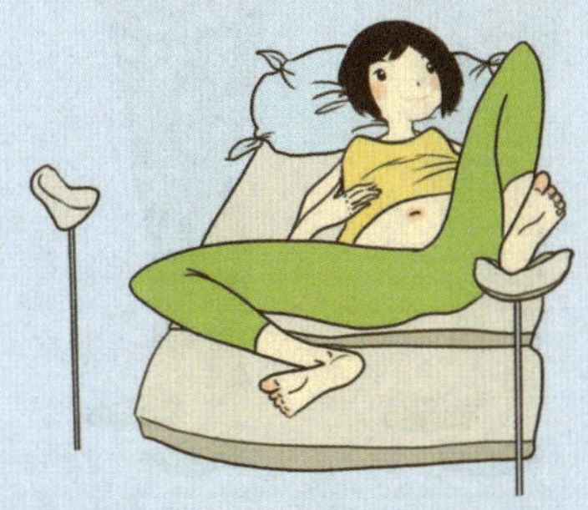

一条腿放在躺椅上，另一条腿支撑起来。帮助胎儿转换胎位，便于分娩。

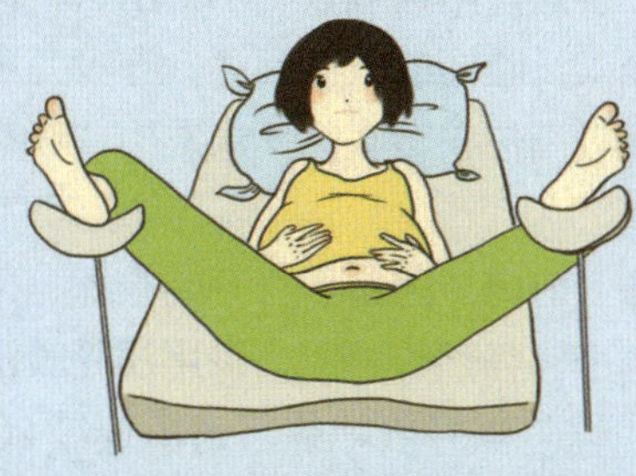

双足蹬在支架上，最常用的分娩姿势，对产科处理如真空吸引及新生儿处理方便。

拉梅兹呼吸法，加速产程

拉梅兹分娩呼吸法，通过对神经肌肉控制、产前体操及呼吸技巧的训练，有效地让孕妈妈在分娩时将注意力集中在对自己的呼吸控制上，从而转移疼痛，适度放松肌肉，能够充满信心地在分娩过程中发生产痛时保持镇定，以达到加速产程并让胎宝宝顺利出生的目的。

第一阶段：胸部呼吸法

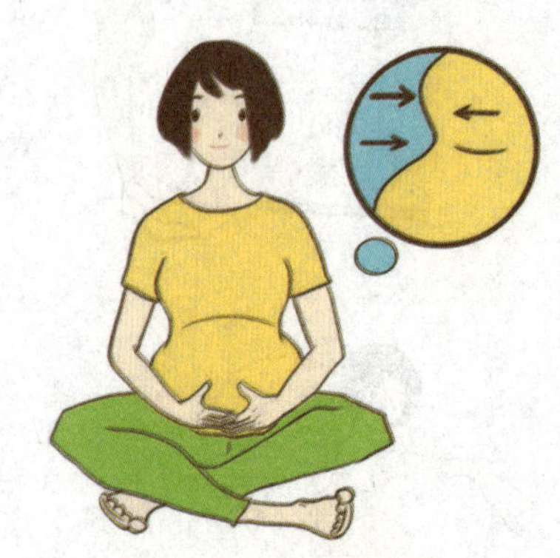

应用时机：孕妈妈可以感觉到子宫每 5 ~ 20 分钟收缩 1 次，每次收缩约长 30 ~ 60 秒。

练习方法：孕妈妈学习由鼻子深深吸一口气，随着子宫收缩就开始吸气、吐气，反复进行，直到阵痛停止才恢复正常呼吸。

作用及练习时间：胸部呼吸是一种不费力且舒服的减痛呼吸方式，每当子宫开始或结束剧烈收缩时，孕妈妈们可以通过这种呼吸方式准确地给家人或医生反映有关宫缩的情况。

第二阶段："嘶嘶"轻浅呼吸法

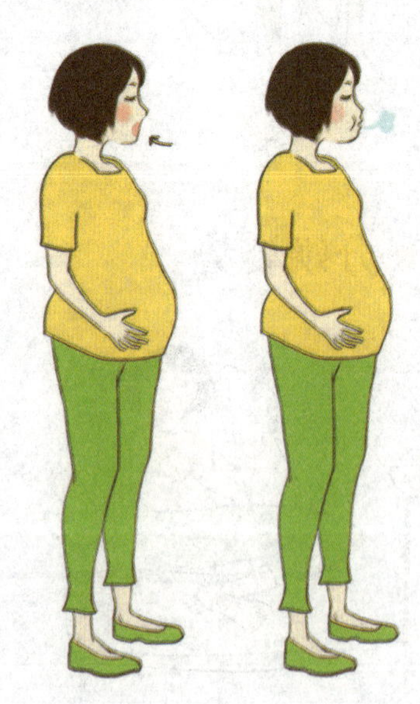

应用时机：此时宫颈口开至 3 ~ 7 厘米，子宫的收缩变得更加频繁，每 2 ~ 4 分钟就会收缩 1 次，每次持续约 45 ~ 60 秒。

练习方法：要让自己的身体完全放松，眼睛注视着同一点。孕妈妈用嘴吸入一小口空气，保持轻浅呼吸，让吸入及吐出的气量相等，呼吸完全用嘴呼吸，保持呼吸高位在喉咙，就像发出"嘶嘶"的声音。

作用及练习时间：随着子宫开始收缩，采用胸式深呼吸，当子宫强烈收缩时，采用浅呼吸法，收缩开始减缓时恢复深呼吸。练习时由连续 20 秒慢慢加长，直至一次呼吸练习能达到 60 秒。

第三阶段：喘息呼吸法

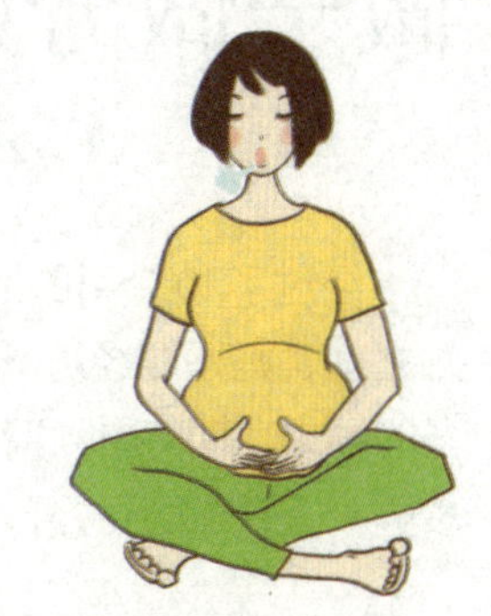

应用时机：当宫颈口开至 7 ~ 10 厘米时，孕妈妈感觉到子宫每 60 ~ 90 秒钟就会收缩一次，这已经到了产程最激烈、最难控制的阶段了。

练习方法：孕妈妈先将空气排出后，深吸一口气，接着快速做 4 ~ 6 次的短呼气，感觉就像在吹气球，比“嘶嘶”轻浅式呼吸还要更浅，也可以根据子宫收缩的程度调解速度。

作用及练习时间：练习时由一次呼吸练习持续 45 秒慢慢加长至一次呼吸练习能达 90 秒。

第四阶段：哈气运动

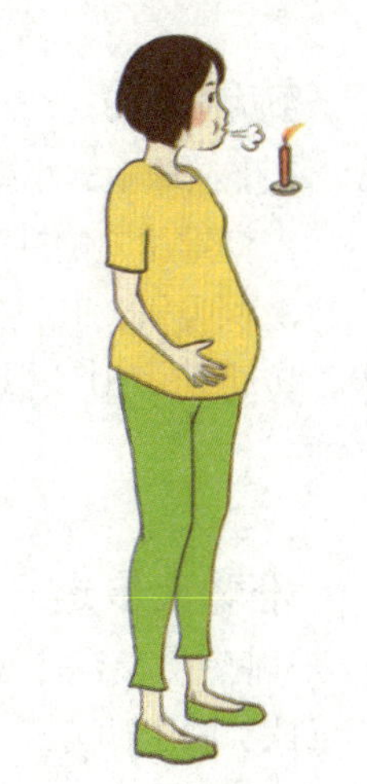

应用时机：进入第二产程的最后阶段，孕妈妈想用力将婴儿从产道送出，但是此时医师要求不要用力，以免发生阴道撕裂，等待宝宝自己挤出来。

练习方法：阵痛开始，孕妈妈先深吸一口气，接着短而有力地哈气，如浅吐 1、2、3、4，接着大大地吐出所有的“气”，就像在吹一样很费劲的东西。孕妈妈学习快速、连续以喘息方式急速呼吸如同哈气法。

作用及练习时间：直到不想用力为止，练习时每次需达 90 秒。

第五阶段：用力推

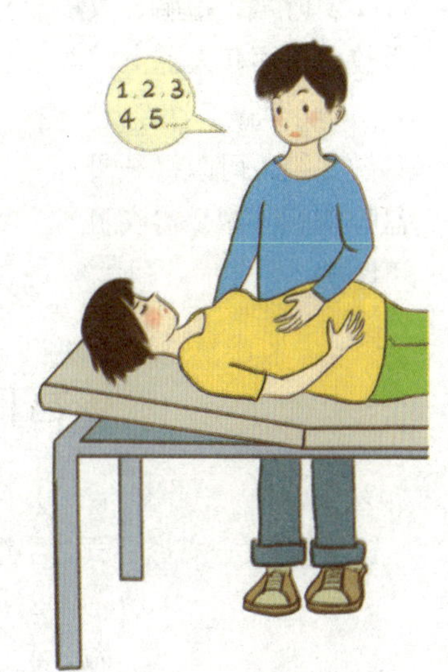

应用时机：此时宫颈口全开了，助产师也要求产妇在即将看到婴儿头部时，用力将婴儿娩出。

练习方法：孕妈妈下巴前缩，略抬头，用力使肺部的空气压向下腹部，完全放松骨盆肌肉。需要换气时，保持原有姿势，马上把气呼出，同时马上吸满一口气，继续憋气和用力，直到宝宝娩出。当胎头已娩出至产道时，孕妈妈可使用短促的呼吸来减缓疼痛。

作用及练习时间：每次练习时，至少要持续 60 秒用力。

做一做分娩热身操，有助于顺产

经过了10个月的期盼和等待，妈妈和宝宝很快就能够见面了，然而在和宝宝亲密接触之前，妈妈要经历一段未知的分娩旅程。很多的孕妈妈对于分娩既充满了期待又有很多的顾虑，期待看到宝宝，又害怕分娩过程中的疼痛。现在，孕妈妈来学习一下分娩操，缓解一下紧张的身心，帮助孕妈妈顺利分娩。

分娩前热身

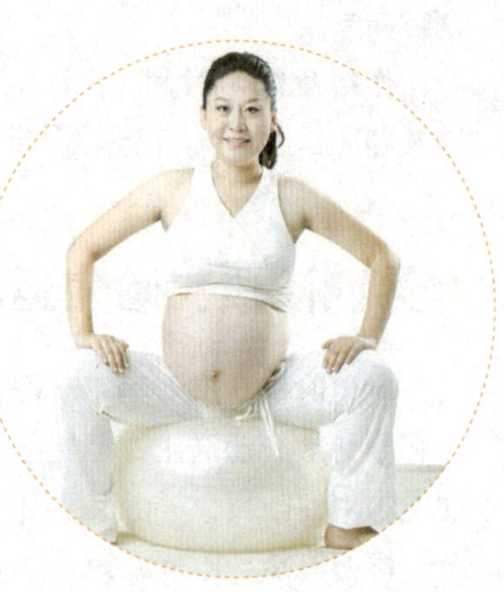

转球蹲功

1. 坐在球上，小腿垂直地面，大腿与地面平行。

2. 将骨盆内侧打开，尾骨内收，轻轻浮坐在球上。

3. 深吸气，吐气时以顺时针方向转动骨盆，自然呼吸，转动5～10次以后换成逆时针方向旋转。做5组。

推球大步走

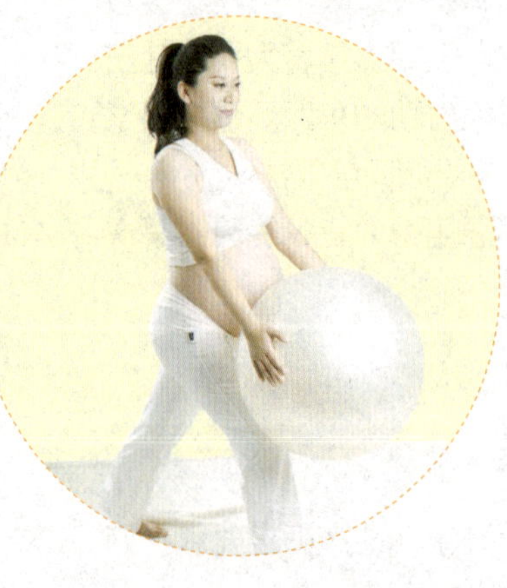

1. 吸气，弓步，双手举球，向上伸展。

2. 吐气，挺胸，双手放球下落在大腿上。

连续做5次，一共做3组，可以打开骨盆腔空间，减少盆底肌下坠感。

宫口开0～3厘米时

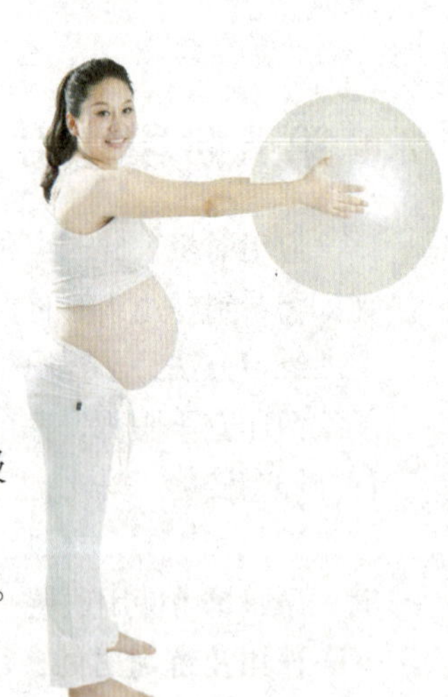

1. 两脚分开比肩略宽，舌尖轻卷深吸气。手托球带动胸腔下段至锁骨上段上升。

2. 用鼻子长呼气，配合抱球下落速度。做5组，吸气5秒，呼气5秒。

宫口开4～8厘米时

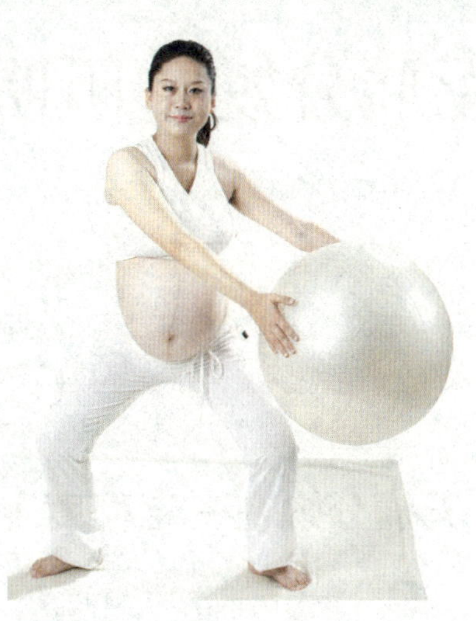

“0～5秒”呼吸节奏

1.微蹲，经常练习的妈妈，可以下蹲多些。

2.吸气，向上举起球，张开嘴“哈”气，同时，向一侧伸展，向下划弧形，延长“哈”气5秒，继续向下。

3.用鼻子深吸气5秒，身体在对侧抱球举起向上伸展，为1圈。

4.以顺/逆时针方向分别做5圈。

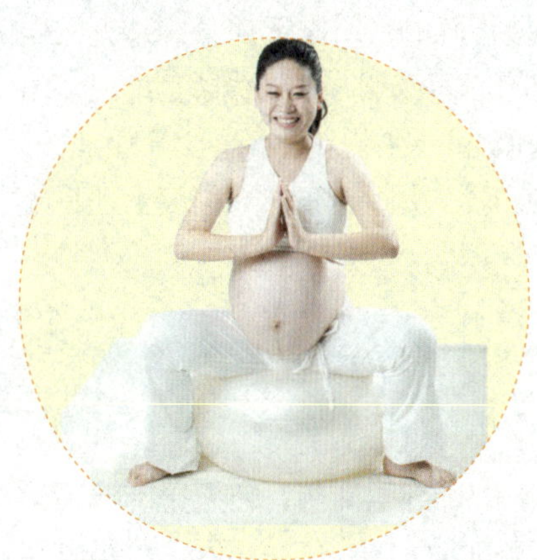

“0～4秒”呼吸节奏

1.浮坐在球上。吸气4秒，双手合十在胸前，哈气4秒手掌推开。

2.哈气时气量增大，在4秒内将气吐完，做5次。

“0～3秒”呼吸节奏

1.沉坐在球上，臀部收紧。

2.准备一根带子，手握带子，屈肘向后。吸气3秒，向上伸展带子。

3.用嘴哈气3秒，稍微用力拉回带子。做5次。

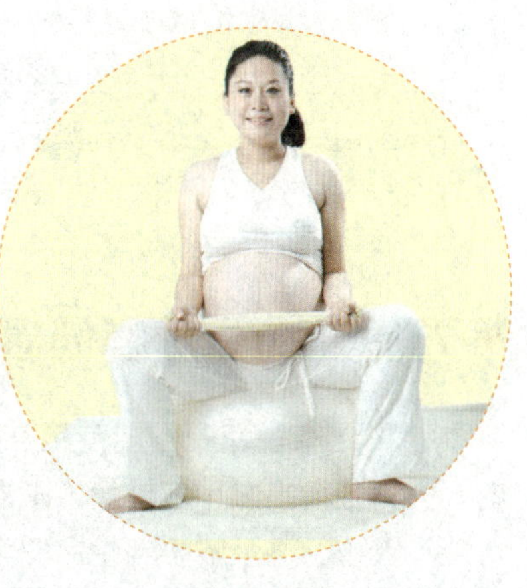

孕妈妈做分娩热身操要根据自己的身体情况来进行，如果有妊娠高血压、妊娠期糖尿病等并发症，要先征求医生的建议，再决定是否进行分娩操练习。

无痛分娩，听听专家怎么说

无痛分娩也称为“分娩阵痛”，是指利用各种医学措施使分娩痛减轻甚至消失的一种分娩方式。这种分娩方式可以让孕妈妈不再承受剧痛的折磨，消除孕妈妈对分娩的恐惧和减轻产后疲劳，还能让孕妈妈在第一产程得到足够的休息，为分娩保存体力。

无痛分娩在一定程度上缓解产痛

无痛分娩的止痛效果是不同的，首先疼痛是一种主观感受，不同的人对疼痛的耐受力是不同的。其次，孕妈妈的体质对药物的敏感度也是不同的，所以无痛分娩是无法做到彻底的“无痛”。实际上，无痛分娩是通过促进子宫的血液流动，达到缓解宫缩过多带来的负面影响，也就是说无痛分娩是减轻产痛，起到镇痛的效果，而不是让产痛消失。目前大多数人能在无痛的状态下，保持轻微的子宫收缩感，所以，在很大程度上还是能缓解产痛的，这一点是毋庸置疑的。

无痛分娩也需要用力

无痛分娩所用的镇痛药是一种“感觉与运动分离”的神经阻滞药，它只是麻痹了孕妈妈的疼痛感神经，但运动神经和其他神经是不受影响的。所以，分娩期间，孕妈妈活动是完全自如的，能感觉到腹肌收缩和子宫收缩，可以根据医护人员的指令用力。如果没有用力的感觉，可在医护人员指导下使劲，促进分娩的顺利完成。

无痛分娩对母婴健康影响不大

如果无痛分娩操作规范和麻醉药物剂量准确，对母婴的身体是不会造成不良影响的。但有些孕妈妈采取椎管内阻滞镇痛时，会出现头痛、恶心、呕吐、低血压等不适的可能，严重的甚至威胁到生命安全，但这种情况发生的可能性非常低，所以孕妈妈也不必过于担心。

由于无痛分娩的麻醉药浓度远远低于一般手术的药剂量，能经过胎盘进入胎宝宝体内的药物量更是微乎其微，所以对宝宝不会产生不良的影响，更不会阻碍宝宝的脑部发育。

这些人不适合无痛分娩

无痛分娩让孕妈妈不再经历分娩疼痛的折磨，减少对分娩的恐惧，但并不是所有孕妈妈都适合采取无痛分娩方式。

1 孕妈妈有阴道分娩禁忌症，如胎盘早剥、前置胎盘、胎儿宫内窘迫等，不适合无痛分娩。

2 孕妈妈有麻醉禁忌症，如对麻醉药或镇痛剂过敏、耐受力超强等，也不适合无痛分娩。

3 孕妈妈有凝血功能异常，也不能采用无痛分娩。

4 孕妈妈有妊娠并发心脏病、药物过敏、腰部有外伤史等情况，应提前告知医生，由医生决定是不是要进行无痛分娩。

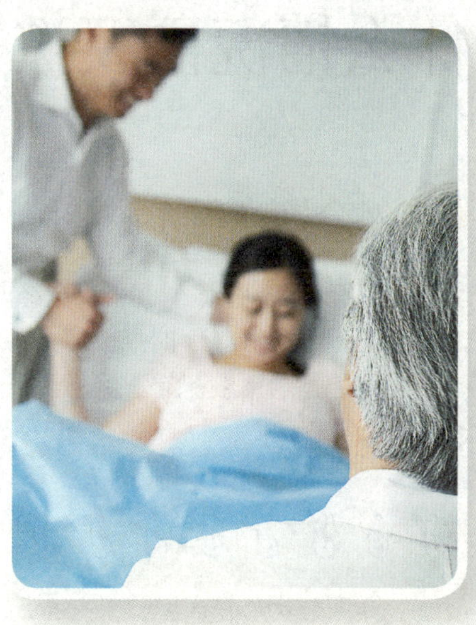

无痛分娩只是缓解了阵痛，还是会有痛感，所以有丈夫的陪伴，更能给孕妈妈力量和信心。

识别早产、急产和过期产

早产：是指在怀孕满28~36周末之间的分娩。由于过早分娩，胎儿各器官发育不成熟，故早产宝宝的体重较轻，体外生活能力较弱，调节体温、抵抗感染的能力也很差，死亡率较高。

急产：指子宫收缩的节律性正常，但收缩力过强过频，宫颈口在很短时间内迅速扩张，分娩在短时间内结束，总产程不足3小时。急产易导致产妇会阴、阴道甚至子宫裂伤等，也可使胎儿发生窘迫、窒息或者死亡等。所以，有急产史的产妇应提前住院待产，密切观察宫缩情况，以免发生意外。

过期产：是指达到或超过预产期2 周的分娩。此时若胎盘功能正常，则可产出巨大儿。由于胎宝宝发育过于成熟，对缺氧的耐受性差，故分娩时可能发生难产或胎宝宝窒息等情况。另外，若胎盘衰老，血流量就会减少，这会导致胎宝宝缺氧、营养不良等，并使其发育不良，抵抗力差，死亡率高。因此，产妇超过预产期1周可住院，进行剖宫产。

什么情况需要选择剖宫产

自然分娩产程无法继续

初产妇的宫颈扩张时间平均比经产妇长，若产程中发生宫颈扩张迟缓或停滞、胎头下降受阻、阴道分娩发生困难时，必须实施剖宫产手术。

如果前次剖宫产指征不存在，此次妊娠也可以尝试阴道分娩，但要全程加强监护。

胎儿窘迫

发生胎儿窘迫，胎宝宝就会因宫内缺氧而处于危险境地，严重者有可能胎死腹中。大部分胎儿窘迫可通过胎心监护仪监测到胎心异常，或在超声波下显示胎儿血流异常，若经过医师紧急处理后仍未改善，则应该施行剖宫产迅速将胎儿取出，以防发生生命危险。

胎位不正

初产妇在足月时胎位不正、臀位或横位，多以剖宫产为宜。

头盆不相称

产妇如果有骨盆结构上的异常，或胎头相对于骨盆来说太大，使得胎儿无法顺利通过产道，那么就应该采取剖宫产。

发生胎盘异常

如前置胎盘、胎盘早剥等。胎盘位置太低，挡住了子宫颈的开口，前置胎盘或胎盘过早与子宫壁剥离而造成大出血或胎儿窘迫等，都是剖宫产的手术指征。

骨盆狭窄或罹患不适宜自然生产的疾病

产妇骨盆狭窄，或患重度子痫前期、心脏病及其他严重疾病无法胜任阴道分娩，如子宫肌瘤、卵巢囊肿、子宫有瘢痕等，经医生评估无法进行阴道生产者，也需要选择剖宫产。

早产

发生早产的胎宝宝由于身体发育尚不成熟，还比较虚弱，通常胎宝宝小于36周，体重小于2.3千克，可能无法承受自然分娩的压力，此时需要施行剖宫产手术。

剖宫产的备战和流程

剖宫产前 360° 备战

术前 12 小时禁食

如果孕妈妈是有计划进行剖宫产，手术前需要做一系列检查，来确定孕妈妈和胎宝宝的健康状况。手术前一天，饮食要清淡，晚上 12 点以后不要吃东西，来保证肠道清洁，减少术中感染。手术前 6~8 小时不要喝水，避免麻醉后呕吐，引起误吸。

剖宫产前最好洗个澡

剖宫产是一种创伤性的手术，产前清洁能减少细菌感染的概率。此外，剖宫产后不宜让伤口沾水，可能有一段时间不能洗澡，只能实施擦浴。

剖宫产前要休息好

分娩是一件大量消耗体力的事情，剖宫产手术分娩虽不像自然分娩一样，需要妈妈在分娩过程中用力，但剖宫产手术是一种创伤性手术，妈妈产后需要大量体力来恢复，所以产前应注意休息。

采血、做心电图

为了确保手术的顺利，手术前应对产妇进行全身性地检查。采血可以检查孕妇的肝功能、血型及是否贫血等；做心电图可以检查产妇是否有妊娠合并心脏疾病。

进行麻醉

剖宫产前，医生会对产妇采取硬膜外麻醉，偶尔应用全身麻醉。

打点滴

打点滴是剖宫产前必需的程序，可防止产妇血压突然降低而发生意外。

在尿道中插入导尿管

为了防止手术中膀胱的损伤故须插入导尿管导尿。

开始手术

剖宫产术中，产妇应密切配合医生，根据医生的要求调整身体状态，以便顺利完成手术，使宝宝平安出生。

剖宫产的程序

按照医生的说明签手术同意书

行剖宫产前，医生会对手术进行说明，若有不明白和不放心的地方，要咨询医生，之后在同意书上签字。通常签字者应该是产妇本人或丈夫。

剖宫产注意事项

1. 术后 24 小时要及早下地走动，以促进术后恢复，防止肠粘连及并发血栓性疾病，也有利于排气。

2. 术后要严格避孕，2 年内避免再次妊娠。

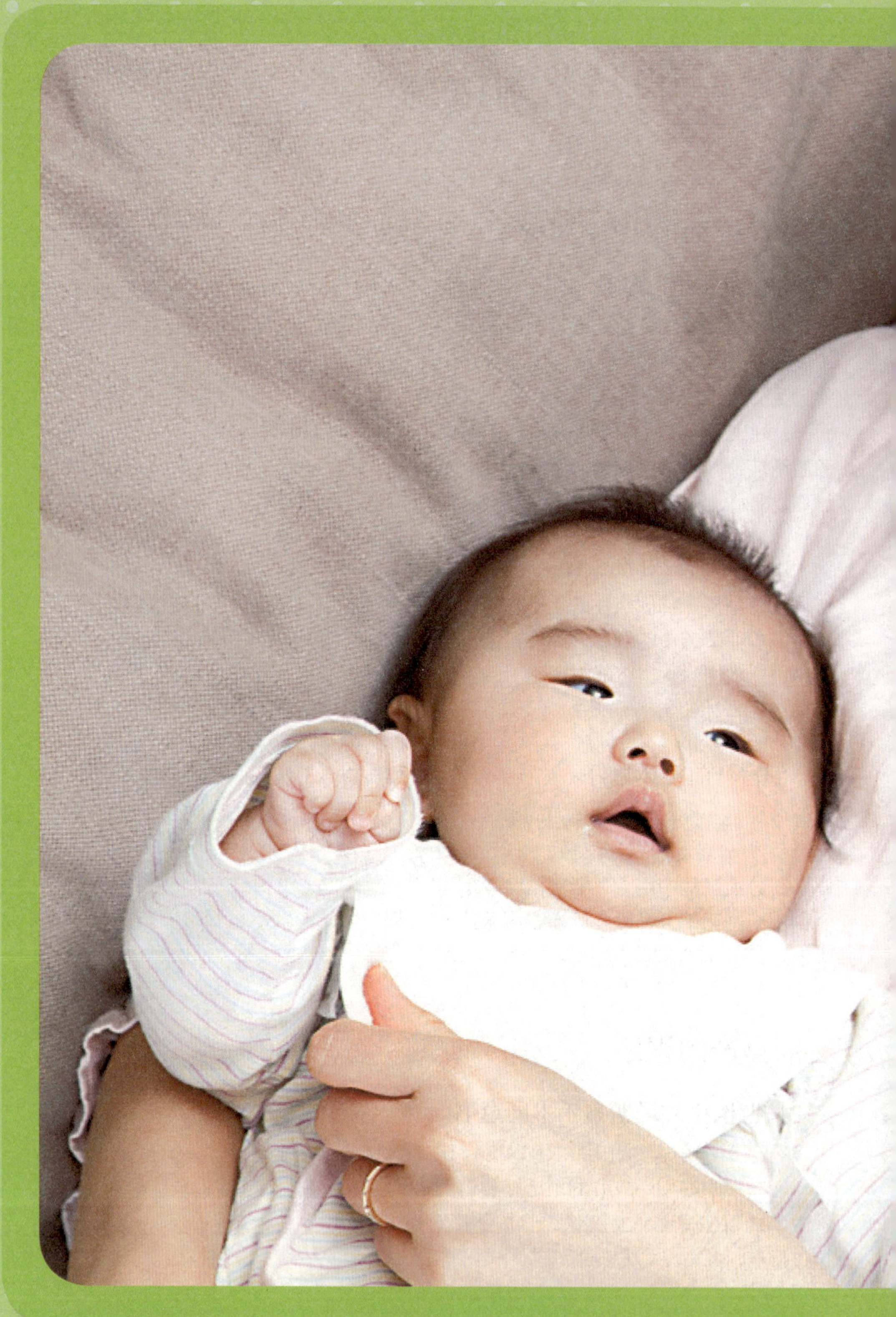

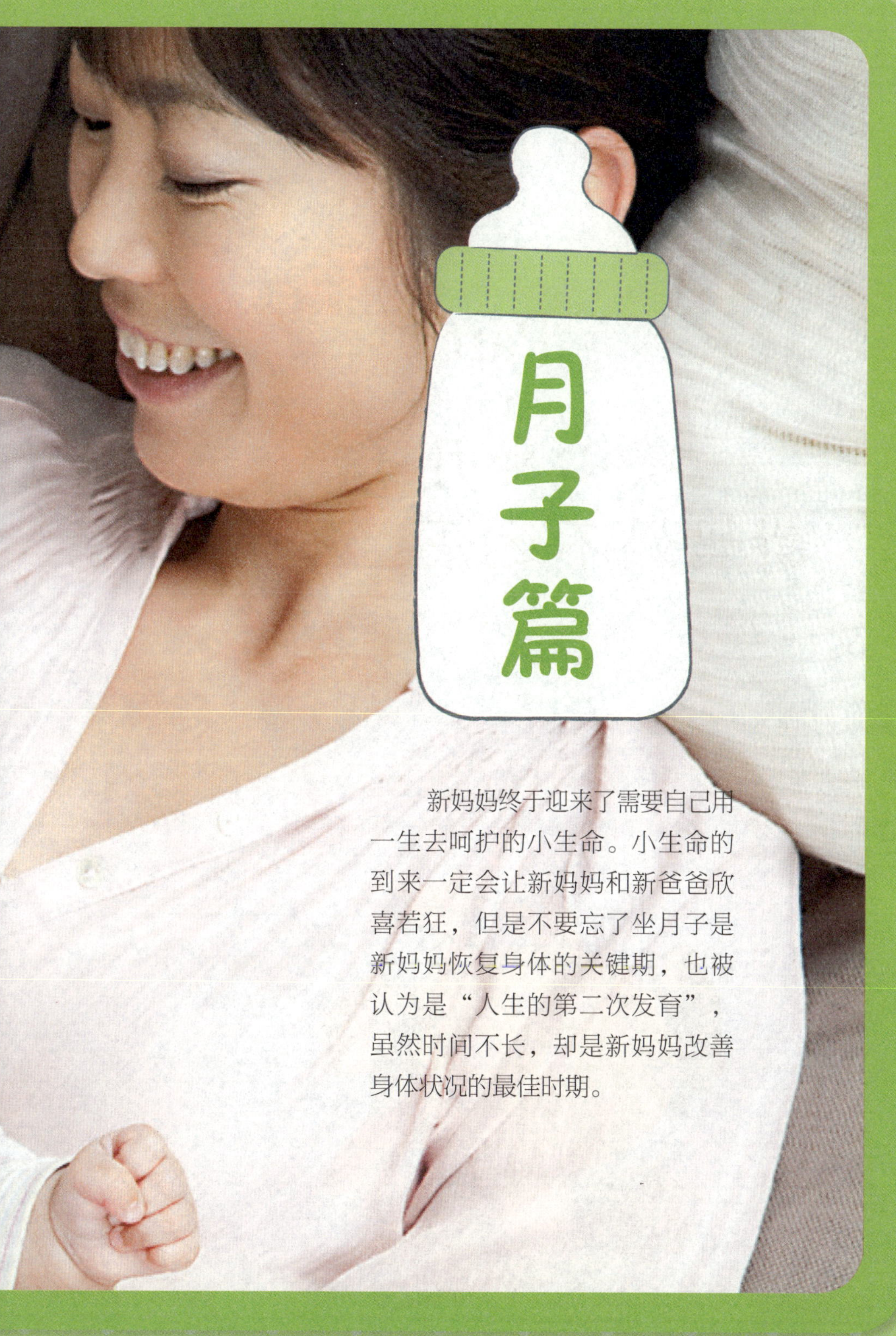

月子篇

新妈妈终于迎来了需要自己用一生去呵护的小生命。小生命的到来一定会让新妈妈和新爸爸欣喜若狂，但是不要忘了坐月子是新妈妈恢复身体的关键期，也被认为是“人生的第二次发育”，虽然时间不长，却是新妈妈改善身体状况的最佳时期。

Part1

安心坐月子，新妈妈不迷茫、不慌张

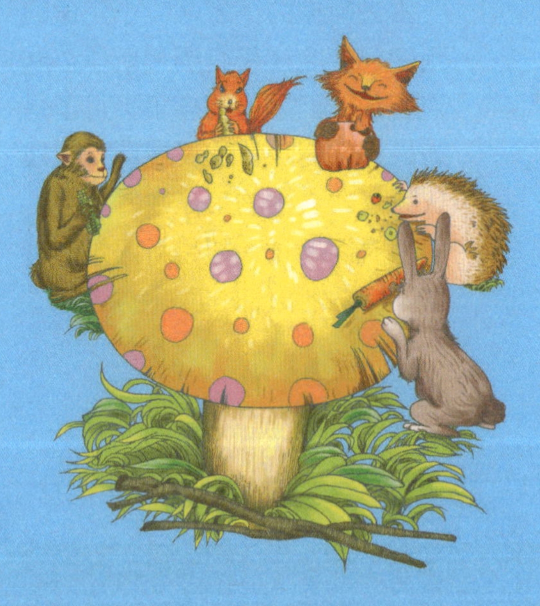

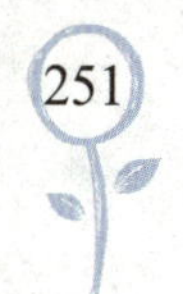

月子期，女人一生的第二个黄金期

十月怀胎期间，逐渐长大的胎宝宝和随之变大的子宫，使孕妈妈的心脏、内分泌系统、关节等发生了相应的改变。这些器官功能的复原，都需要月子期悉心的养护。在生下宝宝后，新妈妈的子宫颈和外阴会变得松软、充血、水肿，且子宫内膜会出现创口和剥落。在顺产的情况下，外阴恢复需要十几天，子宫恢复需要 42 天左右，而子宫内膜的完全复原需要 56 天左右。

新妈妈如果在月子期间能好好调养，原本有的一些妇科病和原发性痛经、月经不调以及手脚冰冷的情况都会得到改善。

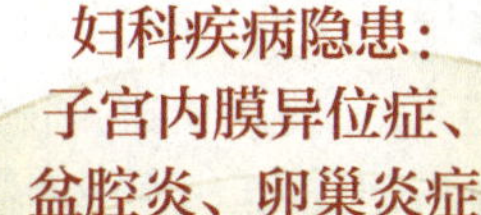

第 1 天：好好休息

顺产妈妈日常护理

充分利用时间，好好休息

生孩子过程耗尽了新妈妈的体力，第 1 天最重要的是休息，以确保体力的恢复。现在很多都是母婴同室，宝宝与母亲在一起，往往每隔 3 ~ 4 小时就要哺乳一次，又要给宝宝换尿布，尤其宝宝一哭闹，妈妈就更没时间睡觉。

建议，新爸爸要尽量帮助分担一些工作，如承担给宝宝换尿布的任务，或是请宝宝的爷爷奶奶、姥姥姥爷帮忙打理家务，以保证新妈妈有充分的休息时间。

24 小时密切关注新妈妈出血量

产后第 1 天新妈妈需要特别注意的就是产后出血的问题。由于刚经历了分娩，新妈妈的身体非常虚弱疲乏，这时家人就要密切关注新妈妈出血量，以防万一。因为产后出血是导致新妈妈死亡的第一原因。

新妈妈产后 2 小时内最容易发生产后出血，产后 2 小时出血 400 毫升，24 小时内出血 500 毫升，就可被诊断为产后出血。

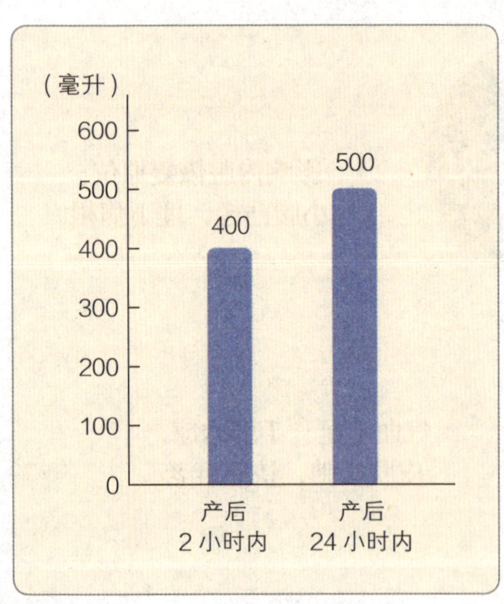

建议新妈妈用专业的计血量产妇垫，可以像内裤一样穿上，需要观察出血量时，可以取下来，用随包装的迷你计量手秤，直接读取产妇出血量，计量准确、操作简单、方便卫生。

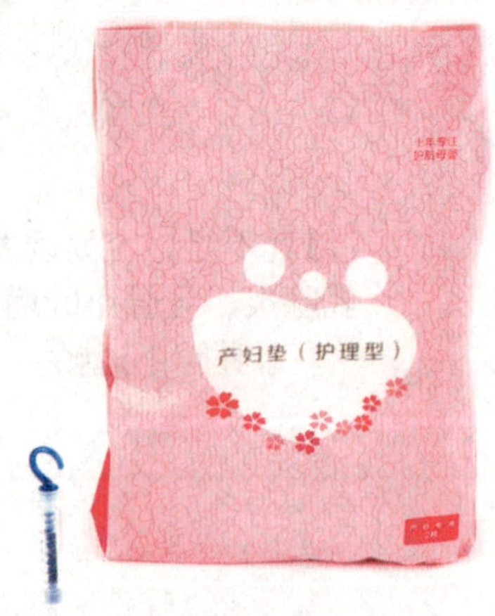

腹部做环形按摩促进排恶露

自然分娩后，新妈妈常常会因为宫缩而引起下腹部阵发性疼痛，一般在2~3天后会自然消失。这时，家人可以用一个热水袋敷在新妈妈的下腹部，帮助缓解腹部的疼痛。家人也可以帮助新妈妈在下腹部做环形按摩，以感觉到该部位变硬即可，有利于促进宫腔内恶露排出。

自我检测宫缩状况

新妈妈可以用手触摸腹部，如果感觉有个硬球，说明宫缩状况良好。如果松软，就可能出现产后出血。这也就是为什么新妈妈回到产房后，护士要定时来按压宫底，了解宫缩情况的原因，这时新妈妈要积极配合。

产后6~8小时解小便

自然分娩新妈妈的第一次排尿非常重要。因为膀胱受到分娩过程的挤压，导致敏感度降低，容易出现排尿困难，而涨满的膀胱会影响到子宫的收缩，所以产后6~8小时内最好进行第一次排尿，可以有效防治产后尿滞留。

如果出现排尿困难，可以采取下面的方法进行缓解：

1. 打开水龙头，诱导尿感。
2. 帮助新妈妈按摩小腹下方。
3. 用温水袋敷小腹。

过来人经验谈

产后第一次排尿会有疼痛感，这是正常现象，新妈妈不要担心。但如果新妈妈实在排不出，就要请医生帮忙。

不想乳房胀硬如石头，就要尽早开奶

开奶就是给宝宝的第一次喂奶，不论是顺产妈妈、侧切妈妈还是剖宫产妈妈，产后30分钟是给宝宝喂奶的黄金时段。开奶越早，妈妈的乳房越不易胀痛，而开奶太晚，乳汁积聚在乳房里没有及时被吸出来，会导致乳汁淤积，乳房胀痛难忍。

有的妈妈会说自己的乳房还没胀呢，甚至还没奶呢怎么喂？答案是：没奶也要喂，有利于能促进乳汁的分泌。

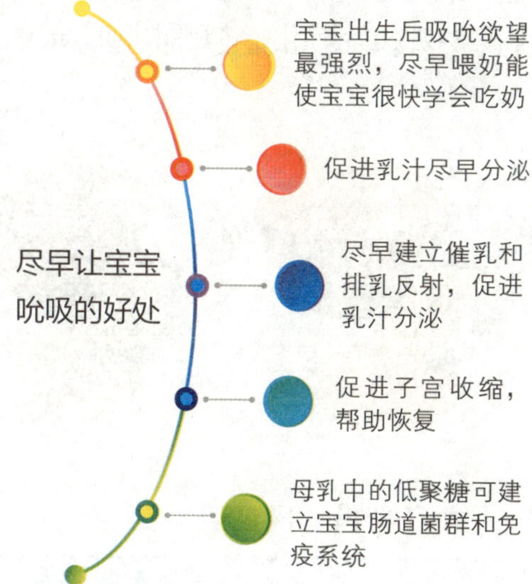

会阴侧切的妈妈要注意会阴清洁

会阴侧切术虽是小手术，但也需要打麻药，然后切开皮肤、皮下脂肪、肌层和黏膜，而麻药药效过后，伤口也会疼痛。所以，每次大小便后要及时清洗，保持清洁。

减轻会阴疼痛的措施：①改变躺着的姿势，如果伤口在左侧，应当向右侧躺。如果伤口在右侧，应当向左侧躺。②每天使用热光源照射伤口，可促进局部血液循环，加速伤口愈合。

顺产妈妈当天吃什么好

先喝些汤和粥

顺产的新妈妈如果有胃口的话生产结束 2 个小时后就可以进食。但因为此时新妈妈体内的气血大量耗损，而且因为生产过程中出汗较多，所以最好进食一些营养丰富、容易消化的汤、粥、汤面等，以免对胃肠造成比较大的负担。同时还能为身体补充水分，恢复体力，缓解疼痛和伤口恢复。推荐食谱有糖水卧鸡蛋、花生红枣小米粥、红糖小米粥、挂面卧鸡蛋、原味蔬菜汤（不加任何调料）、蛋花汤等。

及时补铁，预防产后贫血

分娩后，新妈妈体内失血较多，气血亏损，体质虚弱，很多人有可能会出现贫血或轻度贫血。因此，产后第一餐需要补充各种营养素，尤其要注意补充铁元素。花生、红枣等食物既能活血化瘀，还能补血，促进产后恶露的排出，所以花生红枣小米粥是产后饮食的优选之一。

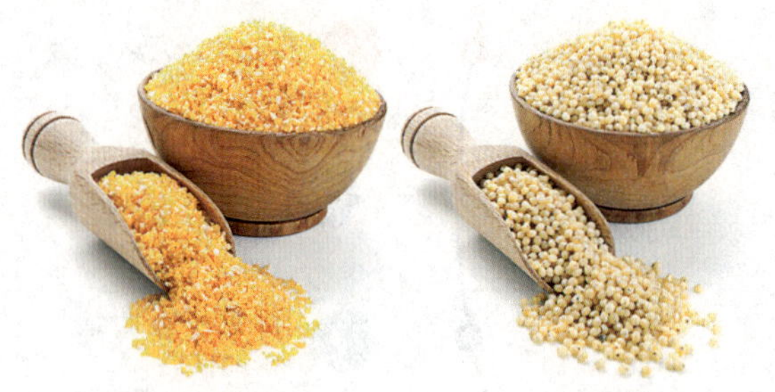

小米粥营养价值丰富，有“代参汤”的美称，我国北方很多地区都有产后用小米加红糖来调养身体的传统。小米营养丰富，但搭配一些杂粮，如玉米、薏米等，营养价值更高。

顺产妈妈一日食谱

餐次	用餐时间	推荐食谱
早餐	7:00~8:00	红糖小米粥 1 碗
加餐	10:00	牛奶 1 杯
午餐	12:00~12:30	花生红枣小米粥 1 碗
加餐	15:30	挂面卧鸡蛋 1 份
晚餐	18:00~19:30	三角面片 1 碗
加餐	21:30	切片面包 2 片

红糖小米粥 活血化瘀

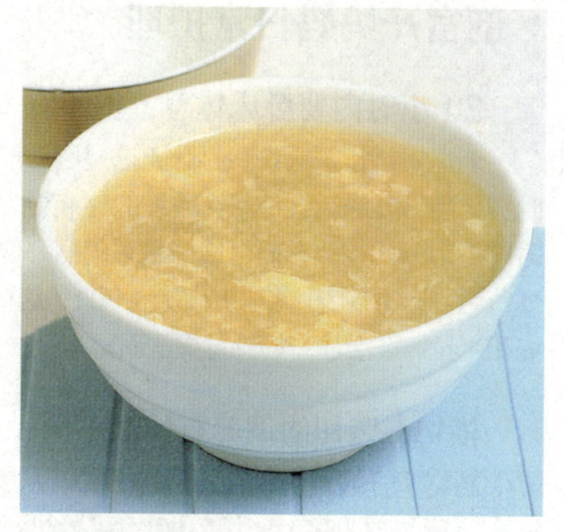

材料 小米 50 克。

调料 红糖适量。

做法

1 将小米淘洗干净。

2 锅置火上，加入适量清水煮沸，倒入小米，大火煮沸后，转小火熬煮至米粒熟烂，加入红糖拌匀即可。

花生红枣小米粥 补铁补血

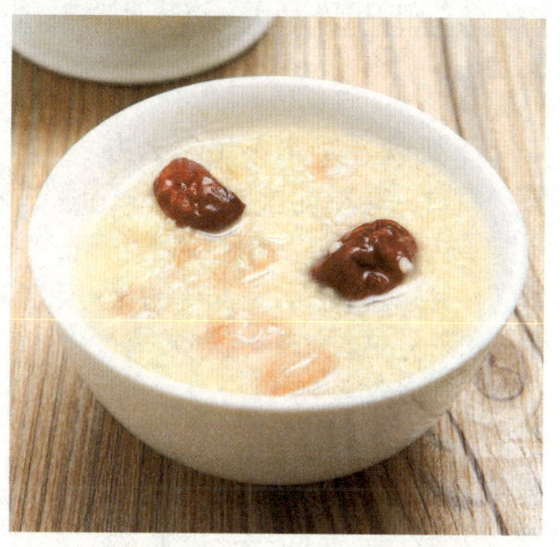

材料 小米 30 克，花生仁 20 克，红枣 15 克。

调料 白糖适量。

做法

1 红枣和花生洗净，浸泡 30 分钟；小米淘洗干净。

2 锅内倒水，加入红枣和花生，大火煮开转小火煮 5 分钟。

3 加入小米，煮至米开花儿，加入白糖调匀即可。

挂面卧鸡蛋 补充体力

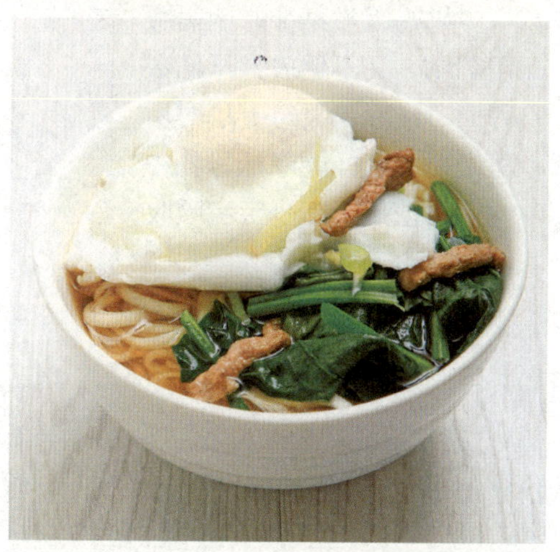

材料 细挂面 80 克，猪瘦肉 50 克，鸡蛋 1 个，菠菜段 15 克。

调料 葱花、姜丝、酱油、香油、盐各适量。

做法

1 将猪瘦肉洗净，切丝，用酱油、盐、葱花、姜丝和香油拌匀腌渍 5 分钟。

2 锅内倒水烧开，下入细挂面，待水将开时，将鸡蛋整个卧入汤中转小火烧开。

3 待鸡蛋熟、细挂面断生时，加入猪瘦肉丝和菠菜段略煮即可。

剖宫产妈妈日常护理

24 小时内要卧床休息，但不宜一直平卧，可适当侧卧

新妈妈剖宫产后切忌平卧，这是因为产后随着麻醉效果的消失，切口的疼痛会慢慢明显，而平卧的话会使子宫收缩的疼痛更为敏感，所以一般建议产妇侧卧。在产后 6 小时以后可以枕枕头，而且最好是采用侧卧位比较好一点。可以选择将被子或毯子垫在身体背后，尽量使身体和床成 20° ~ 30°，这样可以最大限度地减轻身体移动时对伤口的震痛和牵拉痛，会让产妇感觉更舒服。

横切、竖切的调养有什么不同

剖宫产分为竖切和横切两种刀法，从美观度上说，横切留下的伤口位置在下腹部，这个位置并不明显，竖切口恢复后也会留下很明显的痕迹。从医学上看，横切口的肌肉分离，组织创伤稍大一点。而从恢复的周期和注意事项上来看，横竖切口没有太大区别。

下奶晚、奶水不足怎么办

剖宫产妈妈一般比顺产妈妈下奶晚，不像顺产妈妈那样很快感觉到乳房胀痛，但也要尽早让宝宝吮吸。因为自生产结束的那一刻起，母体内的激素就开始自我调节，泌乳素已经开始运动了，而一旦错过最初让宝宝吸吮的时期，会造成日后喂养中的种种问题，并且乳汁分泌的原则就是越吸越有，如果要等要乳房感觉胀了再吸，宝宝吸着很费力，也容易造成乳汁淤积。

妈妈服药后 4 小时才能喂奶

妈妈因为某种原因需服用药物，又不想放弃母乳喂养时，最好在服药 4 小时后再喂奶，这样能降低母乳中的药物浓度，减少宝宝吸收的药量。

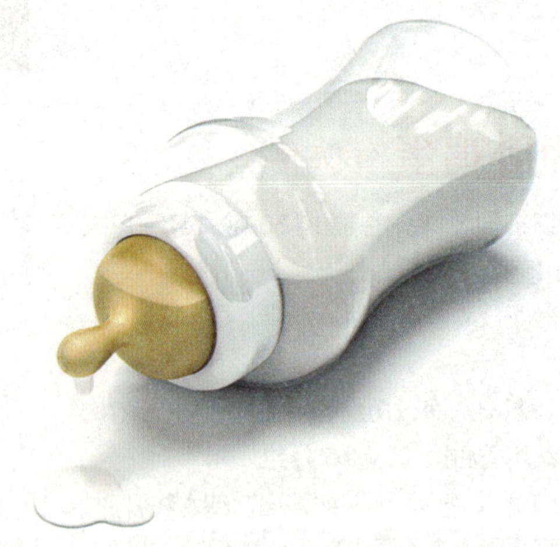

子宫出血量较多，但不超过月经出血量

无论是剖宫产还是顺产，产后大量排出恶露（也就是阴道出血）和子宫收缩一样，是免不了的，血液来自子宫与胎盘的连接处。流血是子宫恢复过程中的一部分。

剖宫产时，新妈妈子宫出血较多，术后家人要时刻关注新妈妈的阴道出血量，如果没出血，或是出血量超出正常月经量，都属于不正常现象，应及时通知医生。

产后定时查看伤口和恶露

剖宫产后生下了可爱的宝宝，但家人不要忘了定时查看新妈妈伤口腹带上有无渗血。产后新妈妈都会有恶露排出，量与月经量差不多，但血量过多或者无恶露排出都属于不正常的现象，应及时告知医生。

谨防缝线断裂

剖宫产后，家人要时刻提醒新妈妈伤口还没有恢复，时刻要小心。因为新妈妈的一个不小心咳嗽、恶心等都有可能会拉开伤口。新妈妈一旦出现咳嗽等情况时，家人可以帮助新妈妈用手按压伤口两侧，避免伤口撑开。

帮助新妈妈放松全身的肌肉

剖宫产手术结束后，新妈妈往往会受到麻药的影响，导致全身肌肉僵硬，尤其是下肢肌肉，甚至是没有感觉的。这时，一般护士会交代家人帮助剖宫产妈妈做做按摩，按按四肢和全身的肌肉，避免新妈妈肌肉僵硬，如捏捏双臂和双腿，帮助腿部做做屈伸运动等，为新妈妈尽早排便和下床行走做准备。

术后感觉到恶心需药物缓解

手术后，新妈妈可能会觉得头重脚轻，也可能会感到恶心，甚至会持续 48 小时，一般医生会开些药物来缓解。有些新妈妈术后还会出现全身瘙痒，如果出现这种情况，应该及时告诉医生，及时治疗。

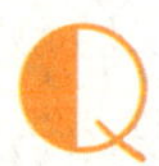

剖宫产手术时的麻药会影响喂奶吗?

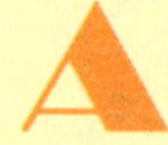

剖宫产时对产妇使用的一般是硬膜外麻醉，麻醉药剂的剂量不会对奶水造成影响，即便产后半小时内就开始喂奶也不会对宝宝造成任何危害。

伤口可放置沙袋，减少伤口渗血

术后，医生会在妈妈的伤口上放一个沙袋，且持续压迫 6 小时，主要有三个目的：

1. 减少和防止刀口及深层组织渗血，起到止血的作用。

2. 通过对腹部的压迫，刺激子宫收缩，减少子宫出血，加速子宫恢复。

3. 预防术后腹腔压力骤降，导致腹腔静脉和内脏中血液过量，进而回流到心脏，增加心脏压力。

剖宫产妈妈当天该怎么吃

术后6小时内要禁食

剖宫产手术后6小时内妈妈应当禁食。这是因为手术容易使肠子受刺激而使肠道功能受到抑制，肠蠕动减慢，肠腔内有积气，因此，术后会有腹胀感。为了减轻肠内胀气，暂时不要进食。如果妈妈觉得口干，也不能喝水，可用棉签蘸温开水擦拭一下干裂的嘴唇。

要等排气后再进食

剖宫产的新妈妈由于刚做完手术，加上产后腹压突然减轻，腹部肌肉松弛，肠道蠕动减慢，容易出现腹胀、便秘的情况。手术6小时后，新妈妈可服用一些排气类食物，如萝卜汤等，以增强肠蠕动，促进排气，减少腹胀，并使大小便通畅。

排气后先吃些藕粉、米粥等流食

当产妇排气后，适宜吃富有营养且易消化的食物，如蛋汤、米粥、面条、藕粉等，然后依产妇体质，饮食再逐渐恢复到正常。剖宫产后不久的产妇，应禁止过早食鸡汤、鲫鱼汤等油腻肉类汤和催乳食物，可在术后7~10天再食用。剖宫产后饮食上所有食物和饮料，最好都要吃得温热，包括水果，建议用热开水温一下再吃。

可以吃动物血来补血

铁是促进血液中血色素形成的主要成分之一，血色素可使皮肤红润有光泽，因此妈妈的膳食中富含铁元素的食物必不可少，如动物肝脏、动物血、海带、芝麻、黑豆、绿叶蔬菜等。

剖宫产妈妈一日食谱

餐次	用餐时间	推荐食谱
早餐	7:00~8:00	挂面卧鸡蛋1份
加餐	10:00	香蕉1根
午餐	12:00~12:30	南方鸡蛋线面1碗
加餐	15:30	三角面片1碗
晚餐	18:00~19:30	胡萝卜小米粥1碗
加餐	21:30	蛋花汤1碗

胡萝卜小米粥 恢复体力

材料 小米、胡萝卜各 50 克。

做法

1 小米淘洗干净；胡萝卜洗净，切丁。

2 将小米和胡萝卜丁放入锅中，加适量清水，大火煮沸，转小火煮至胡萝卜丁软烂，小米开花即可。

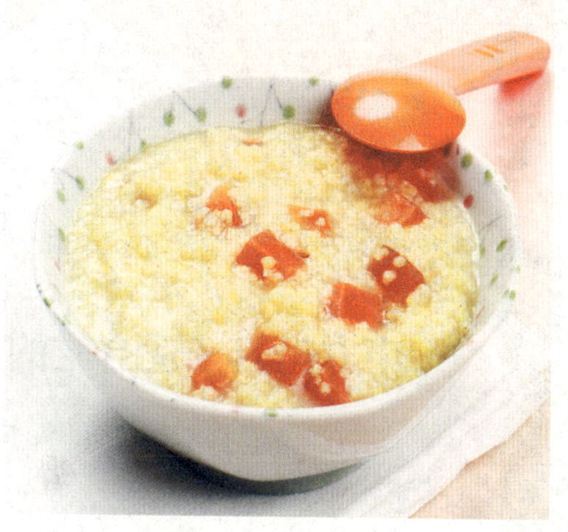

三角面片 补充水分、利小便

材料 小馄饨片 50 克，青菜 15 克。

调料 高汤适量。

做法

1 青菜洗净，切碎；小馄饨片用刀拦腰切成两半后成小角状。

2 锅中放高汤煮开，放入三角面片，煮开后，放入青菜碎，煮至沸腾即可。

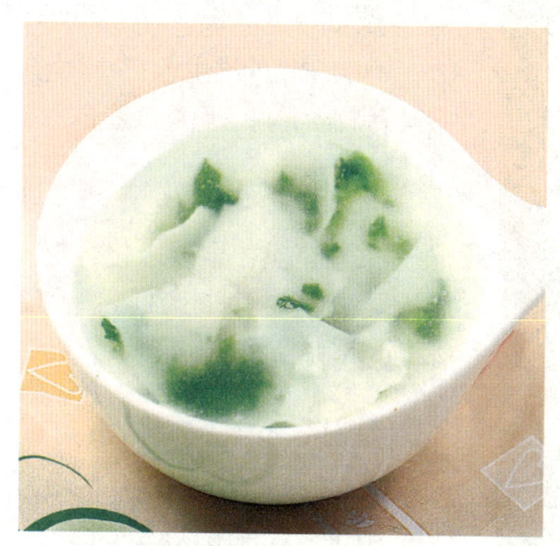

南方鸡蛋线面 促进体力恢复

材料 线面 100 克，鸡蛋 1 个，油菜 80 克。

调料 盐、葱花、姜丝各适量。

做法

1 油菜洗净；鸡蛋打散，煎至两面金黄。

2 锅留底油，爆香姜丝和葱花，放入适量水和油菜，烧开后，放入线面烧开，放入鸡蛋块，加盐调味即可。

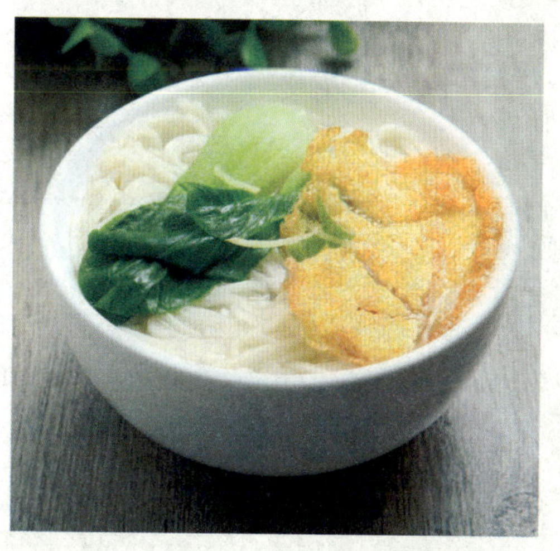

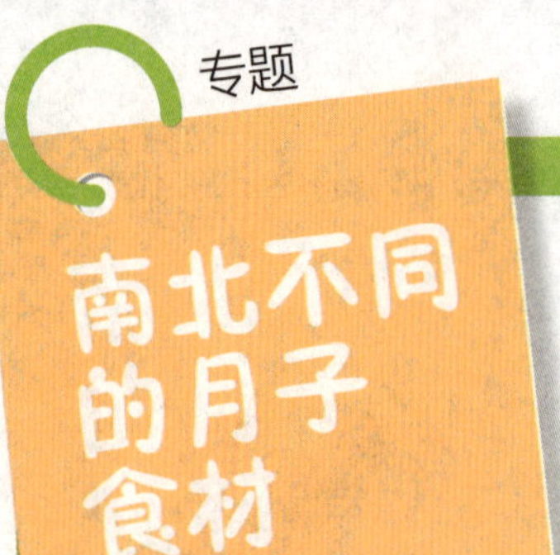

南方坐月子适合吃的食材

南方气候比较湿热，因此坐月子食材跟北方还是有很大区别的，一般来说，主要有以下几种：

茶油

含有丰富的维生素 E、维生素 D、维生素 K、胡萝卜素和微量的黄酮、皂素等物质，月子里常食茶油，可以促进乳汁分泌，提高免疫力。

米酒

营养丰富，含碳水化合物、维生素 B_1、维生素 B_2 等，有助于益气、活血、消肿、散结等，适合坐月子妈妈通乳下奶食用。

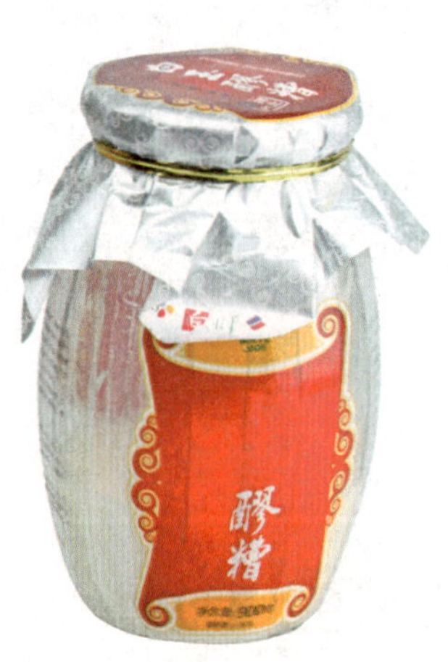

红菇

被认为是“南方红参”，鸡、鸭、蛋、猪肚、猪排骨等常搭配红菇炖在一起，颜色丰富，汤甜味美。

黄花菜

营养丰富，含有碳水化合物、蛋白质、维生素 C、脂肪、胡萝卜素等人体必需的营养成分，对产后乳汁不下等有很好的疗效。

线面

采用优质面粉加盐等辅料做成的一种面食，色泽洁白，线条细匀，口感柔润香爽。在南方，坐月子时常食，配上鸡汤、蛋酒，被称为“诞面”。

北方坐月子适合吃的食材

小米、鲫鱼、鸡蛋、挂面、阿胶、红枣，是北方妈妈坐月子必备的食物。尤其是黄澄澄的小米粥，在整个月子期都会食用。

小米

小米熬制成粥营养价值丰富，有“代参汤”的美称。小米中含铁、维生素、膳食纤维等，所以很受北方新妈妈的喜爱。

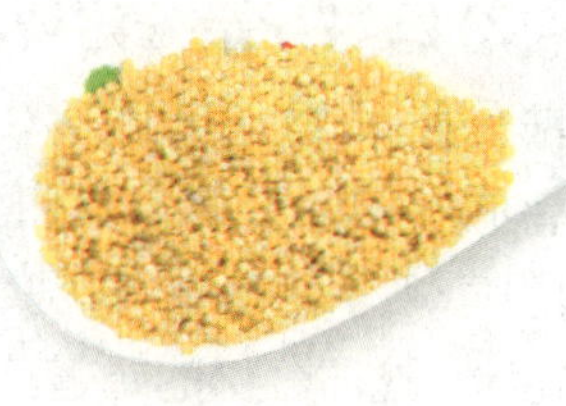

鲫鱼

众所周知，鲫鱼有通乳催奶的作用，民间常给产后新妈妈炖食鲫鱼汤，帮助身体恢复、促进乳汁分泌。

鸡蛋

鸡蛋营养全面，含有人体必需的18种氨基酸，且容易被人体吸收，能满足新妈妈的需要，但新妈妈每天以1~2个为宜。

挂面

主要以小麦粉加盐、碱、水经悬挂干燥后切成一定长度的干面条，新妈妈常食，可以补充基础能量，且容易被人体吸收，所以是北方坐月子必备佳品。

阿胶

阿胶有补血止血、滋阴润燥的功效，是新妈妈坐月子补血最为“给力”的食物。阿胶可较快地补充气血、增进食欲、调理气血，是新妈妈产后恢复的必备之品。

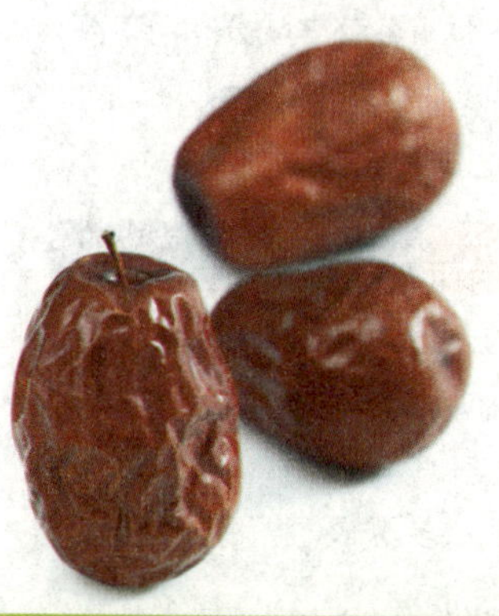

红枣

红枣含有蛋白质、脂肪、碳水化合物、有机酸、维生素A、维生素C、钙等多种营养成分，能提高人体免疫功能，对产后体虚的人有很好的滋补作用。红枣中富含钙和铁，对产后贫血的食疗效果是药物所不能比拟的。红枣是补血的良药，有“天然维生素丸”的美称，可谓新妈妈的滋养佳品。

第 2 天：谨慎应对产后疼痛

新妈妈日常护理

大部分妈妈开始分泌初乳

大部分新妈妈在产后第 2 天或第 3 天，也有的在第 4 天时，双侧乳房充血而开始发胀、膨大，有胀痛感及触痛，开始分泌乳汁，这时分泌的奶量较少，是初乳，对于宝宝来说十分珍贵，尽管量少也一定要喂给宝宝吃。

初乳富含抗体及宝宝所需要的各种酶类、碳水化合物等，具有高蛋白质、低脂肪的特点。初乳中的免疫物质可以在宝宝未成熟的肠道表面上形成一层保护层，阻止细菌、病毒的附着，这些都是任何食品都无法提供的。所以完全可以说，初乳赋予了宝宝人生中的第一次免疫，对宝宝的生长发育具有重要意义。

妈妈在整个哺乳期分泌的乳汁成分是会变化的，初乳一般只持续 4 ~ 5 天。

产后1 ~ 3天排红色恶露，量多

生产结束后，大约需到产后 2 ~ 3 周，新妈妈的阴道内会有血样分泌物流出，这就是恶露。恶露在产后 1 ~ 3 天内分泌量较多、呈红色，称为血性恶露或红色恶露，类似月经甚至比月经量多。妈妈产后尽快哺乳，通过宝宝的吮吸能促进子宫收缩，同时促进子宫腔内的恶露排出。恶露的颜色和量是随着时间有所变化的，一般产后 1 ~ 3 天是红色恶露，从第 4 天开始转为浆性恶露，持续到大概第 10 天的时候转为白色恶露，白色恶露一般在产后 14 天的时候基本排净。

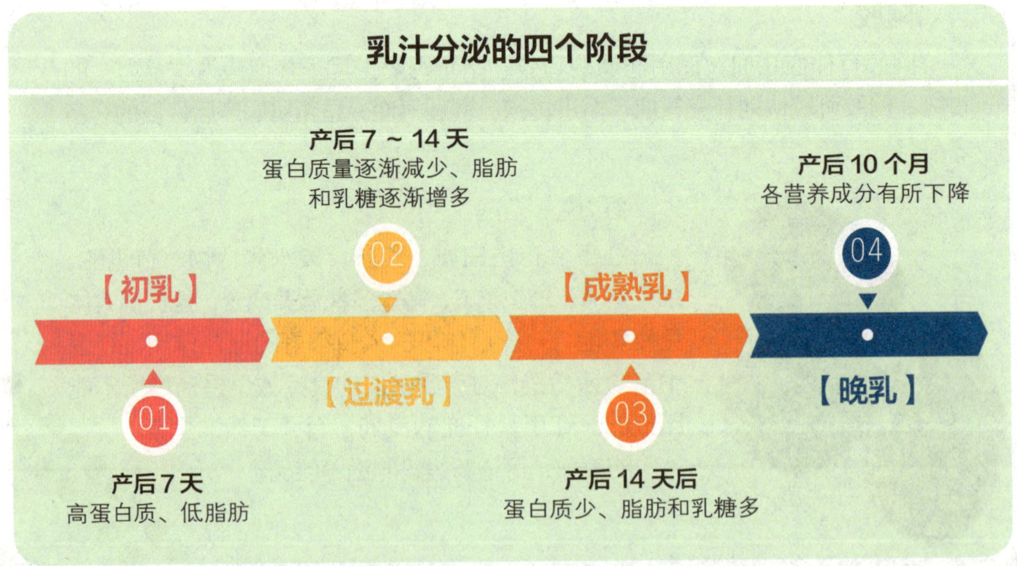

顺产妈妈可以适当下床走走了

顺产后恢复好的新妈妈，不要总是躺在床上，这是不利于身体恢复的，还会降低排尿的敏感度，引起尿潴留，甚至导致血栓的形成。因此，你可以根据自己的身体情况适当下床活动活动，如果感觉力不从心可以让家人搀扶着在房间里走一走。注意动作要轻、要慢，并且不宜走太久，走几分钟就休息一下，一天多走几次。

剖宫产妈妈可以使用镇痛泵镇痛

剖宫产前新妈妈会被注射麻醉药，手术结束后，麻醉药的作用消退后，伤口会开始疼痛。目前很多医院，在剖宫产手术后都提供镇痛泵（PCA 止痛泵）来减轻产后疼痛，与以往的口服或肌肉注射镇痛药物相比，镇痛泵可以由产妇自己控制，从一定程度上减轻了药物本身的不良反应，同时能够让新妈妈保持清醒便于和宝宝交流，还能促进及早开奶喂养。

剖宫产妈妈拔掉尿管后及时下床排尿

剖宫产妈妈在手术前就会被放置导尿管，一般在术后 24 ~ 48 小时之内待膀胱肌肉恢复收缩排尿功能后将其拔出。导尿管拔出后，新妈妈要尽快排尿，以降低排尿困难的可能性，以及因长时间使用导尿管而引起尿路细菌感染的危险性。

及时更换卫生巾

新妈妈每天至少用温开水冲洗会阴部 2 次，并且每次大便后要加洗 1 次，如有侧切和撕裂伤的，可用温开水或 1：50 000 的高锰酸钾溶液冲洗，以杀菌、止痛。会阴部肿胀明显的新妈妈，可以每天用温热毛巾热敷 3 次，敷后擦干，以免潮湿滋生细菌。在恶露排除的阶段，新妈妈需要使用产妇卫生巾，一定要及时更换，保证会阴部的透气、干燥，避免感染。

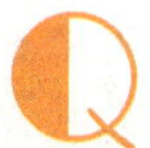

高龄产妇坐月子要特别注意什么吗?

A “高龄产妇”是指生产时已年满 35 岁或受孕时满 34 岁的女性。随着二胎政策的放开，高龄产妇生二胎的越来越多。高龄产妇因为新陈代谢有所减慢，确实存在恢复比普通孕妇慢的情况，需要精心调养，但是并不需要过于焦虑。

产后 2~3 天没有奶水也属正常

有些新妈妈会因为自身的原因，在产后 2~3 天没有初乳分泌的情况，这就让新妈妈焦急万分。

其实，新妈妈大可不必担心，因为新生儿头 3 天是不需要什么食物的，新生儿从母体中已经带够了维持 3 天的粮食，这也是新妈妈初乳量分泌很少的原因。新妈妈可以通过热敷乳房，促进泌乳反射，增加乳汁分泌量。

新妈妈饮食调理

不要大补，以免导致恶露不尽、乳腺堵塞和肥胖

产后第2天，新妈妈处于身体恢复期，肠道功能也较弱，不要大补，尤其不要吃热量高、油腻的汤等，否则会加重肠胃负担，还会影响恶露的排出。再加上这个时候很多新妈妈的奶水都没下来，如果着急大补容易造成乳腺堵塞，引起乳腺炎等，影响乳汁分泌，营养的过量摄入还会转化为脂肪在体内积累，会导致肥胖。

新妈妈要少食多餐，饿了就吃

产后新妈妈的胃肠功能还没有恢复正常，一顿不要进食太多，以免加重肠道负担；但是也不要让肚子处于饥饿的状态，最好是饿了就吃，而不局限于一日三餐或四餐。

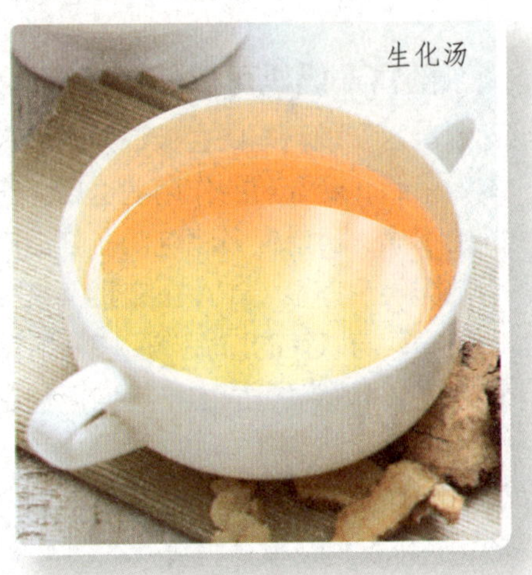
生化汤

喝生化汤，调理、排毒两不误

生化汤能生血祛瘀，帮助排除恶露。但是产后不宜立即服用，一般顺产新妈妈在产后第2~3天可以饮用，剖宫产新妈妈则最好产后7天再开始饮用。生化汤要温热饮用，不宜长时间服用，以7天为宜，过久服用会增加出血量。不同体质的新妈妈在饮用前最好先咨询医生。

新妈妈一日食谱

餐次	用餐时间	推荐食谱
早餐	7:00~8:00	阳春面1碗
加餐	10:00	生化汤1份
午餐	12:00~12:30	牛肉小米粥1碗，番茄炒鸡蛋1份
加餐	15:30	益母草煮鸡蛋1碗
晚餐	18:00~19:30	糯米阿胶粥1碗
加餐	21:30	蒸鸡蛋羹1份

益母草煮鸡蛋 排恶露

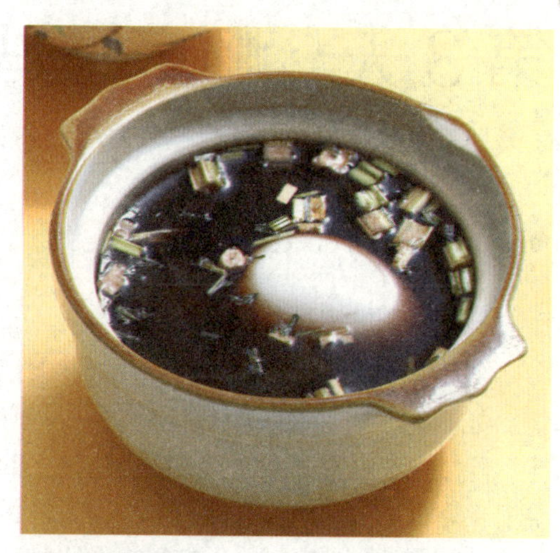

材料 益母草50克，鸡蛋2个。

做法

1 将益母草择去杂质，清水洗净，切成段，沥干水；把鸡蛋放入水中，清洗干净。

2 益母草、鸡蛋下锅内，加水同煮，10分钟后鸡蛋熟，去壳，放入此汤中煮15分钟即可。

营养师说功效

益母草具有调理气血瘀滞导致的产后恶露不止、功能性子宫出血等病症的作用。

阳春面 补充体力

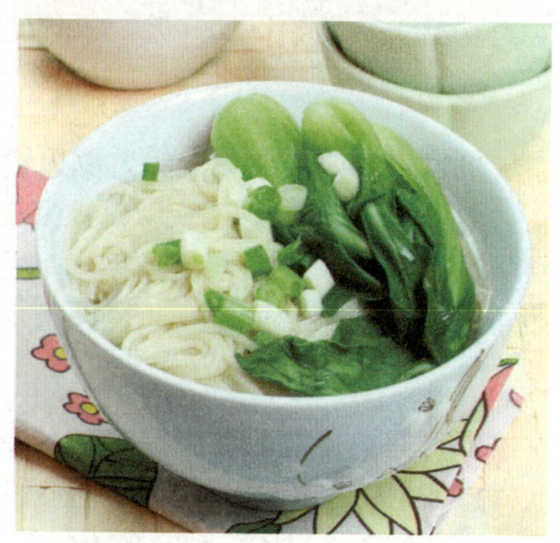

材料 挂面150克，油菜100克。

调料 葱花、盐、香油各适量。

做法

1 锅置火上，倒入清水烧开，放入挂面煮熟，捞出过凉水，沥干水分；油菜洗净，放入煮面条的水中焯熟，捞出。

2 锅内倒入清水烧开，加盐调味，倒入大碗中，捞入煮熟的面条和焯熟的油菜，淋上香油，撒上葱花即可。

鲜虾蒸蛋 补充营养

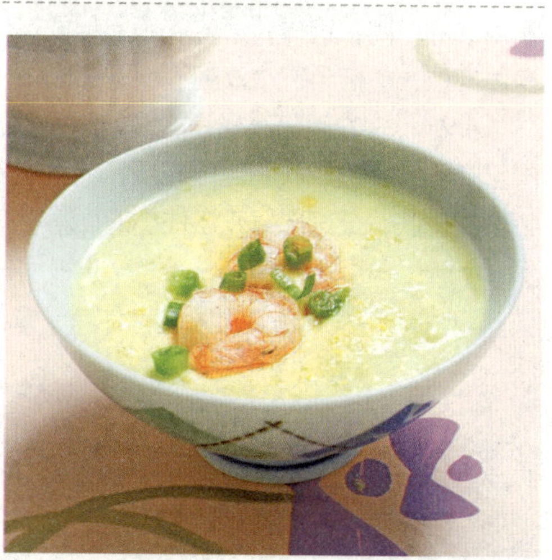

材料 鸡蛋2个，鲜虾3只。

调料 盐、香油、葱末各适量。

做法

1 鲜虾处理干净，取虾仁；鸡蛋打散，加入盐调味，加30℃左右的温水，朝一个方向搅拌均匀。

2 在容器内壁上均匀地抹上一层香油，然后倒入蛋液，加入虾仁、葱末，放到烧开的锅中隔水蒸熟即可。

第3天：顺产妈妈可以出院了

新妈妈月子日常护理

孩子睡你就睡

经过两天的恢复，新妈妈不由自主地开始很多新任务，如喂奶、换尿布、哄宝宝睡觉……疼痛加上照顾宝宝，晚上也很难睡一个完整的觉。这些让新妈妈时常感到疲惫，所以为了自己和宝宝的健康，新妈妈要根据宝宝的生活规律调整休息时间，当宝宝睡觉的时候，新妈妈只要感到疲惫就可以躺下休息。千万不要小看这短短的休息时间，它会让新妈妈保持充足的精力。

剖宫产妈妈要避免大笑，以免牵拉伤口

剖宫产妈妈伤口正处于恢复期，这段时期，大笑、咳嗽、弯腰、起床等日常行为都牵拉扯动伤口而引起疼痛。为了伤口的良好恢复，建议新妈妈要尽量避免大笑，弯腰、起床时则最好有人在身边帮忙。

顺产妈妈出院时要穿保暖又方便的衣服

家属应该将新妈妈出院的衣服提前准备好，接到医生的出院通知时，可以从容地回家，不至于手忙脚乱。要根据季节的不同，选择合适的衣服，但要保证衣服能遮盖住身体部位，包括手臂、双腿等裸露部位。

此外，上衣尽量选择开襟的，因为回家途中可能会给宝宝哺乳，开襟的衣服比较方便，而且上衣要接触宝宝的娇嫩的皮肤，最好选择刺激性小的面料。

奶水不是攒出来的而是吸出来的

有的妈妈会说自己的奶很少是不是要攒多一点、奶胀一点再给宝宝吃。

千万不要这样做。因为奶水是吸出来的，不是攒出来的。乳房是一个奇怪的构造，只有及时清空才能及时生产，如果总是堆着堆着，乳腺管堵住了不仅会胀奶痛苦，还会影响乳汁的分泌。

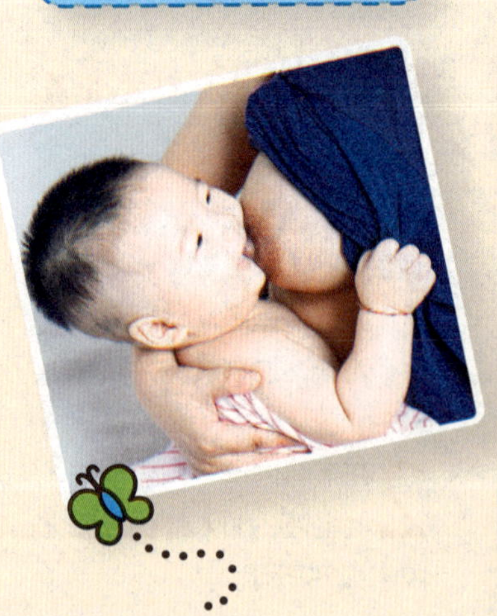

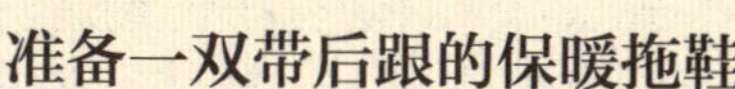

准备一双带后跟的保暖拖鞋

许多人认为坐月子期间不用穿鞋，因为月子期间是不出门的，只是在家里走走。其实坐月子期间为了双脚的保暖，一双柔软的拖鞋是非常有必要的。尤其是冬季坐月子，如果脚部着凉，很容易后足跟或腹部不适，甚至出现腹泻。所以即使在家里活动，也应该穿柔软的拖鞋或休闲鞋。

每天授乳 8 次以上，利于下奶

有些新妈妈的乳汁分泌不是很多，但也要坚持每天授乳 8 次以上，每次宝宝在乳房上吸吮的时间不应少于 30 分钟，从而有利于下奶，还能预防乳腺炎，加快子宫收缩。

剖宫产妈妈侧卧喂奶，可以避免压迫伤口

躺着喂奶对坚持母乳喂养是非常有必要的，因为这样有利于夜间的哺乳。尤其是剖宫产的妈妈，一开始就只能采取侧卧的方式喂奶，这样既有利于避免压迫伤口，还能避免腰酸背痛。

如何缓解胀奶痛

奶量多的时候，如果不能及时哺喂，会导致乳房充血，乳腺组织膨胀，乳汁堆积在乳腺管内，引起胀奶。胀奶时可以先轻柔一下乳头，让宝宝吸一吸，能及时缓解。如果宝宝吃不了，那就用手挤出来或者用吸奶器吸出来，以免引起急性乳腺炎。

还可以通过按摩缓解胀奶，洗净双手，均匀用力、轻轻地从乳房四周向乳头的方向按摩、挤压，以疏通乳腺管，如果发现乳房的某一部位胀痛明显，可稍稍用力挤压，排出乳汁，以防此处乳腺管堵塞。

睡觉时不要挤压乳房，否则易得乳腺炎

生完宝宝后，妈妈的乳房丰满、充盈，若不慎挤压，会使内部软组织受伤，或者使内部引起增生，还会改变形状，导致双乳下垂。

妈妈睡觉时最易挤压乳房，所以要保持正确的睡姿，以侧卧和仰卧为佳，尽量不要俯卧，避免压迫乳房，得乳腺炎。此外，不要长时间向一个方向侧卧，坚持左右侧卧交替的方式，可避免一侧乳房压迫过久。

出现乳头皲裂可用奶水消毒

实际上，没有什么比自己的乳汁更能有效地杀菌消毒了。如果妈妈乳头皲裂不严重，可以在喂奶后挤点乳汁涂抹在上面，也能起到杀菌的作用，既省钱又安全。

新妈妈月子饮食

下奶之前千万别喝催乳汤

过早的喝催乳汤，会使乳汁下来过快过多，新生宝宝吃不了，不但会造成浪费，还会使妈妈乳管堵塞而出现乳房胀痛。过晚喝催乳汤又会使乳汁下来过慢过少，妈妈会因无奶而心情紧张，泌乳量会进一步减少，形成恶性循环。因此一般建议在产后第3天开始给妈妈一些清淡的催乳汤。

多吃可促进恶露排除的食物

产后恶露正多时，新妈妈在饮食上可适当多吃一些有助于排除恶露的食物，可多吃糯米阿胶粥、红枣莲子粥、益母草煮鸡蛋等食物，以促进恶露的排出。

多吃富含镁、B族维生素的食物可抗抑郁

新妈妈产后不仅要养身，也要养心，避免因为生活的大变化而出现心情压抑或抑郁等不良状况。建议，新妈妈们可以在坐月子期间适当多摄取一些富含镁、锌、B族维生素、ω-3脂肪酸等营养成分的食物，如海鱼、鸡蛋、深绿色蔬菜、新鲜蔬果、红豆等，这些食物都有抗压及抗抑郁、促进睡眠的功效。

继续以软烂食物为主，不要大补

产后第3天，新妈妈尚处于身体恢复期，肠道功能也较弱，最好进食易于消化的流质或半流质的饮食，比如小米粥、瘦肉粥、蒸鸡蛋等。比较油腻、大补的食物仍不宜食用，比如鸡汤。也不要吃刺激性的食物，过酸、过辣都不行。

新妈妈一日食谱

餐次	用餐时间	推荐食谱
早餐	7:00~8:00	香蕉苹果牛奶饮1杯，三鲜包子2个
加餐	10:00	切片面包2片
午餐	12:00~12:30	米饭1碗，麻油猪肝汤1碗，蒜蓉菠菜1份
加餐	15:30	熟花生10粒
晚餐	18:00~19:30	香菇胡萝卜面1碗
加餐	21:30	红枣莲子粥1碗

香蕉苹果牛奶饮 缓解产后抑郁

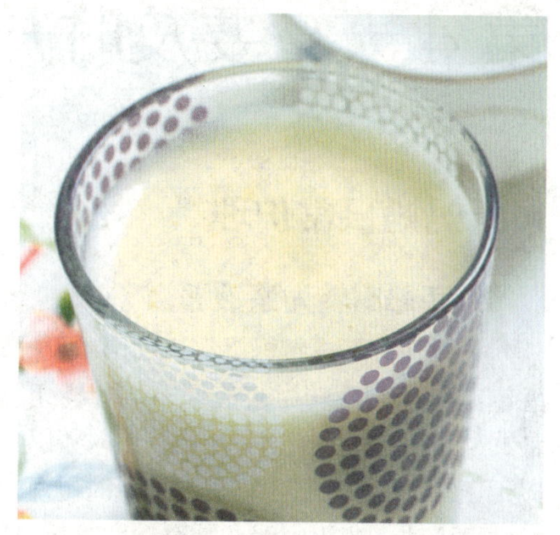

材料 香蕉50克，苹果100克，牛奶250毫升。

材料 蜂蜜适量。

做法

1 将苹果削皮去核、切成小块；香蕉削皮，切成小块。

2 将苹果块、香蕉块、蜂蜜连同牛奶一起放入全自动豆浆机中，按下“果蔬汁”键，豆浆机提示做好后倒入碗中即可。

麻油猪肝汤 促进产后恶露排出

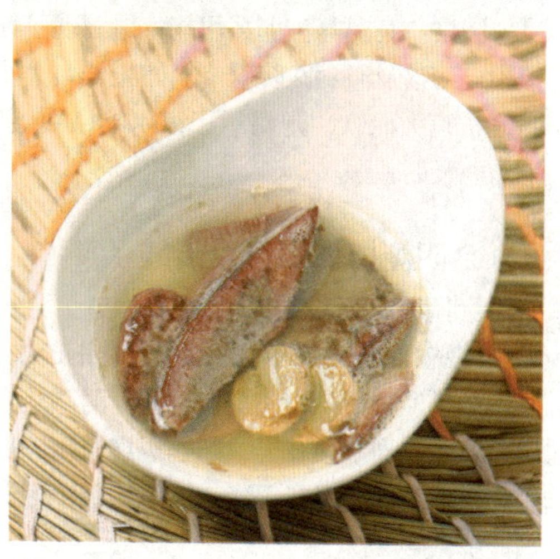

材料 猪肝150克。

调料 生姜、胡麻油、米酒各适量。

做法

1 将猪肝洗净，切片；生姜去皮切片。

2 胡麻油入锅大火加热，加入生姜片，转小火，爆香至姜皮皱褐而不焦黑，再转为大火，放入猪肝片炒至变色。

3 最后放入米酒煮开关火，趁热食用。

红枣莲子粥 静心、安神

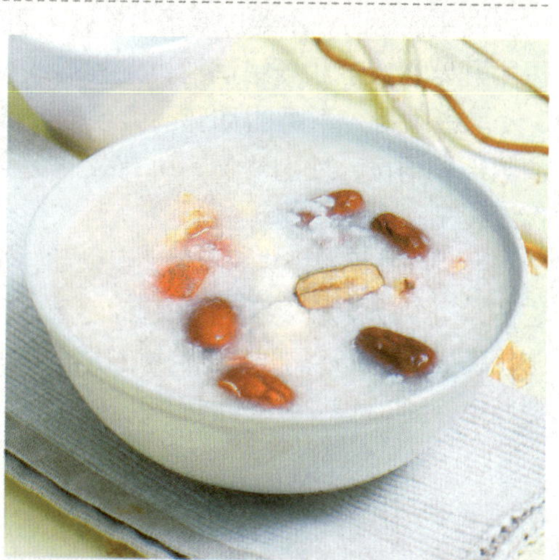

材料 大米90克，红枣、莲子各20克。

做法

1 大米洗净，用水泡30分钟；红枣、莲子各洗净，红枣去核，莲子去心。

2 锅置火上，倒入适量清水大火烧开，加大米、红枣和莲子烧沸，待莲子煮熟即可。

营养师说功效

红枣具有补气血、宁心安神的作用；莲子中的棉子糖，对于产后心烦心悸、失眠多梦等有疗效作用。

第 4 天：要及时开奶

新妈妈日常护理

红色恶露转为浆液恶露

正常情况下，新妈妈从产后第 4 天开始，恶露由红色恶露转为浆液恶露，为淡红色血液、黏液和较多的阴道分泌物，这时新妈妈可以用正常的卫生巾了，但要注意及时更换，避免细菌滋生。如果出现恶露突然增多的情况，且为脓性、有臭味，那么可能就是出现了细菌感染，应该及时到医院就诊。如果伴有大量出血，子宫大而软，则显示子宫可能恢复不良，也需要及时就医。

会阴侧切伤口可以拆线了

会阴侧切新妈妈在拆线前，护士会每天给你冲洗 2 次伤口，大便后也要冲洗 1 次，可以避免排泄物污染伤口。但也要随时防止会阴切口裂开。到了第 4 天，新妈妈终于可以拆线了，如果恶露还没有干净，应坚持每天用温开水冲洗外阴 2 次。

发生便秘时，不要过度用力扩张会阴部，可用开塞露或液状石蜡润滑，尤其拆线后前 3 天，避免用力下蹲的动作。大便时，收敛会阴部和臀部，使用坐便，可有效避免会阴伤口裂开。

此外，新妈妈坐立时尽量让身体重心偏向右侧，可以减轻伤口受压而引起的疼痛，还能防止表皮裂开。还需要特别注意的是，新妈妈要避免摔倒或大腿过度外展而使伤口裂开。

不要一次性大量喝水

传统观念认为坐月子时不可喝水。老一辈的人常常会告诫媳妇或女儿说："喝水会变大肚婆！千万不可以喝水！"的确，产后 1 周之内不要一次性大量喝水。因为产后全身细胞呈现松弛状态，若喝下过多的水分，容易引起水肿并影响营养物质的摄入。

若新妈妈产后哺乳，每天摄取的水分不足的话，可能造成乳汁分泌减少。为了增加乳汁，建议新妈妈多喝鸡汤、鱼汤或牛奶。

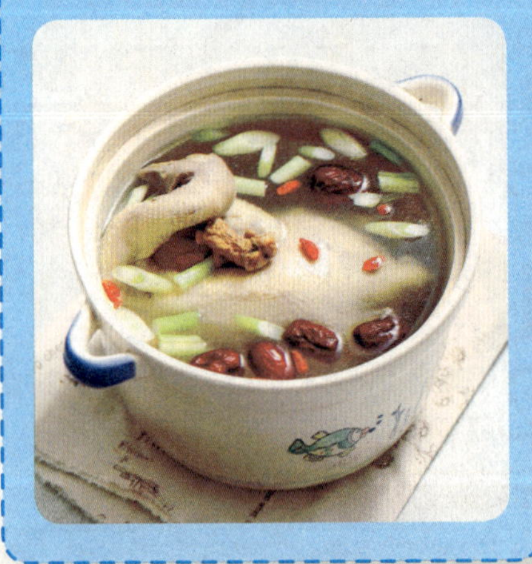

新妈妈出汗多，要勤换衣服

新妈妈产后皮肤代谢功能旺盛，出汗多，汗液会经常浸湿衣服、被褥等。同时，乳房开始泌乳，也会经常弄脏内衣，恶露还没有排净，也会弄脏内裤。所以新妈妈的衣服要经常换洗，尤其是贴身的衣服，如内裤最好一天一换。而上衣等至少也要两天一换，这样可以保持身体的卫生，防止细菌感染。

新妈妈换洗下来的衣服要及时清洗，否则会导致污物清洗不掉，或者滋生细菌。此外，新妈妈的衣服洗净后最好放在太阳下暴晒消毒，遇到天气不好时，最好用熨斗把衣服熨干，这样可以避免衣服长期不干滋生细菌。

月子期间不要碰冷水

新妈妈经过分娩，全身的骨骼松弛，如果经常碰冷水，冷气就会侵袭到骨头里，很可能会落下“月子病”。所以，月子里不能碰冷水，即使在夏天，洗东西仍然要用温水。此外，如果想去冰箱取东西，最好请家人帮忙，因为冰箱散发出来的冷气也容易进入骨头里。

房间要保持通风，但不能吹对流风

老人常说新妈妈坐月子怕风，所以房间整天门窗紧闭，其实这对新妈妈和宝宝都是不利的。实际上，新妈妈的卧室应坚持每天定时开窗通风，且以30分钟为宜，这样可以减少空气中病菌的密度，防止新妈妈和宝宝被病毒感染。但需要注意的是，房间开窗通风时，新妈妈和宝宝要离开，且不能直吹对流风。

近视的妈妈，产后暂时别戴隐形眼镜

孕期由于激素的变化，会导致孕妈妈眼睛的分泌物减少，眼球变干，不适合戴隐形眼镜。产后虽然激素在逐渐恢复，但这个过程不是一天两天就能完成的，一般需要至少3个月的时间才能恢复正常，所以专家建议妈妈，产后暂时别戴隐形眼镜。

哪种睡姿有利于产后恢复

分娩结束后，新妈妈的子宫会迅速回缩，但韧带很难在短时间内恢复原状，再加上盆底肌肉、筋膜在分娩时过度拉伸或撕裂，导致子宫在盆腔内的活动范围较大，进而容易随着体位的变化而变动，所以月子期间，新妈妈休息时要注意躺卧的姿势。为了避免子宫向后或一侧倾倒，新妈妈应尽量避免长期仰卧，而应该仰卧和侧卧交替休息，有利于产后身体恢复。

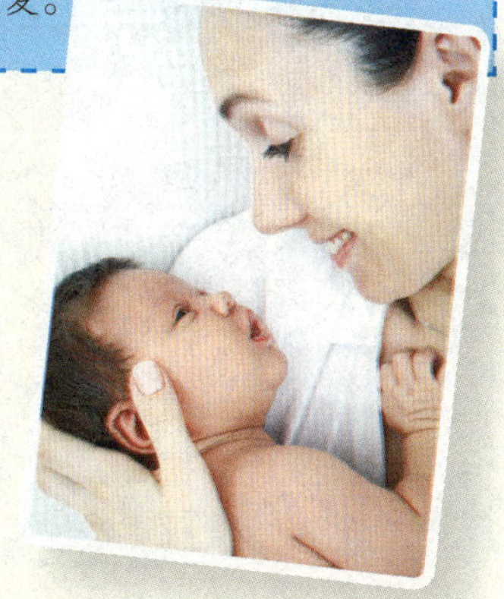

新妈妈月子饮食

不要吃硬的食物，吃馒头不宜过早

产后新妈妈胃肠功能较弱，加上运动量又小，坚硬的食物不仅会伤害牙齿，而且不利于消化、吸收，容易导致消化不良。对于新妈妈来说，硬的食物不只包括那些坚硬的坚果、饼干等，也指馒头、花卷等，因为这些食物对于正常人来说并不硬，但是新妈妈产后过早食用这些需要用力咀嚼的食物容易造成日后的牙疼。产后1周再食用馒头、花卷等为宜，并且刚开始食用时可选择奶油蛋黄包、小豆沙包等，口感较软。

每天早上空腹喝杯温开水

空腹喝杯温开水既可以起到清洁肠道的作用，还能及时补充夜里流失的水分，此外，还能促进胃肠蠕动，防止发生产后便秘，对促进乳汁分泌也很有好处。哺乳妈妈最好在每次哺乳前先喝点温开水，能够促进血液循环，促进乳汁分泌。

宜选择吃通乳的食物

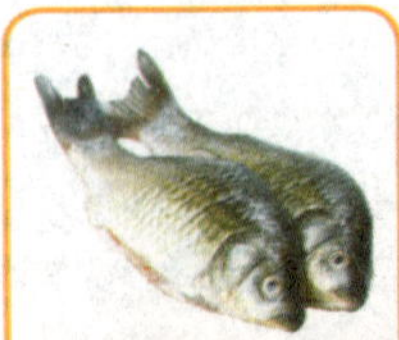

鲫鱼：产妇催乳首选

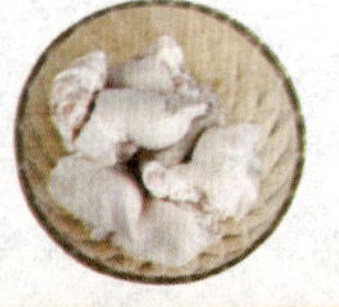

猪蹄：提高母乳质量

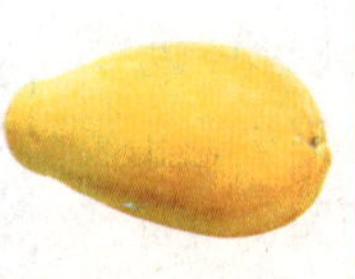

木瓜：可刺激乳腺分泌乳汁

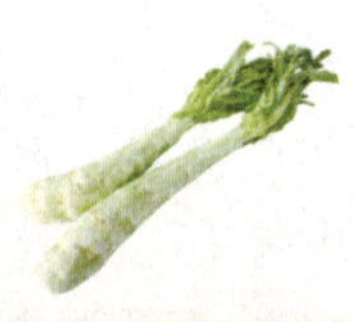

莴笋：促进排尿和乳汁分泌

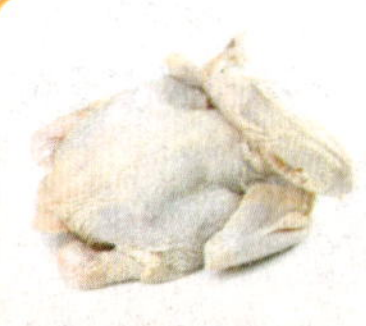

鸡肉：产后气血虚弱、乳汁不足

新妈妈一日食谱

餐次	用餐时间	推荐食谱
早餐	7:00~8:00	排骨汤面 1 碗
加餐	10:00	鸡蛋羹 1 份
午餐	12:00~12:30	牛奶馒头 1 个，花生猪蹄汤 1 碗
加餐	15:30	切片面包 2 片
晚餐	18:00~19:30	燕麦南瓜粥 1 碗，木瓜鲫鱼汤 1 碗
加餐	21:30	红豆红枣豆浆 1 杯

木瓜鲫鱼汤 补虚下乳

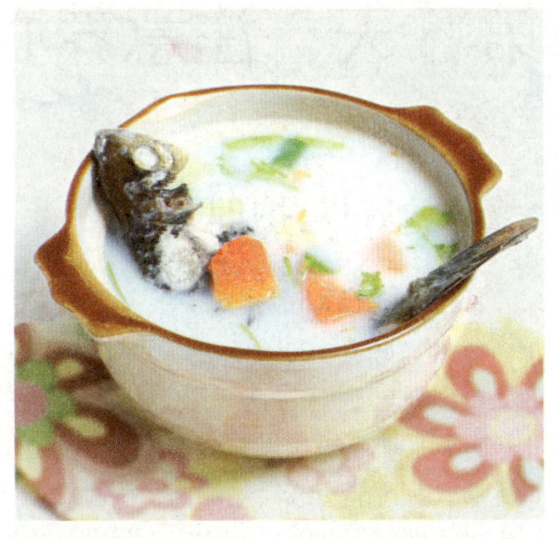

材料 木瓜250克，鲫鱼300克。

调料 盐、料酒、葱段、姜片、香菜段、植物油各适量。

做法

1 将木瓜去皮除子，洗净，切片；鲫鱼除去鳃、鳞、内脏，洗净，放油锅中煎至两面金黄铲出，备用。

2 将煎好的鲫鱼、木瓜放入汤锅内，加入葱段、料酒、姜片，倒入适量水，大火烧开，转小火煲40分钟，加入盐调味，撒香菜段即可。

生滚鱼片粥 补血催乳，利水消肿

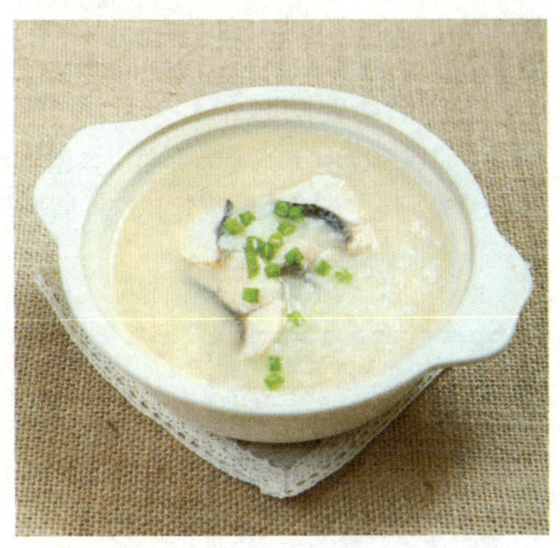

材料 黑鱼片50克，大米100克。

调料 葱花、姜末、酱油、料酒、盐、植物油各适量。

做法

1 大米洗净，黑鱼片加姜末、酱油、料酒、盐拌匀，腌15分钟。

2 锅置火上，加清水和少许植物油，大火烧沸，放大米煮至粥九成熟。

3 将米粥倒入砂锅大火煮沸，倒入黑鱼片迅速滑散，3分钟后加葱花、盐调味即可。

花生猪蹄汤 催乳丰胸

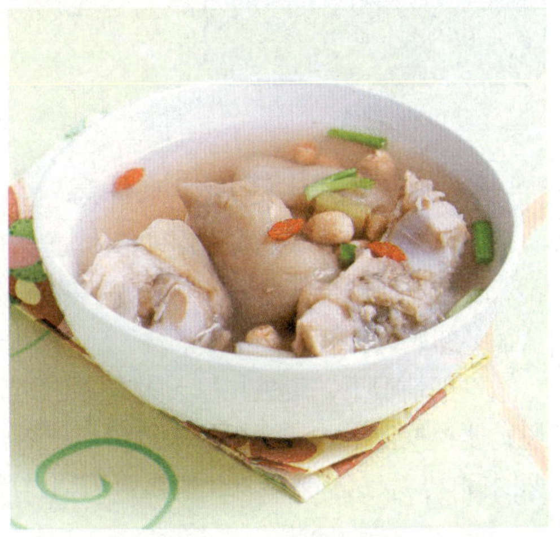

材料 猪前蹄500克，花生仁50克，枸杞子5克。

调料 盐、料酒、葱段、姜片各适量。

做法

1 猪前蹄洗净，用刀轻刮表皮，剁成小块，焯水备用，花生仁泡水半小时后煮开，捞出备用。

2 汤锅加清水，放入猪前蹄及料酒、葱段、姜片大火煮开，慢火炖1小时，放入花生仁再炖1小时，加枸杞子同煮10分钟，调入盐调味即可。

第 5 天：注意养心安神

新妈妈日常护理

不要睡过软的床

女性在妊娠末期会分泌一种叫“松弛素”的激素，可以使生殖道的韧带和关节松弛，有利于产道扩张，从而有助于胎宝宝的顺利娩出。

分娩后，新妈妈骨盆尚未恢复，缺乏固定性，如果睡在过软的床上，起床或翻身稍有不慎，都可能造成骨盆损伤，引起腰骶部疼痛、下肢运动困难等后遗症。因此，新妈妈坐月子期间不要睡过软的床，最好选择床垫较硬的床或板床，待身体恢复后再睡舒服的软床。

下床活动要防眩晕

新妈妈分娩时可能会因失血过多和用力过多而伤元气，导致脑部供血不足，出现眩晕的情况。经过前几天的恢复，这种情况已经有所缓解，但新妈妈下床时仍要有家人陪同，避免眩晕摔倒的发生。

1.新妈妈下床时，应有家属或护工陪伴协助，下床前先在床头坐 5 分钟，确定没有不舒服再下床。

2.下床排便前最好吃点东西，避免在厕所昏倒。如果上厕所的时间比较长，站起来时动作要慢慢的，别太突然。

3.新妈妈如出现头晕，应马上坐下来，喝点热水，再回床上。

根据宝宝的生活规律来休息

到了产后第 5 天，新妈妈的身体已经有所恢复，能做的事情也多了，如喂奶、换尿布、哄宝宝睡觉等，这些都让新妈妈的休息睡眠时间大打折扣。睡眠质量下降加上劳累，让很多新妈妈脾气烦躁不安。

一般情况下，新生儿每天大概要睡 15 个小时，而新妈妈至少要睡 8 个小时，所以新妈妈要根据宝宝的生活规律来调整自己的休息时间。当宝宝睡觉的时候，新妈妈也要抓紧时间休息，这样才能保证有足够的精力照顾好宝宝。

产后洗头可避免脱发、发丝撕裂或分叉

产后新妈妈新陈代谢旺盛，汗液分泌多，容易导致头皮和头发变脏，所以新妈妈应该及时洗头，保持个人卫生。洗头可以促进头皮的血液循环，增加头发生长所需的营养，避免脱发、发丝撕裂或分叉。但产后洗头的方法还是很重要的。需要注意以下事项：

1 洗头的水温最好控制在37℃左右。

2 产后头发较油腻，也容易脱发，所以洗发用品最好选择性质温和的。

3 洗头时要注意清洗头皮，且用指腹按摩头皮，有利于促进头皮的血液循环。

4 洗头后要及时把头发擦干，并用干毛巾包一会儿，避免着凉。

5 如果头发未干不要急着扎起来，也不要马上躺下睡觉，要不然湿邪浸入，有可能会让你头痛、脖子痛。

常叩齿防牙齿松动

叩齿就是空口上下齿相叩击，是一种常见的牙齿保健方法。产后新妈妈每天早晚各叩齿80次左右，有助于防止牙齿松动。主要是通过发挥咀嚼运动所形成的刺激，增强牙齿本身的抵抗力，但要注意用力均匀，速度适宜。

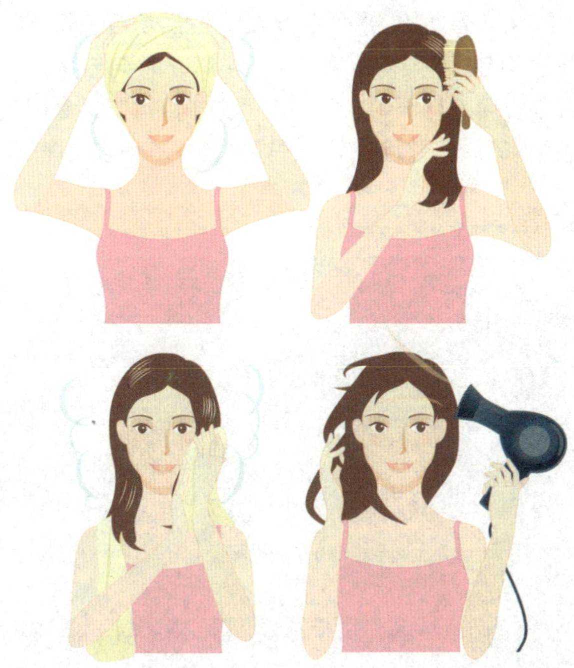

新妈妈洗头一定要注意保暖，否则容易引起头痛、脖子痛等。

新妈妈月子饮食

多吃有助于睡眠的食物

有很多新妈妈产后会因为身体疲劳、带孩子的压力、心情抑郁等因素而出现睡眠不好的情况，这会极大影响新妈妈的身体恢复。睡眠不好时除了调整心情、释放压力以外，最好配合吃些富含色氨酸、碳水化合物、B 族维生素的食物，以改善睡眠。

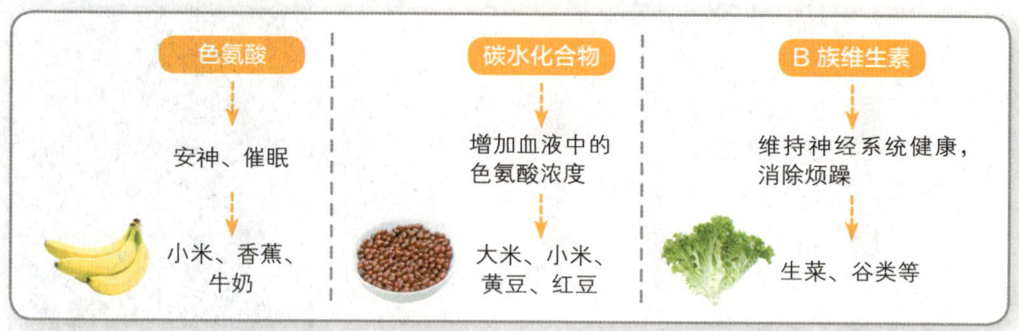

开始吃蔬菜和水果，但不要吃凉的

传统观念认为在月子期间蔬菜和水果要少吃甚至不吃，其实，新鲜的蔬菜和水果富含维生素和矿物质，可以补足肉类、蛋类营养的不足，能开胃、增食欲、润泽肌肤，还能帮助消化及排便，防止产后便秘的发生。因此，产后新妈妈除了在前三四天不宜吃水果外，到第 5 天可以适当吃些水果和蔬菜了，但是切记不能吃凉的。

水果要放在常温下食用，甚至可以在温水里泡一泡再吃。食用蔬菜的时候，如果在产后 1 周内则一定要煮得软烂，并且整个月子期都最好不要吃凉拌菜。

新妈妈一日食谱

餐次	用餐时间	推荐食谱
早餐	7:00~8:00	牛奶小米粥 1 碗，煮鸡蛋 1 个
加餐	10:00	小蛋糕 1 份
午餐	12:00~12:30	米饭 1 碗，红枣羊腩汤 1 碗，琥珀核桃 1 份
加餐	15:30	冰糖莲子羹 1 碗
晚餐	18:00~19:30	香菇胡萝卜鸡汤面 1 碗，清炒油麦菜 1 份
加餐	21:30	桂圆莲子羹 1 碗

牛奶小米粥 养心安神，促进睡眠

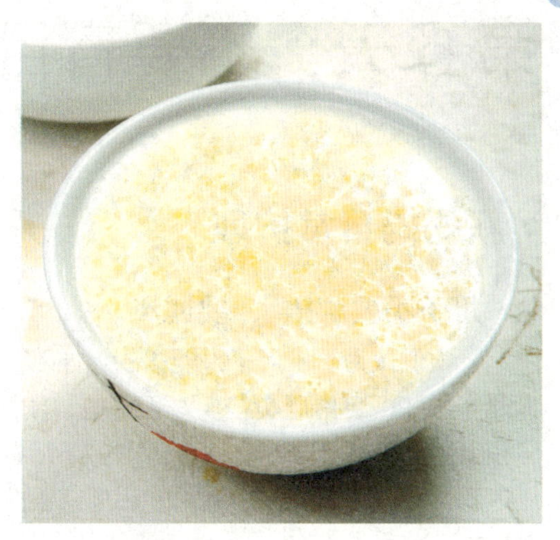

材料 大米、小米各 30 克，牛奶 60 毫升。

做法

1 大米、小米分别淘洗干净，大米浸泡 30 分钟。

2 锅置火上，倒入适量清水煮沸，分别放入大米和小米，先以大火煮至米涨开，转小火将米煮开花，再倒入牛奶，并不停搅拌即可。

冰糖莲子羹 安神、补虚

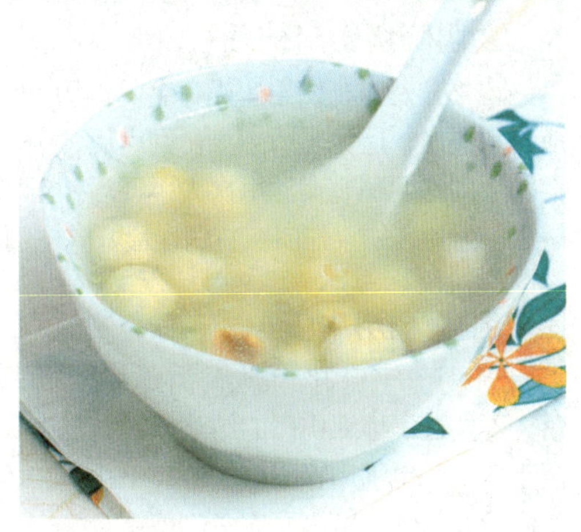

材料 莲子 100 克。

调料 冰糖、水淀粉各适量。

做法

1 莲子洗净、去心，倒入清水中浸泡半小时。

2 锅置火上，倒入适量清水，放入去心的莲子，大火煮熟后改小火煮至莲子熟烂。

3 加入冰糖用小火煮至化开，搅拌均匀，用水淀粉勾芡成羹即可食用。

琥珀核桃 补脑消疲，安神助眠

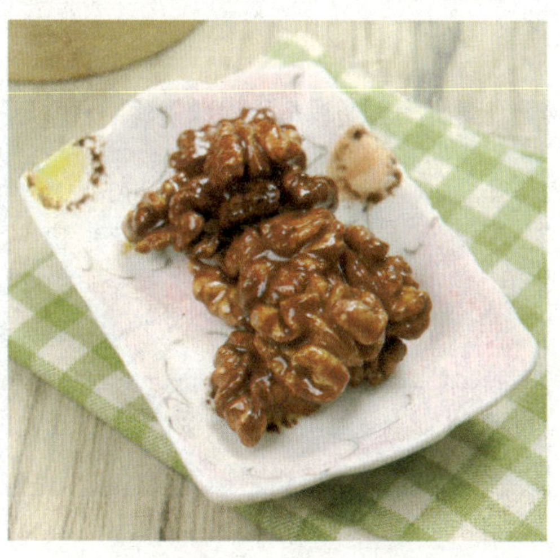

材料 核桃仁 100 克。

调料 冰糖、蜂蜜、植物油各适量。

做法

1 锅里放少量水，放冰糖，小火慢熬，至冰糖快溶化的时候再放少许蜂蜜，待冰糖和蜂蜜水起泡的时候，放入核桃仁，不停地翻炒，直到炒锅里没有糖浆、核桃仁快干的时候关火盛盘。

2 另起锅，放少量油，待油温不太热的时候放入之前做好的核桃仁，不停地翻炒，至核桃仁颜色变为金黄即可。

第6天：不要盲目“捂”月子

新妈妈日常护理

月子不要“捂”，要通风

老人们认为，坐月子是要捂的，如不能外出、要把头包住、不能开窗，即使大夏天也要穿厚些，裹得严实些。对于这些，新妈妈可以不必全都遵守。因为不管哪个季节，你和宝宝都需要新鲜的空气，否则容易得感冒、患肺炎。而通风是一种简便、有效的空气消毒方法，可以减少居室内的病菌。因此，主张把门窗关得紧紧的来“捂月子”是不科学的。

会阴侧切伤口护理

自然分娩时，如果妈妈有会阴侧切，一定要注意伤口的处理。产后前几天，卫生巾应经常更换，避免伤口感染。回家后，医生会根据个人情况，给出冲温水、冲洗液、坐浴等不同的调理方案。每次大小便后，新妈妈最好用温水冲洗外阴，保持伤口的清洁和干燥。另外，如果伤口在右侧，最好向左侧睡；如果伤口在左侧，应该向右侧睡。

剖宫产伤口护理

剖宫产的伤口比较大，需要4~6周的时间来完全恢复。新妈妈最好待结痂自然脱落，不要过早地揭伤口的结痂，否则易发炎。应保持伤口处的卫生，及时擦去汗液，别用手抓挠，也别用衣服摩擦瘢痕来止痒，还应避免太阳直射而导致色素沉淀。为了促进伤口及时愈合，新妈妈应多吃鸡蛋、瘦肉、水果和蔬菜等，能促进血液循环，改善表皮的代谢功能。

可以穿哺乳内衣

新妈妈在哺乳期间，应选择专用的窗式结构的棉质哺乳内衣，轻薄透气、吸水性好，来支托乳房、方便哺乳。如果新妈妈的乳汁偏多，可以购买偏大一点的，方便加入防溢乳垫。此外，贴身内衣应经常换洗。

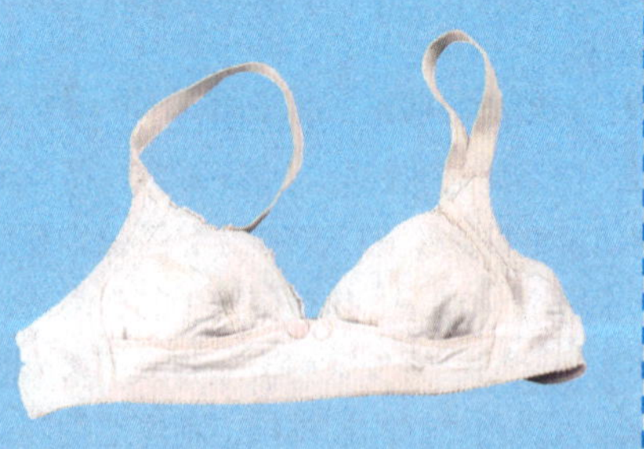

新妈妈月子饮食

多摄入蛋白质、维生素能促进剖宫产妈妈伤口愈合

剖宫产妈妈的伤口愈合需要大量的营养供给，促进伤口愈合的主要营养素有蛋白质、锌、铁及B族维生素、维生素A、维生素C等。新妈妈可以多吃含优质蛋白质和B族维生素丰富的鸡蛋、鸡肉，含锌丰富的海带、黑木耳，含维生素C丰富的苹果、草莓，富含维生素A的动物肝脏、胡萝卜等。

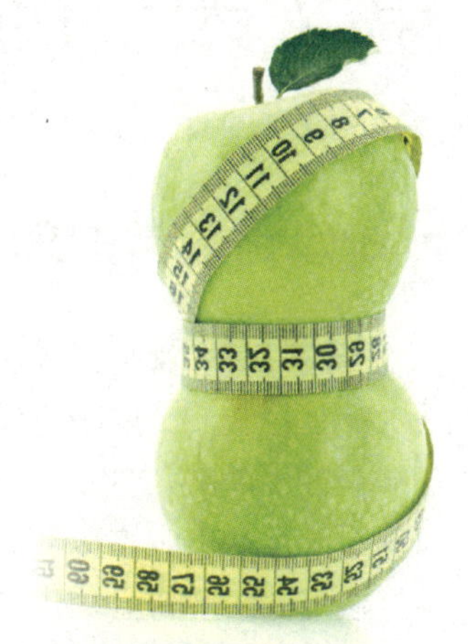

苹果可以补充维生素和矿物质，便秘的时候直接生吃可以促进排便，但是新妈妈在食用苹果时最好放入温开水里温热一下，以免过凉伤脾胃。

可以进食软食或普通饮食

经过了5天的调理，新妈妈现在可根据自身的消化情况，继续吃软而烂的食物，也可逐渐过渡到普通饮食了。可适当吃些肉、鱼、虾等食物。

心情不好时适当吃些鱼类等海产品

大部分新妈妈开始或多或少都会出现产后沮丧的现象，情绪容易波动、不安、低落，常常为一些不称心的事而感到委屈，甚至伤心落泪，影响妈妈本身的恢复和精神状态，并影响正常哺乳。剖宫产妈妈的抑郁要比顺产妈妈更猛烈些。处于哺乳期的妈妈处于焦虑、紧张、疲劳、抑郁的状态时，容易造成肝郁气滞，甚至产生血瘀，使得乳汁量少，甚至变色。宝宝喝了妈妈的乳汁心跳也会随之加快，变得烦躁不安，夜睡不宁。此时新妈妈应多吃鱼肉和海产品，因为鱼肉含有一种特殊的脂肪酸，有抗抑郁的作用。

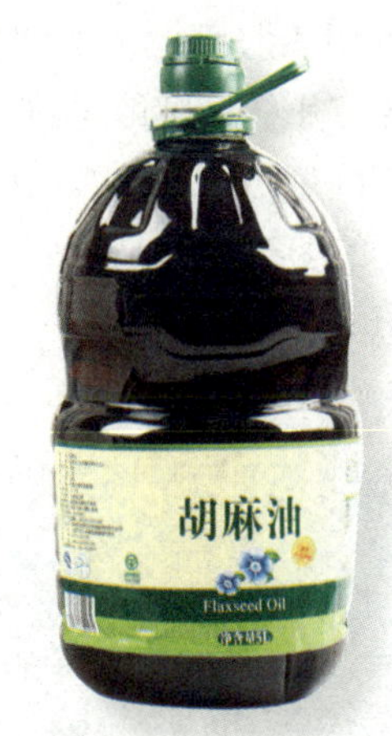

胡麻油含不饱和脂肪酸，能转化成前列腺素，促进新妈妈产后恶露排出及子宫复原。

不要过多食用营养品

妈妈经过分娩，伤了元气，经过几天的调整，此时身体还没有完全恢复，有些家人就会买一些营养品来给妈妈补身体。其实，这种想法是不对的。因为保健品里面含有多种添加剂、防腐剂，妈妈身体虚弱，吃多了会伤害身体健康。所以，月子里妈妈最好以天然食物为主，尽量少食用或不食用人工合成的各种营养品。

第 7 天：剖宫产妈妈可以出院了

新妈妈日常护理

空调、风扇不要对着吹

坐月子期间，房间应保持合适的温度和湿度。一般冬季室温保持在 21~25℃，湿度保持在 50%~60%；夏季室温 23~28℃，湿度 40%~60%。如果气温过高或过低，新妈妈可通过空调和电扇来调节室温，但注意风不要直接对着妈妈和宝宝吹，否则容易感冒。最好选择健康型的空调，如有负离子、光触媒等功能空调。另外，房间内还要保持舒适的灯光，最好是暖色调的黄色灯。睡觉时最好不要开空调，如果一定要开，就要盖好被子，避免着凉。

剖宫产妈妈是不需要拆线的

有些孕妈妈因为自身或胎宝宝的情况，选择剖宫产，现在剖宫产多是选择可吸收的线缝合，所以是不需要拆线的。但由于伤口愈合，产生新的结缔组织，会出现伤口瘙痒的情况，这时千万不要搔抓，不要用衣服摩擦，不要用热水烫洗伤口，以免加重瘙痒感或导致伤口感染，以致延缓伤口愈合。新妈妈可以用看看书、听听音乐的方式转移一下自己的注意力，来缓解伤口的瘙痒感。

过来人经验谈

新妈妈在医院住多少天要根据医院和新妈妈身体的具体情况而定，一般情况下是 7 天，也有一些剖宫产新妈妈只住 4 天就出院的，但出院准备的东西都差不多。此外，新妈妈遇到特殊情况，如产后大出血等，就要在医院多观察一段时间。

二孩儿妈妈要多关心大宝宝

如果你是二孩妈妈，那么这个时候应该已经出院来到了大宝宝的身边，不要因为有了二孩而忽视大宝宝，要和大宝宝多沟通，让他（她）感受到你对他（她）的爱并没减少，并且要做好大宝宝的心理疏导，让他（她）开开心心接受现在这个小弟弟或小妹妹。

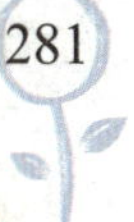

剖宫产妈妈怎样不留下又丑又硬的瘢痕

剖宫产后留下的伤口痕迹就是瘢痕，刚开始瘢痕会有红、肿、痛、痒等反应，但是如果养护的好，3~6 个月之后，瘢痕会慢慢变平，颜色变淡，最后变得不明显。那么怎样养护呢？

- 术后要保持伤口清洁，避免感染，术后1个月避免做剧烈运动，也不要过度伸展或侧屈，以减少腹壁的张力。
- 当瘢痕开始增生时，会出现痛痒感，特别是在夏天大量出汗时，刺痒会加重，但一定不要用手抓，可在医生指导下涂抹一些外用药物止痒，如氟轻松、地塞米松等。
- 刀口结痂后不要过早地去揭它，最好让其自行脱落。另外，由于新生皮肤受到紫外线刺激后容易留下黑色素沉着，因此，应避免阳光照射。
- 在饮食上要注意加强营养，多吃新鲜蔬菜、水果、蛋、奶、瘦肉等富含维生素 C、维生素 E 和人体必需氨基酸的食物，以促进血液循环、改善表皮代谢功能，忌吃辛辣刺激的食物。

新妈妈月子饮食

可能引起回奶的食物要少吃或不吃

如果新妈妈没有身体方面的不适，建议最好母乳喂养，而且这也是大多数新妈妈的选择。对于母乳喂养的妈妈来说，在饮食方面要注意远离下面这些易导致回奶的食物。

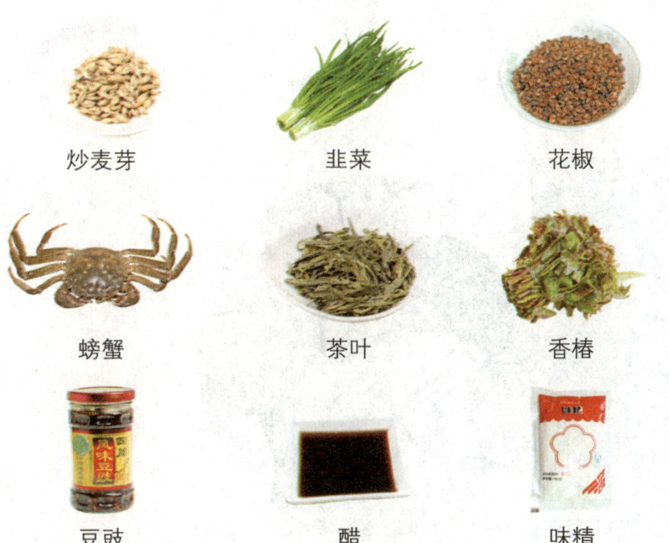

过来人经验谈

新妈妈在哺乳期间一定要保持愉快的心情和坚持母乳喂养的决心，这样能够促进乳汁的分泌。如果新妈妈总是愁容满面、抑郁不快，会影响奶水分泌，导致回奶。

第 2 周：调理脏器，促进恢复

● 新妈妈日常护理

产后大量出汗怎么办

生完宝宝后，新妈妈会大量出汗，这种情况会持续 2~3 周，这是正常的，不必担心。大量出汗与分娩时消耗大量体力有关，此外，孕期雌激素水平提高，体内会潴留一些水分，这些多余的体液都要通过尿液和汗液排出。

新妈妈大量出汗，需要适当饮水，补充体液，还应注意皮肤清洁，经常洗澡或擦澡。穿衣服也应适当，太厚的衣服会妨碍汗液排出，穿太少容易感冒，最好和平时差不多，感觉既不冷也不热。

术后 2 周内要保持腹部伤口清洁

剖宫产妈妈在术后 2 周内，要避免弄湿腹部的伤口，所以这个时候新妈妈不宜进行淋浴或盆浴，可以采用擦浴。但在剖宫产后 2 周以上就可以淋浴了，但恶露没有排净之前一定要禁止盆浴。

注意乳房和乳头的清洁

新妈妈的乳房和乳头清洁不需要用香皂、沐浴液等洗护用品，只需在洗澡时用清水冲洗即可。因为哺乳之间，新妈妈的乳头会自然分泌一种能抑制细菌滋生的物质，而使用洗护用品会导致乳头干燥，所以应该避免用洗护用品清洗乳头。

需要注意的是，如果新妈妈乳头出现干燥的情况，可以擦拭一些乳头保护霜来缓解。因为宝宝会把药膏吃进去，所以选择乳头保护霜要选择质量有保证的产品。

必须穿哺乳文胸了

很多妈妈坐月子期间嫌麻烦不穿文胸，其实这是不好的习惯。因为文胸是很重要的，它能支持和扶托乳房，防止乳房下垂；能促进乳房血液循环，加速乳汁分泌；能避免乳汁淤积而引起的乳腺炎；还能保护乳头免受摩擦。

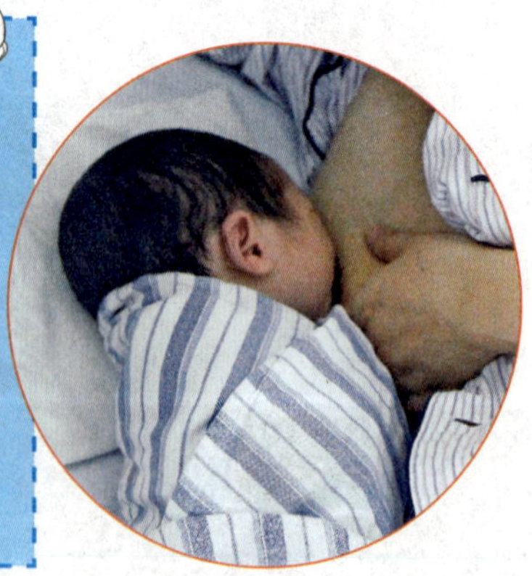

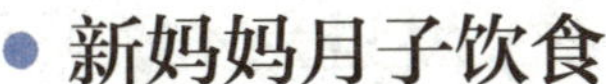

新妈妈月子饮食

红糖水不宜天天喝

红糖水能帮助产妇补血和补充碳水化合物，还能活血，有促进恶露排出、修复子宫的作用，但是不宜长期大量饮用，以免引发肥胖，甚至增加恶露量。如果新妈妈产后已经连续喝了10天左右的红糖水，那么接下来最好不要天天喝了。

促进子宫收缩多吃鲤鱼、山楂

鱼类富含的优质蛋白，可以提高子宫的收缩力，帮助去除恶露。山楂富含矿物质，产后适量食用山楂能提高食欲，还能促进子宫的恢复，也正是因为山楂有活血化瘀、促进子宫收缩的能力，所以孕期要慎食，以免引起流产。

多吃黄色食物可补脾健胃

按照中医理念，黄色食物入脾，可养脾健胃。南瓜、玉米、黄豆、胡萝卜、地瓜、香蕉等，都属于黄色食物，可为人体提供优质蛋白、脂肪、维生素等，尤以维生素A的含量最为丰富。维生素A能保护肠道，可以减少胃炎、胃溃疡等疾病的发生。

五色食物入五脏
黄色食物→入脾→南瓜、玉米、黄豆、胡萝卜
白色食物→入肺→百合、白萝卜、银耳
红色食物→入心→红豆、番茄、牛肉
黑色食物→入肾→黑米、黑芝麻、葡萄、蓝莓
绿色食物→入肝→菠菜、芹菜、油菜

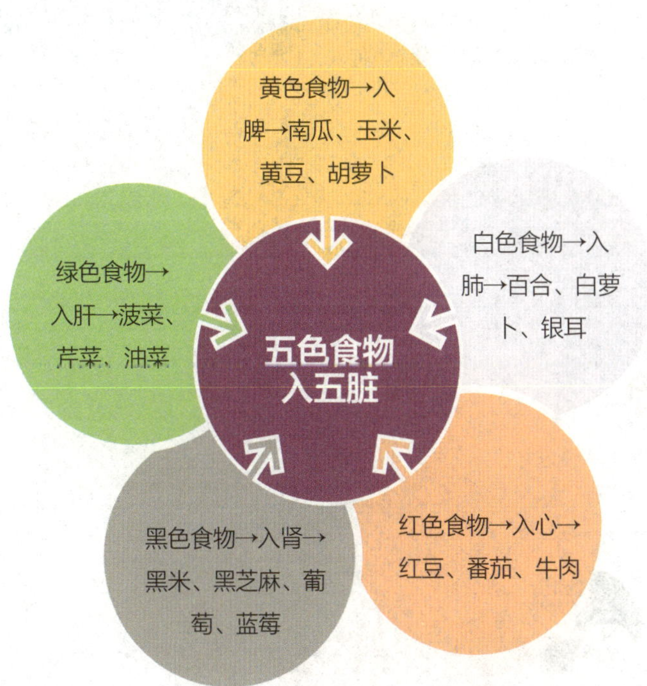

月子里腹泻可以吃蒸苹果

新妈妈如果在月子里有腹泻症状，可把一个苹果带皮切成小块，然后放入碗中隔水蒸至熟烂，连果带汤吃下。这种方法治疗腹泻效果很不错。

第 3 周：药食同补，促进身体恢复

新妈妈日常护理

适当做一些轻体力的家务活

经过两周的喂养实践，绝大多数妈妈已经熟悉了喂养宝宝的事儿，并能相应调整自己的作息时间，尽量和宝宝保持一致，避免了过度劳累，新妈妈的精神状态也有所改善。所以从这周开始，新妈妈可以做些轻体力的家务活，舒展身体，有利于筋骨的恢复。

新妈妈可以开始恢复锻炼了

经过了 20 多天的身体恢复，有些新妈妈的身体恢复得差不多了，在医生许可的情况下就可以适当增加一些运动量了。

需要提醒新妈妈注意的是，运动有一个大前提，即不感到劳累。运动时，运动量和幅度都不要太大，以避免使身体过于疲劳。

近视眼的新妈妈需重新验光

近视眼的新妈妈，产后应复查一下视力，可以预防产后屈光度发生变化。如果确定已经发生了改变，应及时配新眼镜，这样对产后眼睛的康复有重要的作用。

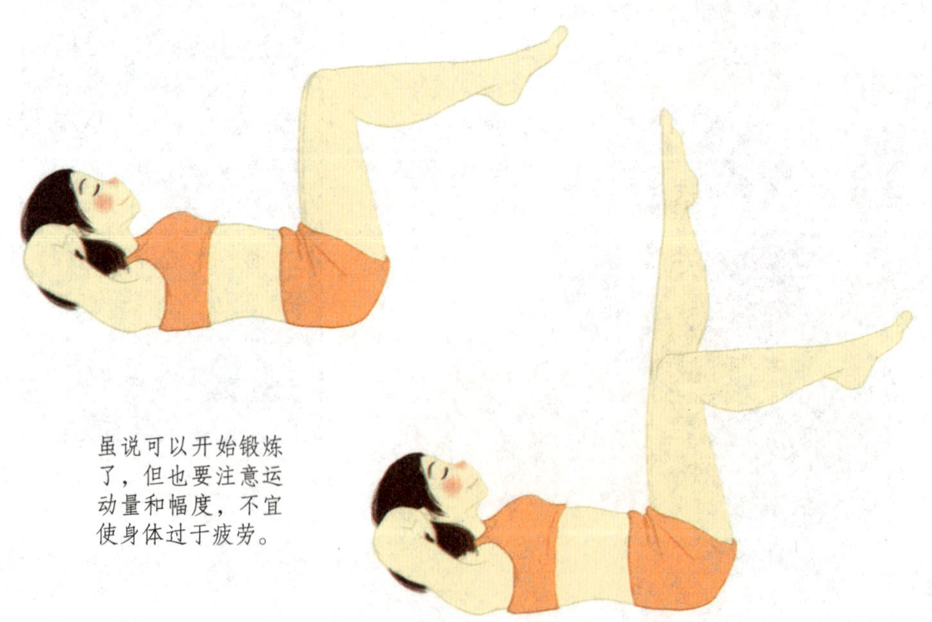

虽说可以开始锻炼了，但也要注意运动量和幅度，不宜使身体过于疲劳。

新妈妈月子饮食

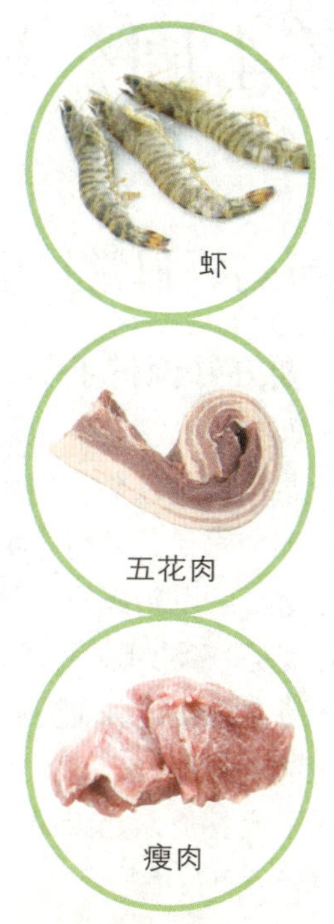

补充蛋白质，为身体恢复提供基础

月子里新妈妈经常会吃鸡、鱼等富含蛋白质的食物，可以加速伤口愈合，加速身体的恢复。其实蛋白质的来源除了这些动物蛋白外，还有一些植物蛋白。但新妈妈选择蛋白质要注意以下三点：

1 蛋白质摄入量要足够。因为新妈妈哺乳需要摄入充足的蛋白质，一般每天推荐摄入量是 90~95 克。

2 蛋白质要选择最优的。一般来说，鱼虾类蛋白质优于肉类，而肉类中白肉比红肉好，但新妈妈最好选择纯天然的食物，避免吃激素喂养的动物。

3 蛋白质摄入要均衡。新妈妈除了吃富含优质蛋白的鱼虾、牛奶等，还要吃些富含植物蛋白的豆类、谷类。充分利用食物的互补性，只要方法正确，不管新妈妈是吃荤或吃素都能保证身体摄入足够的蛋白质。

产后应进食滋阴补血的食物

新妈妈在产后饮食上一定要注意合理膳食，营养均衡，以供给足够的造血原料，尤其是蛋白质、维生素、铁等含量丰富的食物。如胡萝卜不仅含有铁质，还含有丰富的胡萝卜素，有助于消化吸收；动物肝脏、瘦肉是补铁的最佳选择；蛋、豆制品、红枣、桂圆也是哺乳期新妈妈不可少的；新鲜蔬果中的维生素 C 可以使植物性食物中铁的吸收率提高 2~3 倍。

过来人经验谈

产后新妈妈也可以继续服用妊娠期没有吃完的铁剂，因为不会有不良反应，而且也有利于预防产后贫血。

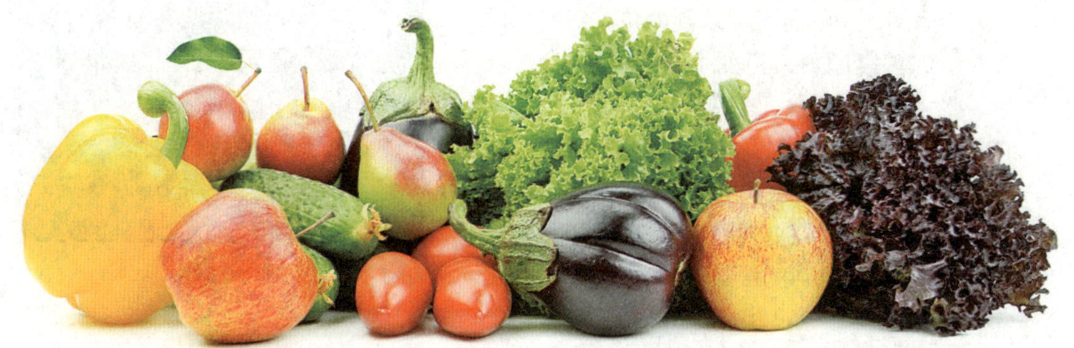

第 4 周：增强体质，补充体力

新妈妈日常护理

要好好保护手腕，避免疼痛

现在新妈妈会经常抱着宝宝喂奶，或做些简单的家务，另外玩手机、电脑等都会导致手腕过于疲劳，造成手腕疼痛。所以新妈妈要学会抱宝宝的正确姿势，减少玩手机和电脑的时间，多注意休息。如果调整了一段时间后，手腕仍不舒服，应该及时就医，看是否患了肌腱炎，如果是就需要在医生的指导下进行治疗。

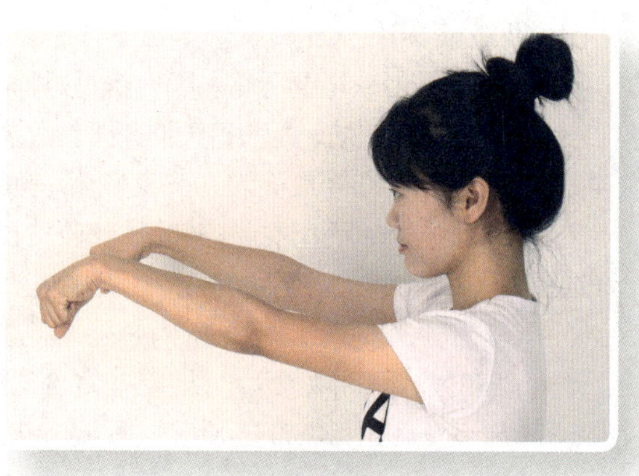

新妈妈平时可以做做手腕操，来缓解疼痛。

可以正常洗浴了

到了第 4 周，妈妈的恶露大多已经干净，可以进行正常的洗浴了。但为了避免细菌侵入阴道，建议妈妈还是采取淋浴，而不是盆浴。需要注意的是，阴道部位可以用毛巾沾温水轻柔擦洗，且洗浴后要及时擦干。

醋熏预防感冒更有效

坐月子期间孕妈妈要预防感冒，对身体恢复和宝宝健康都有好处。因为感冒病毒是通过空气飞沫传播的，用醋熏可以达到消毒空气的目的。家人可以关紧门窗，将醋：水 =1：3 的比例混合，然后加热醋水使其在空气中逐渐蒸发掉，有消毒防病的作用。

此外，新妈妈的房间每天要定时开窗通风 2~3 次，每次 30 分钟，保持室内空气清新，也有利于防止感冒病毒的侵染。

出现漏奶怎么办

对于避免漏奶，目前没有有效的方法。出现漏奶可以采取以下方法处理。

1. 佩戴合适的文胸，将乳房托起，让乳头位置不低于水平，能起到缓解作用。

2. 尽量避免看到能够带来条件反射的情况，还可以准备干净毛巾擦拭。

3. 如果漏奶现象比较严重，还是及时就医，及时治疗。

新妈妈月子饮食

合理搭配食物可提高蛋白质的营养价值

蛋白质营养价值的高低跟其所含的氨基酸种类和数量有关，因此，通过把不同种类的食物搭配在一起可以取长补短，提高蛋白质的营养价值。

比如，玉米中赖氨酸含量低、蛋氨酸含量高，黄豆中赖氨酸含量高、蛋氨酸含量低，二者同食可实现营养互补。一般来说，食物搭配的种类越多，营养价值越高；并且动物性食物与植物性食物搭配，比单纯的植物性食物混合要好。

玉米、小米、黄豆混合食用时，蛋白质的生物效价比牛肉的蛋白质生物效价要高。素食之间的合理搭配对于有高脂血症、冠心病等疾病的新妈妈来说，既能摄入足够的蛋白质，又能避免摄入肉类而导致高脂肪、高胆固醇。

补充维生素 A，防止宝宝生长缓慢

维生素 A 和细胞的完整性有关，能够帮助细胞对抗氧化，增进免疫细胞的活力，提高免疫细胞的数量。哺乳期新妈妈如果乳汁中缺乏维生素 A，就会使宝宝生长缓慢，对眼部、呼吸道、泌尿系统的健康发育都有影响。

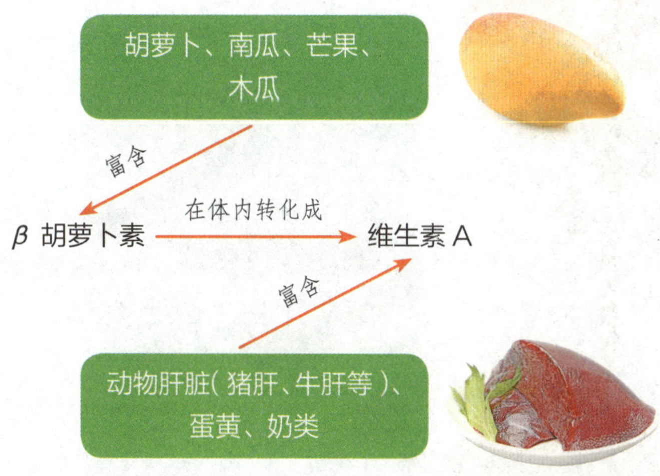

可适当吃些桂圆、红枣等补血

女人一生都要注重补血，因为每月的月经会让女性流失一部分血，而生产之后耗血多更需要补，适当多吃补血食物既可预防贫血，还能美容养颜，可选择红枣、桂圆、猪肝、菠菜等。

妈妈不要吃得油腻，不仅自己长肉还易导致宝宝腹泻

母乳喂养的新妈妈需要摄入足够的热量来保证乳汁的分泌，但是不能毫无忌讳地吃各种油腻食物，否则易造成产后肥胖，奶水中油脂太高还会导致宝宝的肠胃负担加重，出现消化不良、腹泻等症，因此妈妈应该均衡饮食、荤素搭配，才能保证乳汁的营养均衡。孕妈妈在喝鸡汤、排骨汤等催奶汤时，可将表层的浮油撇掉，减少一些不必要的油脂摄入。

Part2

产后不适巧调理，远离月子病

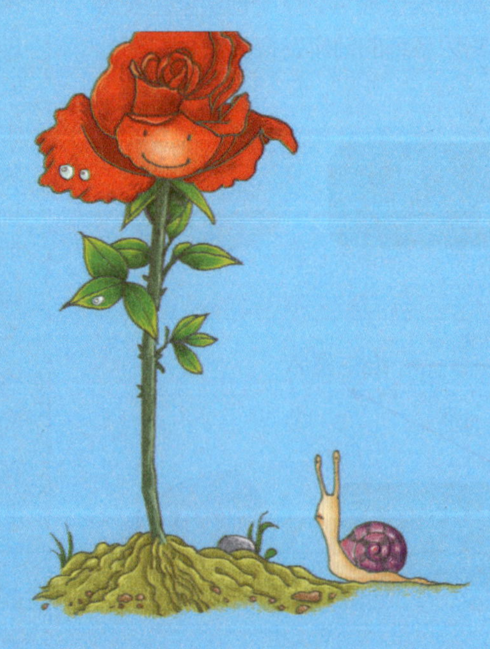

产后便秘

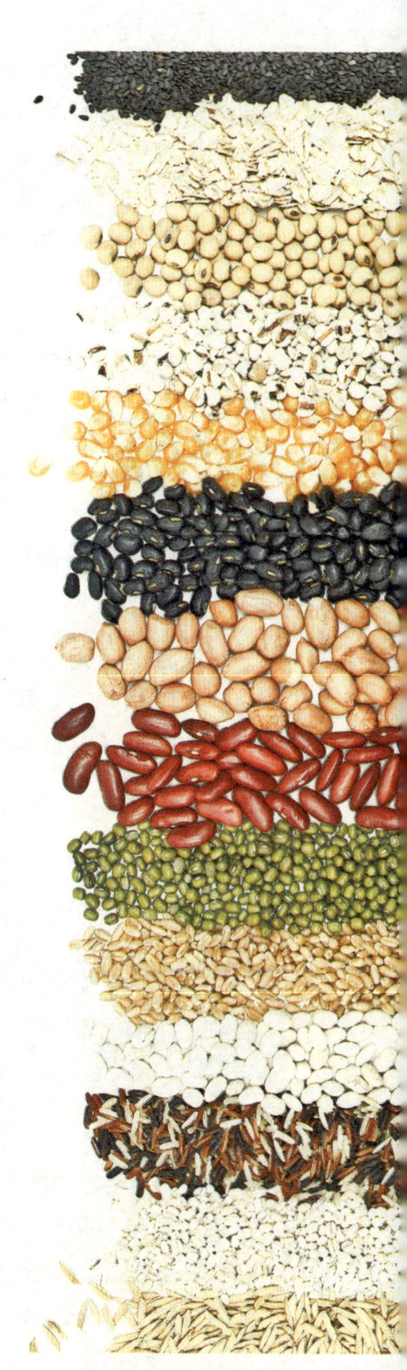

新妈妈产后饮食正常，但大便几日不解或排便时干燥、疼痛，就是产后便秘。这是产后最常见的产后病之一，严重影响新妈妈身体健康，还影响乳汁质量。新妈妈要重视。

产后便秘的治疗方法

- 新妈妈产后大便困难时，可以用1支开塞露，插入肛门，将药物挤入直肠，10~20分钟即可排便。
- 新妈妈如便秘或痔疮严重，可以在医生的指导下服用缓泻药。

如何预防产后便秘

- 新妈妈产后应适当下床活动，不要长时间卧床。产后头两天应勤翻身，勤活动。
- 饮食上，多喝汤、多饮食；适当进食一些粗粮，在吃肉、蛋食物的同时，摄入富含膳食纤维的蔬菜和水果。
- 心情愉悦，避免不良的精神刺激，否则易导致胃酸分泌量下降，减慢肠胃蠕动。
- 每天定时排便，别在排便时玩手机。

做做凯格肌运动

凯格肌运动是对便秘特别有效的提肛运动，坐着、躺着、站着时均可进行。

具体步骤：

- 仰卧在床上，双腿膝盖弯曲，双脚平放在床上。
- 收缩骨盆底肌肉，就像小便时忽然憋住的动作，持续收缩约10秒，放松10秒。如此重复15次，每天1遍。

产后恶露不尽

胎儿娩出后，在一定时间内新妈妈阴道仍有血样分泌物流出，这就是恶露，是类似于经血的物质。正常的恶露有血腥味。每个新妈妈持续排恶露的时间不同，从子宫里排出的恶露一般在产后 4 周左右就干净了。如果一直不断排出，即为恶露不尽。

排恶露的时间

产后 1~3 天

红色恶露，呈鲜红色、量较多，有血腥味。

产后 4~10 天

浆液性恶露，为淡红色血液、黏液和较多的阴道分泌物。

产后 2 周

白色恶露，其中含有白细胞、胎膜细胞、表皮细胞等，分泌物呈淡褐色或白色，量稍多一些。

保持阴道清洁

因为有恶露排出，所以新妈妈要勤换卫生巾，保持局部清爽。此外，要暂时停止性生活，避免受感染。大小便后用温水冲洗会阴部，擦拭时一定要从前往后擦拭或直接按压拭干，并选用柔软的消毒卫生纸。

不落病的生活调理方

- 产后未满 50 天不要过性生活。
- 使用垫纸质地要柔软，要严密消毒，以防止发生感染。
- 身体趋向恢复时，可以适当起床活动，有助于气血运行，可促进恶露排出。

饮食上注意事项

- 应选择食用可活血化瘀的食物，如油菜、山楂等。
- 血热，血瘀、肝郁化热的新妈妈，可以喝一些清热化瘀的果蔬汁，如藕汁、梨汁、橘子汁、西瓜汁等。
- 熬粥的时候加入一些红糖食用，可以活血补虚，适合恶露不尽的新妈妈食用。
- 产后服用生化汤可活血散寒、祛瘀止血，帮助排出体内恶露。
- 少吃温、热性的食物，如羊肉、榴莲等，以免助邪，不利于恶露排出，可多吃新鲜蔬菜。

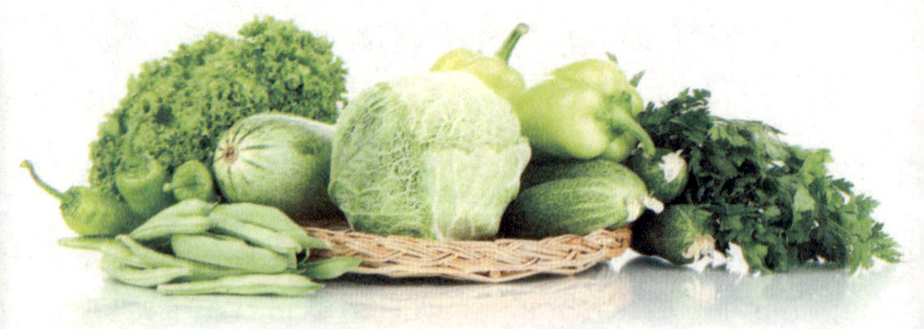

产后尿失禁

有些新妈妈产后可能会出现尿失禁，每次咳嗽、大笑时，都会有尿液漏出来，或者每天排尿8次以上，但总感觉排不净。尿失禁是由于怀孕、生产过程损伤了膀胱周围的支撑组织，使各器官相对松弛，导致尿液固摄功能下降而引起。

进行憋尿练习

先解一点点小便，然后憋住，反复练习解尿、憋尿，能学习控制骨盆底肌肉的收缩，还可加强骨盆底肌肉，提高阴道力量，预防和减少尿失禁。

这种训练应在轻松、自然、没有压力的环境下练习。最佳的练习姿势是全身放松，两腿微微张开。练习完后，最好休息10秒钟，再重复练习。

尿失禁时的紧急措施

为了避免尿失禁带来的尴尬，有此困扰的新妈妈最好常备卫生护垫或卫生巾，情况严重者还可用成人纸尿裤应急。这不能从根本上解决尿失禁的问题，想恢复还是应多加锻炼，寻求医师的帮助。

此外，想要远离产后尿失禁，产后不要久蹲、久站、坐矮凳，避免加大盆底肌肉的压力。会阴部有侧切伤口时，应少吃姜、醋等辛辣刺激性食物，避免伤口愈合不良而影响盆底肌肉。

龙眼枣仁饮对尿失禁有效

取龙眼肉15克，炒枣仁12克，黄实10克，用水煎好当茶喝。龙眼益心脾、补气血，枣仁养肝、宁心，搭配黄实，能补脾固肾，收到益肾、养血、固精、缩尿的效果。

凯格尔运动锻炼骨盆肌

新妈妈有意识地对盆底肌肉进行自主性收缩和放松，有助于恢复衰弱、松弛的盆底肌，促使尿失禁症状减轻或消失。需要注意，新妈妈要根据自己的身体情况进行练习。

具体做法：

仰卧，屈膝，双脚自然踩在床上，两臂放在身体两侧。深吸气，同时抬高臀部，使背部离开床，然后慢慢呼气放下臀部，回归原位。每天150~200次。

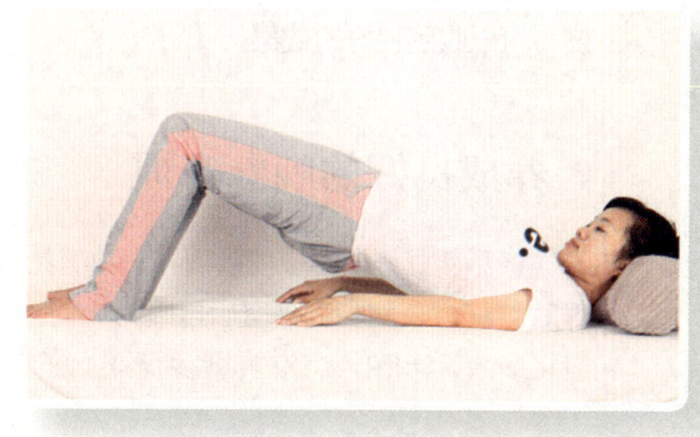

产后缺乳

新妈妈在哺乳时乳汁甚少或全无，不足够甚至不能喂养宝宝，称为产后缺乳。缺乳的程度和情况各不相同：有的开始哺乳时缺乏，以后稍多但仍不充足；有的全无乳汁，完全不能喂乳；有的正常哺乳，突然高热或七情过极后，乳汁骤少，不足以喂养宝宝。出现这些情况，新妈妈要及时采取措施进行催乳，既有利于宝宝的喂养，也有利于预防乳腺炎。

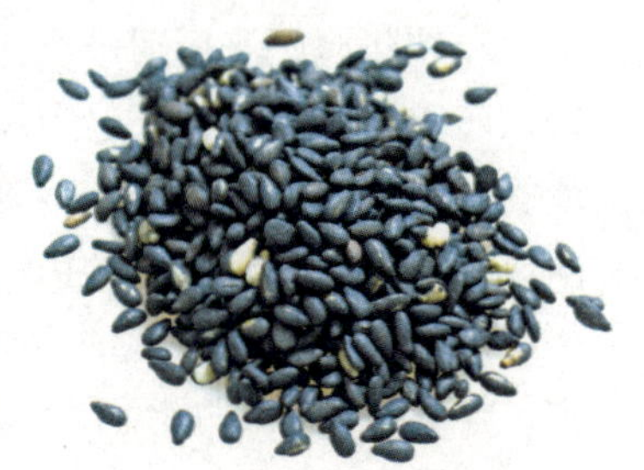

芝麻含有大量脂肪和维生素，主要有油酸、亚油酸、芝麻素、B族维生素、维生素E、叶酸、烟酸等，营养价值极高。
产后新妈妈常吃芝麻，可以改善血虚、乳汁不足、肠燥便秘等症状。

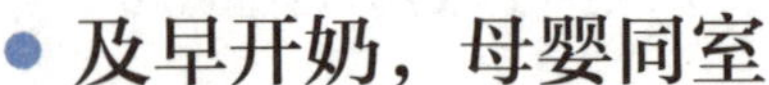

及早开奶，母婴同室

一般认为，早期母乳有无及泌乳量多少，在很大程度上与哺乳开始的时间及泌乳反射建立的迟早有关。研究发现产后30分钟内即予哺乳，产妇的泌乳量较多，哺乳期也较长。

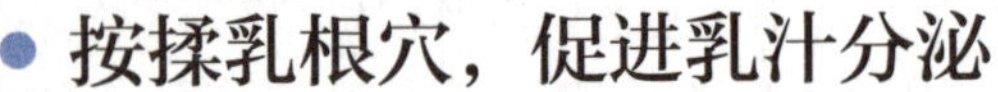

按揉乳根穴，促进乳汁分泌

新妈妈经常按揉乳根穴，可以疏通乳房气血，促进乳汁分泌。乳根穴位于乳头直下，乳房的根部，新妈妈可以用食指或中指指腹按揉乳根穴1~3分钟，以不感疼痛为度，可以收到良好的效果。

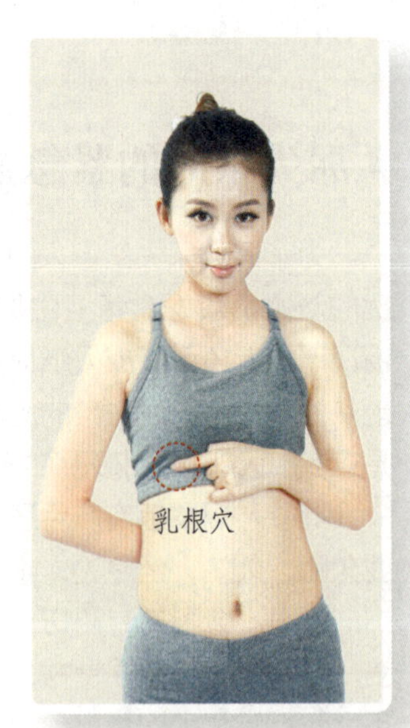

养成良好的哺乳习惯

产后新妈妈要养成按需哺乳、勤哺乳的习惯，同时喂养时要注意一侧乳房吸空后再吸另一侧。若宝宝未吸空，应将多余乳汁挤出，这些都有利于乳汁的分泌。

产后乳腺炎

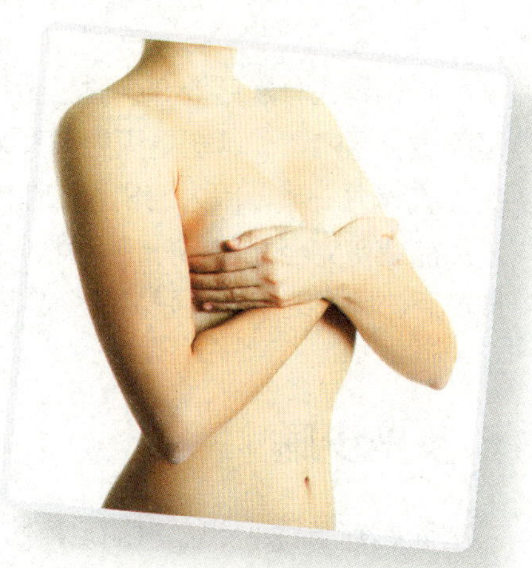

产后乳腺炎，又称急性乳腺炎、哺乳期乳腺炎，常发生于产后哺乳期。乳腺炎的发病早期为乳汁淤结期，乳汁排出不畅，乳房内出现界限不明显的硬块，并有搏动性疼痛和压痛，局部表面颜色不变或略带红色。如果得不到及时治疗的话，不仅对新妈妈的乳房造成严重的伤害，还会影响到宝宝的哺乳。

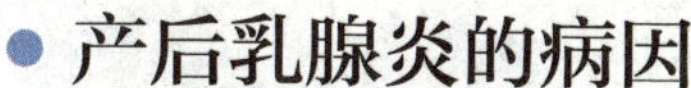

产后乳腺炎的病因

1 哺乳期间，新妈妈很可能因为过度熟睡而错过喂奶，或是分泌的乳汁没有被宝宝吸光，以致大量的乳汁堆积在乳房里，使得乳腺被浓稠的乳汁堵塞住，导致乳腺炎。

2 有时候胸罩过度紧绷，睡觉时压迫，或是乳头龟裂以致细菌跑进乳房，也可能造成腺管阻塞，进而导致乳腺急性发炎。

睡觉时不要俯卧，侧身而睡时切勿使乳房受压，最好是采取仰卧的姿势，因为向左侧或向右侧睡都会压迫乳房，使乳房内部软组织易受到挫伤，从而易引发乳腺炎或乳腺增生等疾病。

如果乳房胀痛要及时按摩，疏通乳腺管

产后乳房在雌激素、孕激素、催乳素的刺激下，乳腺导管和乳腺腺泡会进一步发育，双侧乳房会充血而开始发胀、膨大，有胀痛感及触痛。新妈妈在产后第一时间就要掌握正确的乳房按摩手法，可以促进乳腺管通畅，刺激乳汁的分泌，预防乳腺炎。

排空乳房

新妈妈得了乳腺炎后，要及时排空乳房内的乳汁，因为没有乳汁的营养提供，即使有细菌感染，乳腺炎也不会恶化，经过一定的药物治疗症状很快会得到改善。此外，新妈妈不要因为乳房的疼痛而停止喂奶，而应该找出引起乳胀的原因，是因为乳头的先天生长不良还是因为没有及时挤出乳汁，通过调整可以有效避免乳胀问题。

产后尿潴留

新妈妈在分娩后 6~8 小时甚至月子中，不能正常排尿，但膀胱处于饱胀状态，就有可能患上尿潴留。可能是因为产程太长，胎头压迫膀胱而使膀胱内膜水肿、充血，暂时失去收缩力；或者因为会阴伤口疼痛，反射性引起尿道括约肌痉挛而造成排尿困难等。而尿潴留有完全性和部分性两种，但都会影响子宫收缩，导致阴道出血量增多，还能造成产后泌尿系统感染。尿潴留会给新妈妈带来巨大的痛苦，所以需要及时治疗。

多坐少睡

新妈妈产后不要总是躺在床上，要及时下床活动，否则会降低排尿的敏感度，进而可能阻碍尿液的排出，导致发生尿滞留，所以产后新妈妈要多坐少睡。顺产新妈妈产后 6~8 小时可以坐起来，剖宫产妈妈术后 24 小时可以坐起。

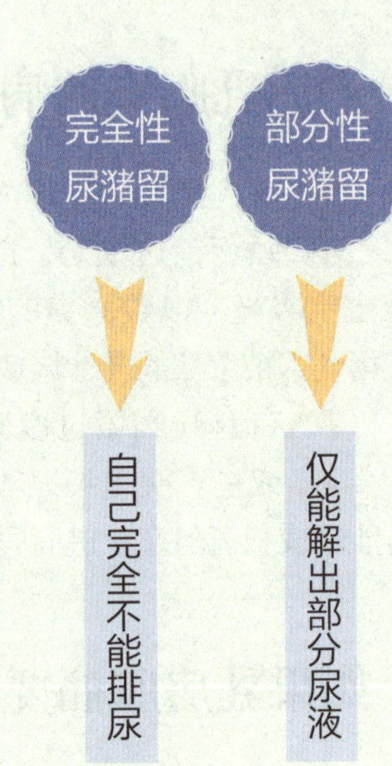

听流水声促使排尿发生

新妈妈如厕时可以打开一旁的水龙头，听听流水声，利用条件反射破坏排尿抑制，让新妈妈产生尿意，促进排尿发生。

按摩小腹部

新妈妈将手放在下腹膀胱处，向左右轻轻按摩 10~20 次，以此刺激排尿，排尿后可以用手自膀胱底部向下推移按压，可以减少膀胱余尿。

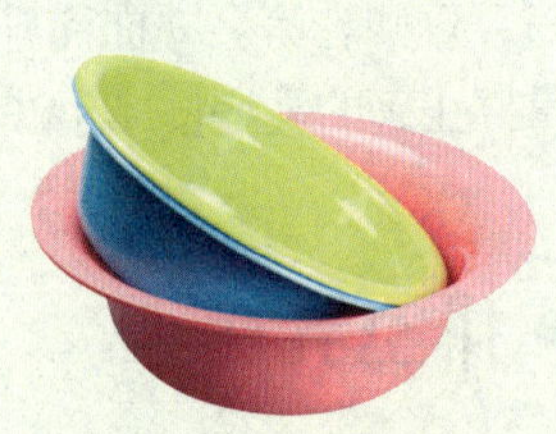

新妈妈用开水熏会阴时，要注意保持水盆不要接触身体，以免烫伤。

开水熏会阴促进膀胱肌肉收缩

新妈妈在盆内放入热水，水温控制在 50℃左右，然后直接蹲在水盆上，让热气充分熏到会阴部，每次 5~10 分钟，这种方法可以促进膀胱肌肉的收缩，有利于排尿。

产后严重脱发

大概有1/3的新妈妈会在月子期出现脱发的情况。这是因为产后，由于激素又恢复到孕前阶段，头发会由生长期逐渐进入退化期及休止期，因而产生脱发现象。

此外，产后脱发还与新妈妈缺乏蛋白质、钙、锌、B族维生素有关，进而影响头发的正常发育。甚至新妈妈的坏心情都可能会导致产后脱发的发生。产后脱发是一种正常的生理现象，只是暂时性的，新妈妈不用过于担心，一般在6个月左右即可恢复。

不要用雌激素来防止脱发

不要服用雌激素来防止产后脱发。这是因为机体内的激素分泌有着自己的规律，服用雌激素容易打乱体内激素的平衡状态，影响其生理功能。其次，雌激素可随乳汁分泌，新妈妈过多服用雌激素，会减少乳汁的分泌。

● 用指腹按摩头皮

新妈妈洗头时，避免用力抓扯头发，应用手指腹轻轻地按摩头皮，可促进头发生长。

此外，梳头时应该由发尾先梳。先将发尾纠结的头发梳开，再由发根向发尾梳理，以防止头发因外伤而分叉、断裂。

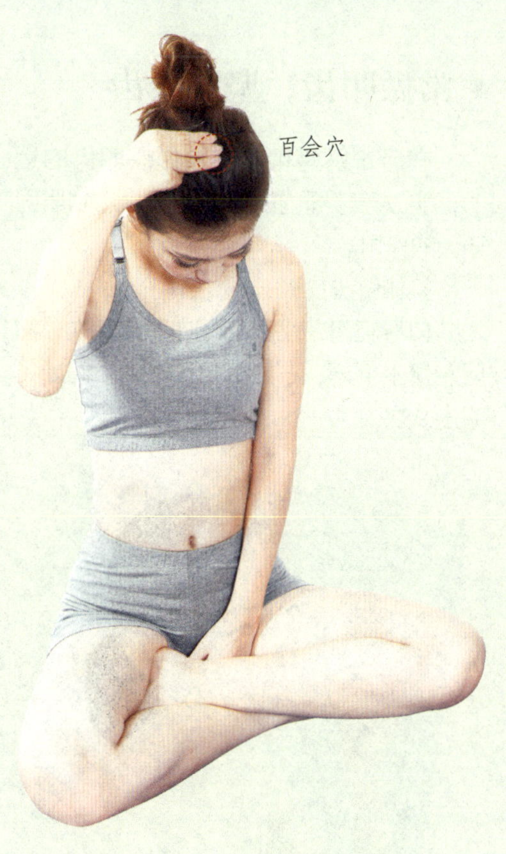

● 按压百会穴改善脱发

百会穴位于头顶部，两耳尖连线的中点处。新妈妈可以用一只手指按头顶，用中指揉百会穴，其他两指辅助，顺时针方向转动36圈，有息风醒脑、升阳固脱的作用，可改善脱发。

产后牙齿松动

产后牙齿松动是一种常见的现象。多是由于孕期和分娩后不注意饮食卫生，导致牙龈处聚集大量细菌并钙化，而牙石中的细菌会分泌毒素和代谢物，腐蚀牙龈，这样牙齿慢慢失去牙龈的保护，就会在产后出现牙齿松动的情况。

此外，孕期缺钙也会导致牙齿松动。所以从孕期开始就要注意保护牙齿的健康，一旦出现牙齿松动更要引起高度的重视。

常做叩齿，坚固牙齿

产后新妈妈可以时常做些叩齿的运动，能改善牙周内的血液循环，达到坚固牙齿的作用。

具体做法：

口唇轻闭，上下门牙先叩击9次，然后左侧上下牙、右侧上下牙、上下门牙各叩击9次。

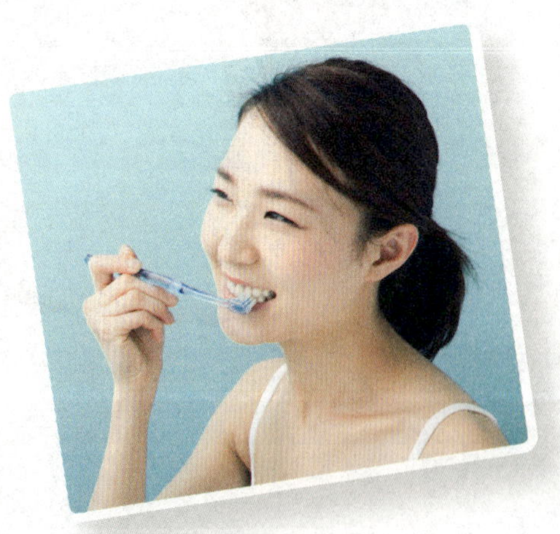

奶制品让牙齿更坚固

奶制品是我们所需的钙质和磷质的最好来源，也是牙齿釉质和牙根支撑骨的主要材料。所以新妈妈应该多饮用奶制品，如牛奶、酸奶等。

此外，奶制品中还含有丰富的维生素D，有利于钙质和磷质的吸收。

注意口腔卫生

- 新妈妈要养成定期更换牙刷的习惯。因为长期使用一支牙刷会寄生大量的细菌，这些细菌会进入牙龈里面，导致牙齿的保护膜受损，出现牙齿松动的情况。
- 刷牙要采取正确的方法：顺着牙齿纵轴上下刷，动作要轻柔，时间以3分钟为宜，可以起到按摩牙龈的作用。此外，饭后要注意漱口，清理牙缝残留的食物残渣，有利于保护牙齿的健康。
- 新妈妈要选择产妇专用的无氟牙膏，可以减少对口腔的刺激及磨损。

产后抑郁

产后抑郁是很多新妈妈在产后出现的情况，对自己是否能够当好妈妈感到不安，表现烦躁、失眠、想哭等。下面让我们了解一下出现产后抑郁和克服产后抑郁的方法。

冷静地观察自己

新妈妈回想一天中郁闷的时间是多久，从什么时候开始郁闷。如果几乎整天都郁闷，而且这种日子持续1周以上，就属于很难独自克服的状况。要将自己的状况告诉丈夫，寻求解决方法。

坦诚告诉亲近的人实情

将自己的心情坦诚地告诉亲人是克服抑郁症的首要阶段。

为了自己和宝宝最好接受治疗

如果症状得不到缓解，并有加重的趋势时，应及时咨询精神心理科专家，必要时应接受治疗。新妈妈可能会感到不好意思或觉得没那么严重，但抑郁症治疗不仅是为了自己，也是为了宝宝以后的健康成长。

到户外转换心情

将孩子托付给亲友，自己一个人外出，或是跟朋友见面，看电影，让心情愉快。

饮食调理

每天吃一点巧克力或糖果。吃点甜食，心情会变好。多准备点零食，心情低落时就吃一点。

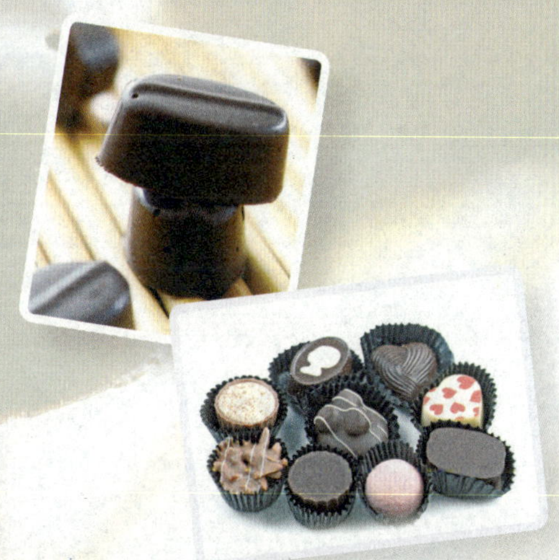

因为甜食能让人心情愉悦，所以新妈妈定时吃一些，可以缓解产后抑郁的情况。

Part3

产后健康恢复，重现动人曲线

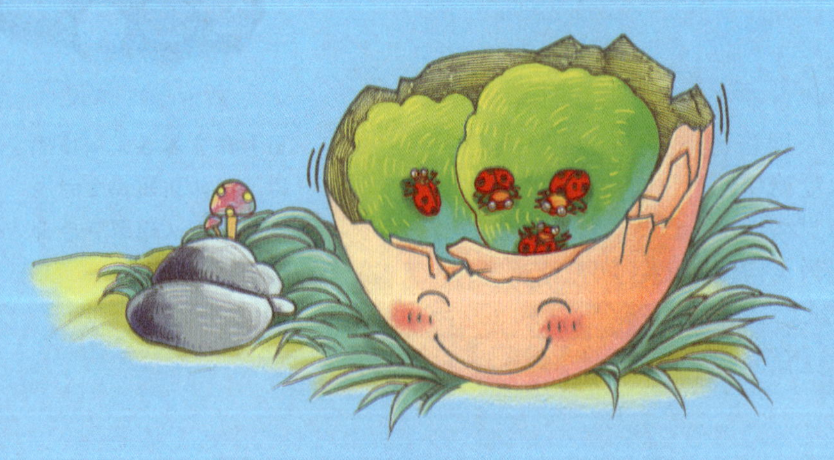

子宫恢复操促进内脏复位（产后第 2 周开始）

产后第 2 周是内脏收缩至孕前状态的关键一周，也是瘦身的重要时期。新妈妈想要内脏回位，可以做些和缓的产后体操。下面为大家推荐一套子宫恢复操，它不仅做法简单，而且该操对预防子宫后位，帮助子宫回到正常的位置大有裨益。

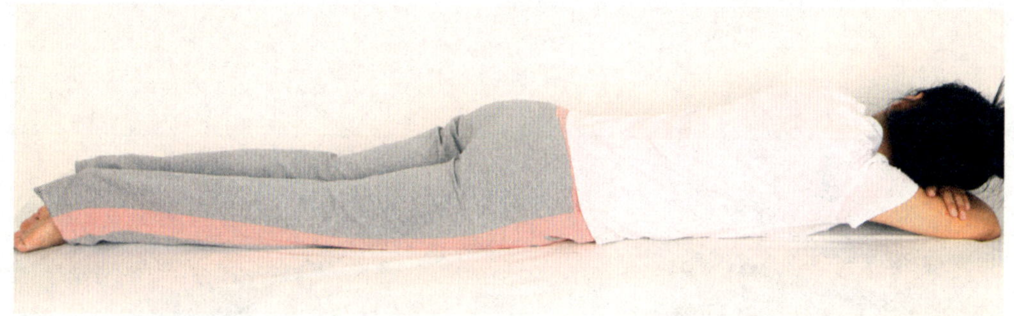

1 新妈妈俯卧在床上，双腿伸直并拢，双手自然放在身体的两边。

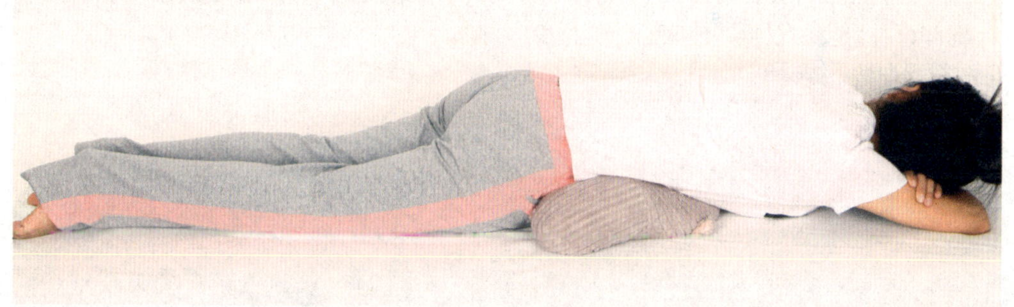

2 在腹部放一枕头，脸部自然侧到一边，同时保持自然呼吸。每天早晚各做 3~5 分钟。

这套子宫恢复操最好在较硬的床上进行，这样才能收到很好的效果，不宜在太软的床上进行。

骨盆倾斜操让腰部瘦下去（产后第2周开始）

一般来说，产后的新妈妈都会出现腰腹部脂肪堆积，盆骨变大、松弛的症状。骨盆支撑着上半身，如果骨盆出现了松弛的情况，就要通过臀部和腰部的肌肉来支撑身体，导致形体走样，还可能出现腰痛、肩痛等症状。因此及时锻炼骨盆，对新妈妈保持好的体型来说，至关重要。对于顺产的新妈妈来说，这周可以练这套骨盆倾斜操。

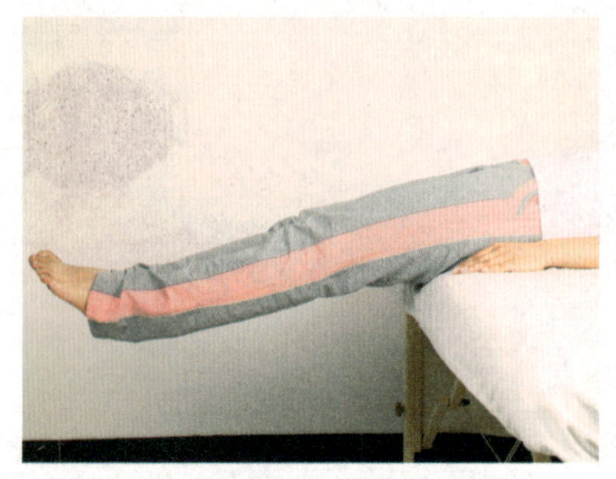

1 身体沿着床沿仰卧，臀部放于床沿，双腿伸直并悬空，双手把住床沿，防止身体滑落，保持10秒钟。

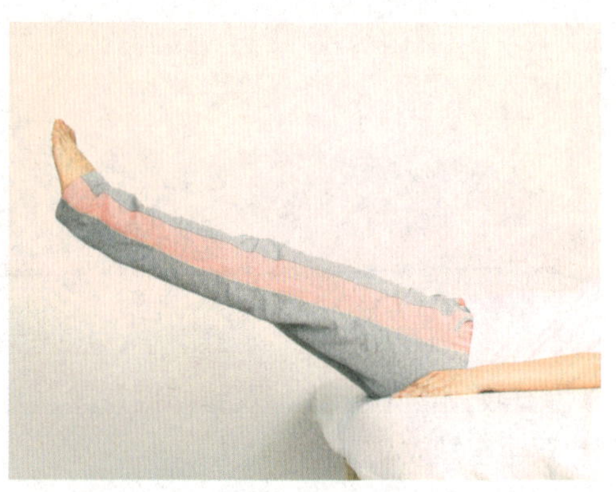

2 双腿合拢，双腿直立慢慢向上举起。

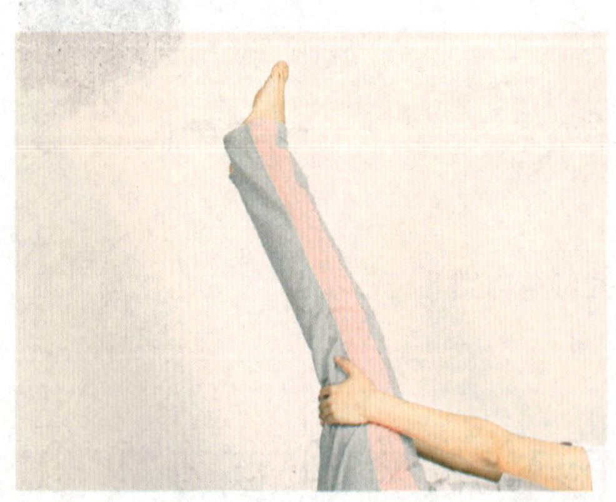

3 当双腿举至身体上方时，双手扶住双腿，使之靠向腹部，双膝保持伸直状态，保持5秒钟。

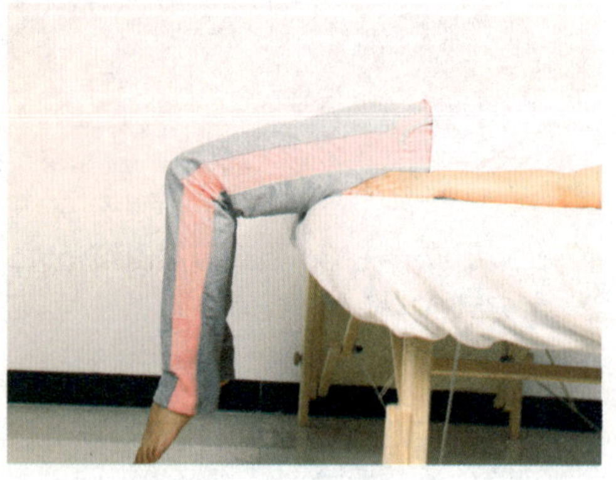

4 慢慢将双腿放下至着地，全身放松，保持10秒钟。

健身球操帮助收缩骨盆（产后第4周开始）

分娩后，新妈妈会分泌一种特殊的激素使骨盆变宽，因此，新妈妈需要及时纠正骨盆，有利于身体的塑形。

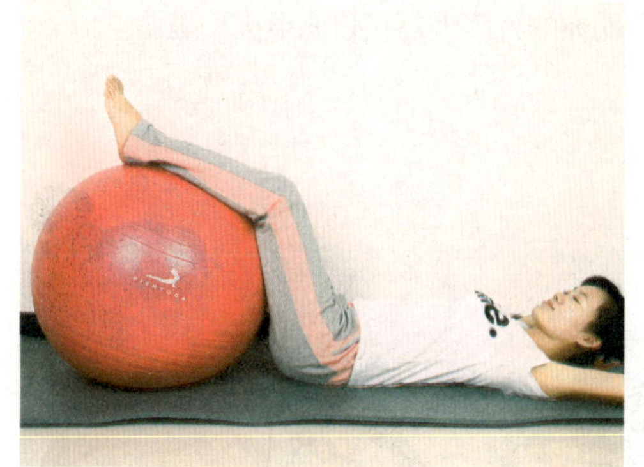

1 仰卧，双腿放在健身球上面做腹式呼吸。

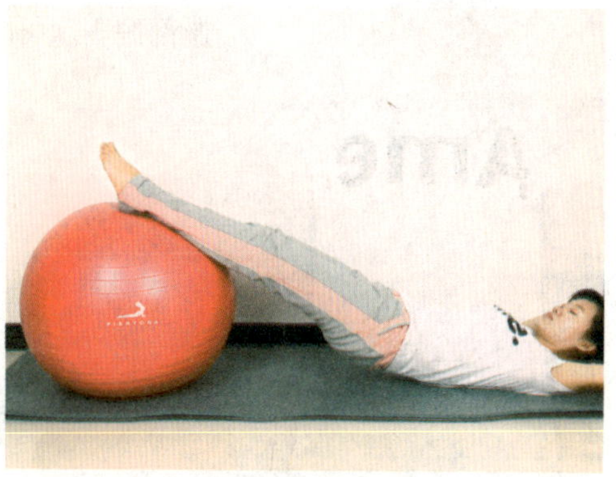

2 吸气的同时臀部抬起，放松，保持5秒。

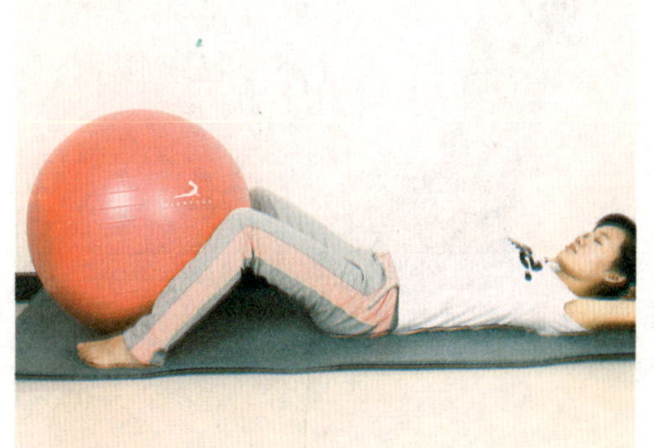

3 用两个膝盖夹紧健身球，且收缩肛门，重复10次。

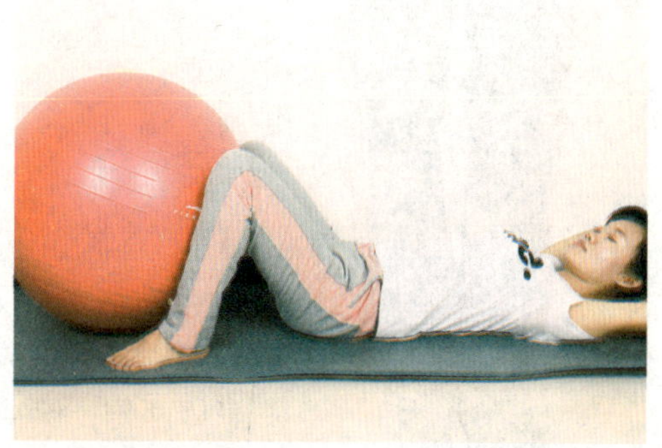

4 上身抬起，保持5秒，再平躺下来。

胸部健美操让乳房“挺”起（产后第 4 周开始）

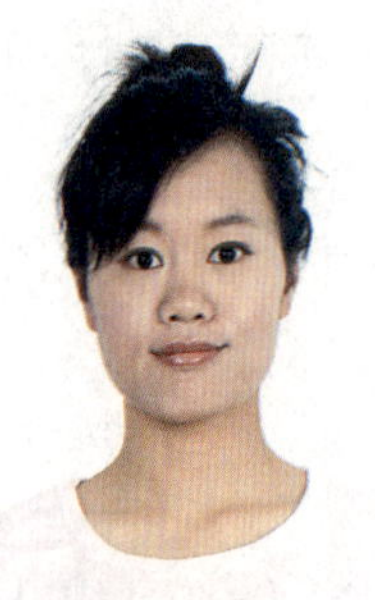

女性怀孕期间，乳腺生长，乳房内的血管也变得粗大，乳房不仅向前推高，也向两腋扩大。分娩后，支撑乳房的韧带和皮肤因为长时间的拉扯也很难一下子复原，再加上新妈妈要哺育宝宝，此时如果不注意乳房的保护，就会导致乳房不像以前一样挺拔，甚至下垂。从产后第 4 周开始，做下述胸部健美操可以帮助你的乳房恢复往日的挺拔和美丽。

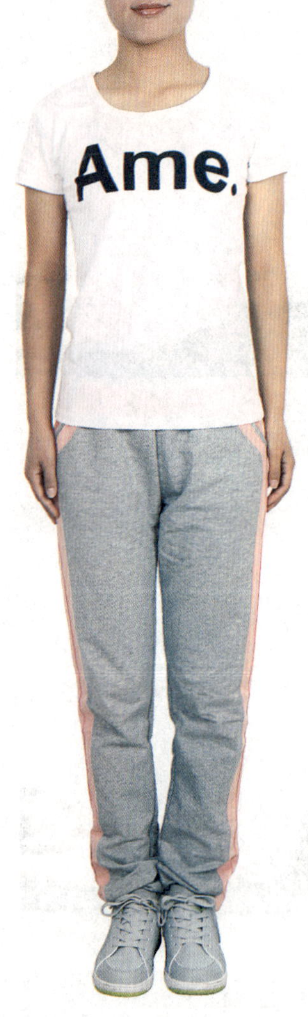

2 向前弯腰，双手放于膝盖上，上身尽量向前，挺直背部，收缩腹部，保持 15 秒钟。

1 自然站立，双脚并拢，双手放于身体两侧，保持 10 秒钟。

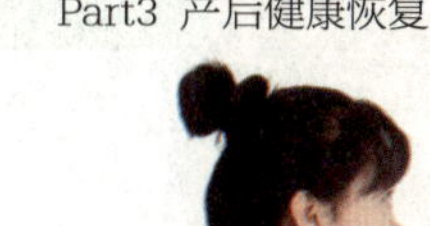

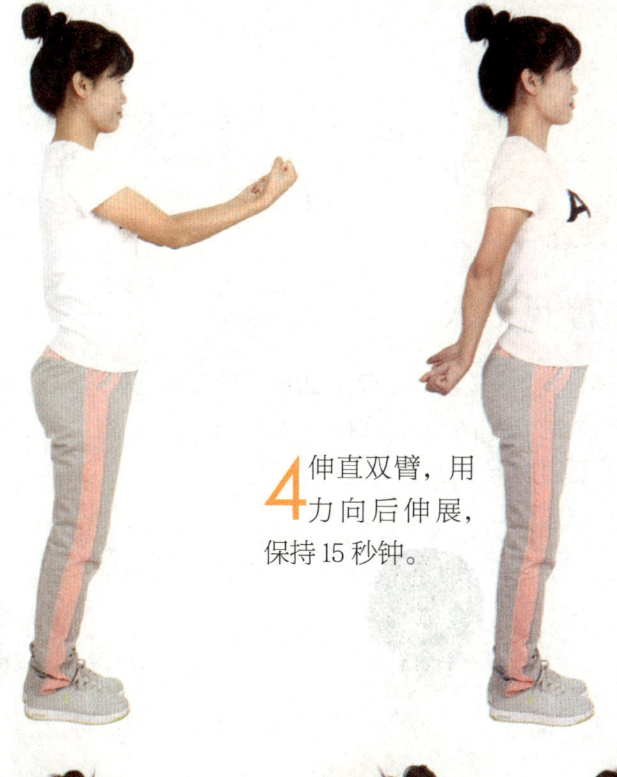

3 双手握拳，双臂屈成 90° 并贴紧身体，尽量提高，保持 10 秒钟。

4 伸直双臂，用力向后伸展，保持 15 秒钟。

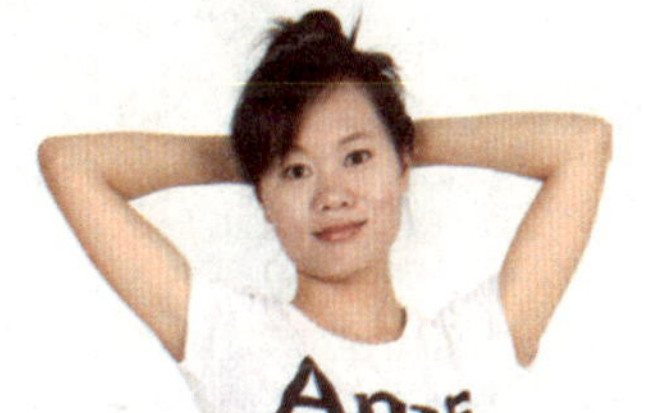

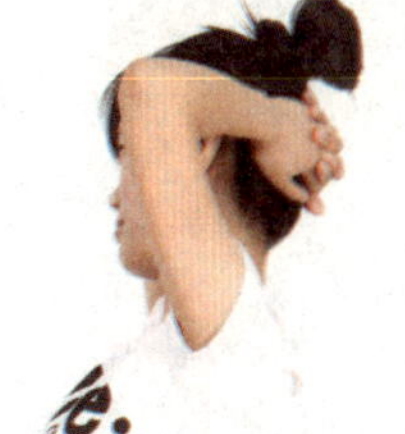

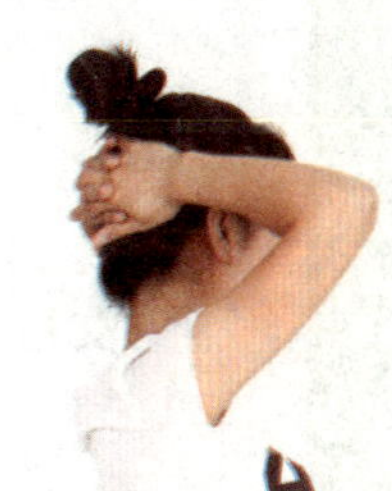

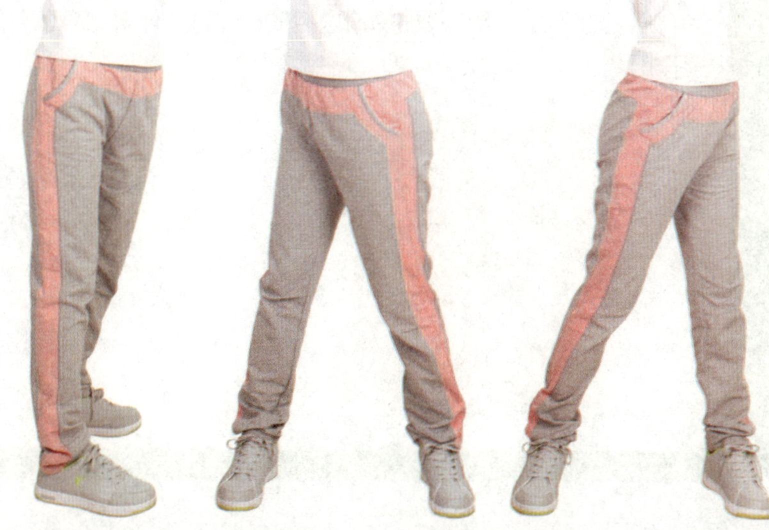

5 双脚分开，双手抱住后脑勺，身体向左右各转 90°，重复做 20 次。

这几个瘦身穴一定要按

产后新妈妈腰腹部往往脂肪堆积较多，可以试试下面这些瘦腰腹的穴位按摩，只要坚持，一定能收到意想不到的效果。

按摩风池穴

风池穴位于后颈部，后头骨下，两条大筋外缘陷窝中，与耳垂齐平。新妈妈双手拇指或食指指腹依次按压风池穴 5 分钟，直至有酸胀感为宜，休息 1~3 分钟后，可再按压 5 分钟。

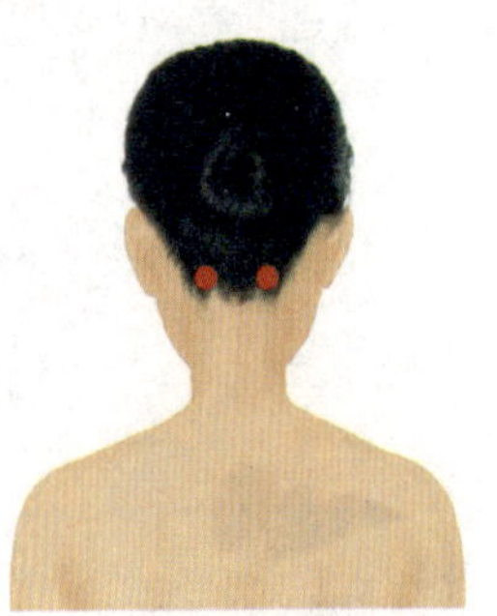

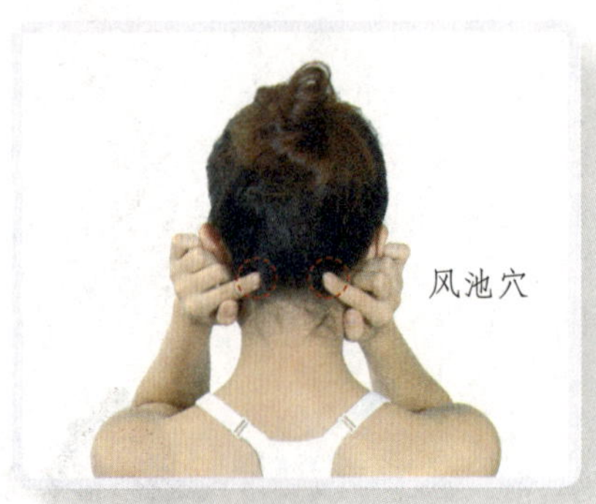

按压三焦俞穴

找三焦俞穴要先确定第 7 颈椎（低头，脖子上隆起最高的骨头），向下数至第 12 胸椎，下一个突起便为第 1 腰椎，在其棘突之下，旁开两指（食指与中指并拢）处。新妈妈可以用两手手指指腹按压或揉压 3~5 分钟，以有酸胀感为度。有通三焦，鼓动全身气血的输送耗散，促进身体对饮食营养的消耗，减肥瘦身的作用。

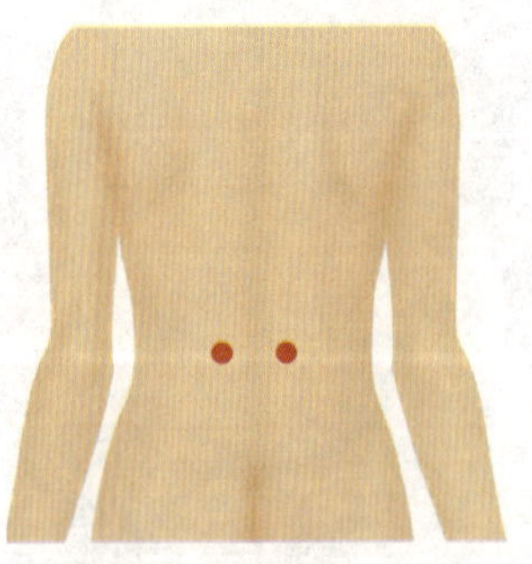

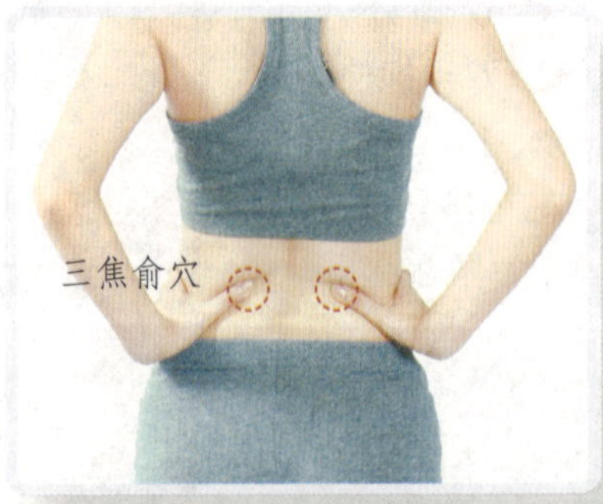

按掐足三里穴

新妈妈取正坐，屈膝 90°，手心对髌骨，手指朝向下，无名指指端处即是足三里穴。用拇指指端按掐足三里穴，一掐一松，以有酸胀、发热感为度，连做 36 次，两侧交替进行。有调动脾胃，促进消化吸收，减少脂肪堆积的作用。

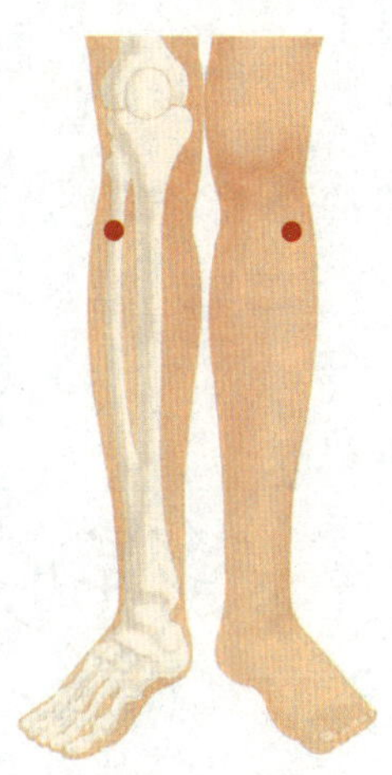

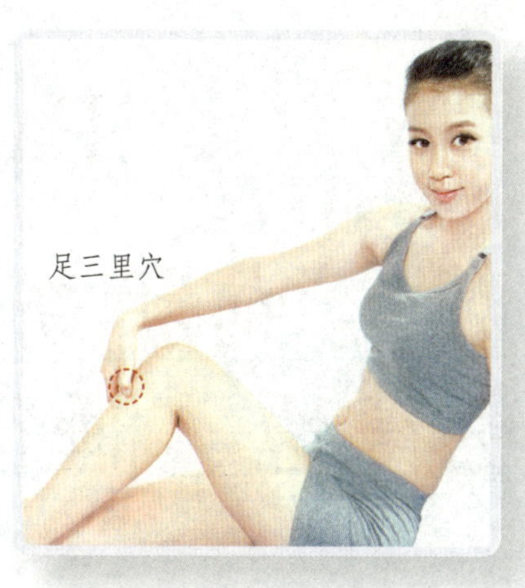

按摩胃脾大肠区反射区

胃脾大肠区反射区位于手掌面，第 1、第 2 掌骨之间的椭圆形区域，新妈妈可以用食指或拇指用力掐该反射区，也可用牙签及发夹末端刺激。力度尽量大些，时间要长，有肿胀疼痛感为止。可以降低食欲，抑制肠胃功能。注意一定要强力刺激反射区，否则会起到相反的效果。

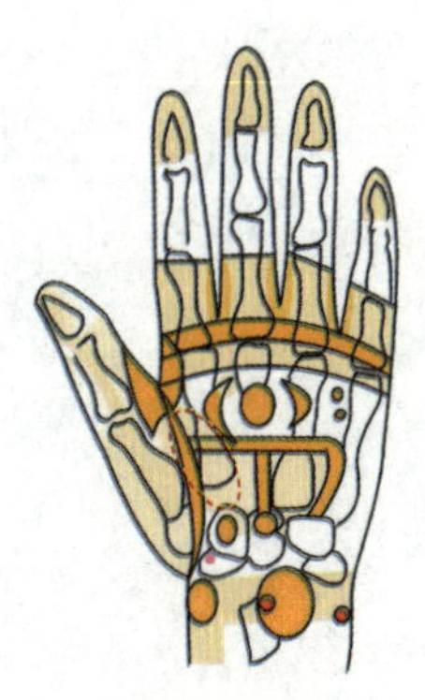

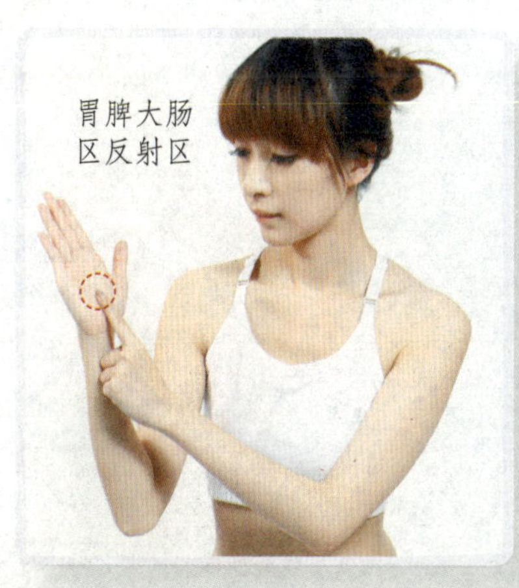

Part4

呵护新生儿，
吃得饱、睡得香、长得快

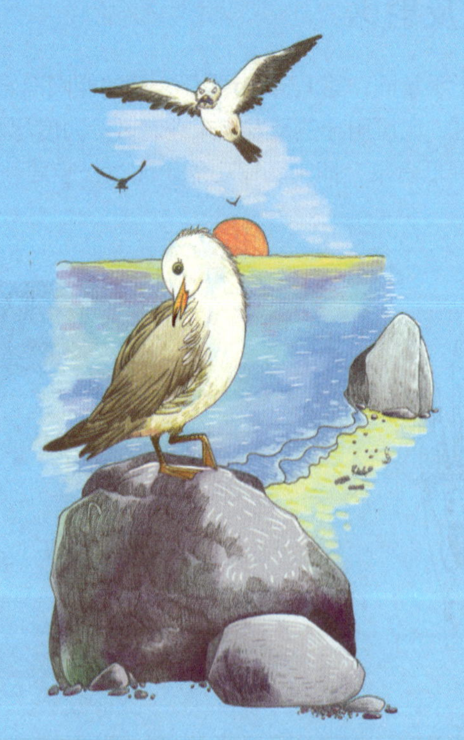

第 1 天

跟妈妈的第一次肌肤接触

新生儿和妈妈的这种亲密接触是只属于妈妈和宝宝的“第一次”，这个“第一次”妈妈们一定要记住两个 30 分钟，即：母婴皮肤接触应在分娩后 30 分钟以内开始，接触时间不得少于 30 分钟。当孩子从母体娩出后，妈妈可以将新生儿赤裸地放在胸前，由妈妈搂抱着自己的宝宝，母子肌肤相接，让宝宝开始吸吮。

出生 0.5 ~ 1 小时开始第一次吮吸

早吸吮对于科学母乳喂养至关重要，一般情况下，顺产婴儿出生后 20 ~ 30 分钟，剖宫产的产妇在麻醉药退后清醒 30 分钟内即可进行哺乳，每次可持续 10 ~ 30 分钟，即使没有乳汁也应让婴儿吸吮乳头。

早吸吮无论是对宝宝还是对妈妈都是大有好处的。因为宝宝的吮吸对乳房的刺激，除了能让宝宝适应乳头吮吸的感觉，养成良好的吮吸习惯，还能刺激母乳的分泌，保证哺乳期乳汁的足量供应。

第一口吃到初乳，获得一生的免疫力

初乳对新生宝宝是非常重要的，有助于宝宝增加身体免疫力，促进身体健康，增强抵抗力，并保护宝宝免受细菌的侵害，减少新生儿疾病的发生。

初乳除了营养丰富之外，还富含免疫球蛋白这种抗病毒因子，特别是含有多种预防、抗病的抗体和免疫细胞，这是任何代乳品所没有的。

出生 24 小时内第一次排胎便

新生儿大多会在出生后 24 小时内第一次排出墨绿色的胎便，主要是胎儿期肠道内的分泌物、胆汁、吞咽的羊水以及胎毛、胎脂、脱落的上皮细胞等在肠道内混合而成。

胎便总量大约 150 克，一般三四天排干净。但如果新生儿出生后超过 24 小时不排便，就要及时看医生。因为胎便中有大量的胆红素，所以必须尽早排出，否则会加重新生儿黄疸。

及时接种卡介苗

在“预防接种时间及纪录表”中，卡介苗预防接种名列第一位，接种后可以预防结核病。正常出生，体重在 2500 克以上的婴儿，出生 24 小时以后，就可以接种卡介苗，最迟应该在 1 周岁前完成接种。

注意，接种 3 个月后应带宝宝进行复查，以确保卡介苗已经种上。

第2天

宝宝胃容量的变化

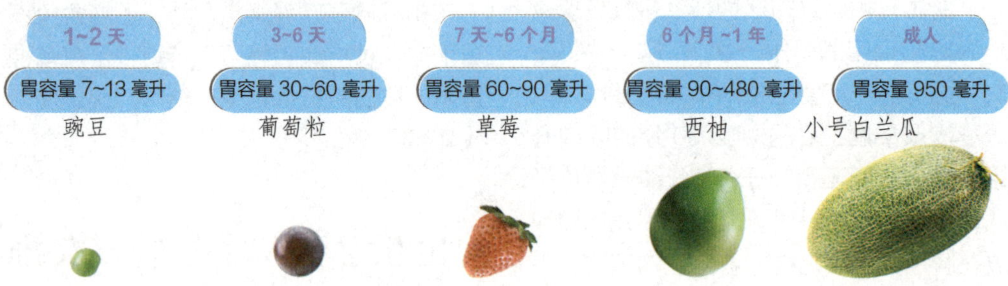

初乳量虽少，但宝宝这时的食量也小

初乳分泌量虽然少、又稀，有的新妈妈可能每天的初乳量不过20多毫升，但此时宝宝的食量也很少，3个月内的宝宝胃容量也只有30毫升左右，所以对于一般的宝宝来说也就足够了。

脐带要每天消毒，不要沾水

宝宝身上保留着很短的一段脐带，这一小段脐带会在一天的时间内变干变黑。医生一般都会做好处理，并用纱布覆盖，第1天无需再对其做特别处理。但从第2天起到宝宝脐带脱落前的1～2周，就需要每天为脐带做消毒处理了。

在开始护理脐带之前，家长一定要洗净手，避免手上的细菌感染宝宝脐部。

每天早晚，用75%的酒精棉签各擦拭脐部1遍。擦拭时，一手提起脐带结扎部位的小细绳，一手用沾过酒精的棉签充分的擦拭脐带与肉连接的地方。

出生三个月内宝宝不用睡枕头

刚出生的宝宝一般不需要使用枕头，刚出生的宝宝平躺睡觉时，背和后脑勺在同一平面上，颈、背部肌肉自然松弛，加之婴儿头大，几乎与肩同宽，侧卧时头与身体也在同一平面上，因此可以不用枕枕头。

观察宝宝的呼吸变化

妈妈要留意观察宝宝的呼吸情况，一般刚出生的宝宝以腹式呼吸为主，肺容量较小，呼吸频率可达到每分钟35~45次，在出生后一两周内还会加快，可达到每分钟80~100次，这是正常现象。随着宝宝的成长，呼吸频率会慢慢下降，婴幼儿期呼吸频率降为20~30次/分钟。

第3天

出生后2~3天内“掉水膘”是正常现象

新生儿在出生后1周左右，由于吃奶量少，又排出胎便、尿，加上皮肤蒸发，机体会丢失一些水分，使新生儿体重比出生时下降100 ~ 300克，这种现象被称为“掉水膘”。正常情况下，在出生后7 ~ 10天，体重可恢复到出生时的水平，以后体重明显增加。

称量新生儿的体重最好是在吃完奶后一段时间，每次称重均选择同一时间。这样就可以准确知道宝宝体重是多少，并可以与上一次称的体重做比较。

观察宝宝有没有黄疸

宝宝出生2 ~ 3天后会出现新生儿黄疸，一般会自行消失。一旦出现黄疸还是要通过采血确认血清胆红素的数值。若在出生后24小时就出现黄疸，需要立即采取措施。要是黄疸比较严重，可以采取光照治疗等措施。

怎么判断宝宝穿的多还是少

判断小宝宝穿衣多少以手的温度为宜，摸一下宝宝的小手，如果很凉就穿少了；如果手心有汗，是穿多了的表现。此外，也可以摸摸宝宝的后颈，如果有汗也是穿太多了。

学会给宝宝穿衣服

1 穿连体衣要从脚下穿起。可以将一条裤腿卷起来，套入宝宝的一只脚上，然后展开裤腿，另一只裤腿也可以这样穿。

2 然后一手握住宝宝的脚踝，轻轻抬起宝宝的双腿，就可以把连体衣套过宝宝的屁股了。

3 接着将袖管卷起来，套入一只胳膊，然后展开袖子，另一只胳膊也这样穿。

4 最后系扣子。

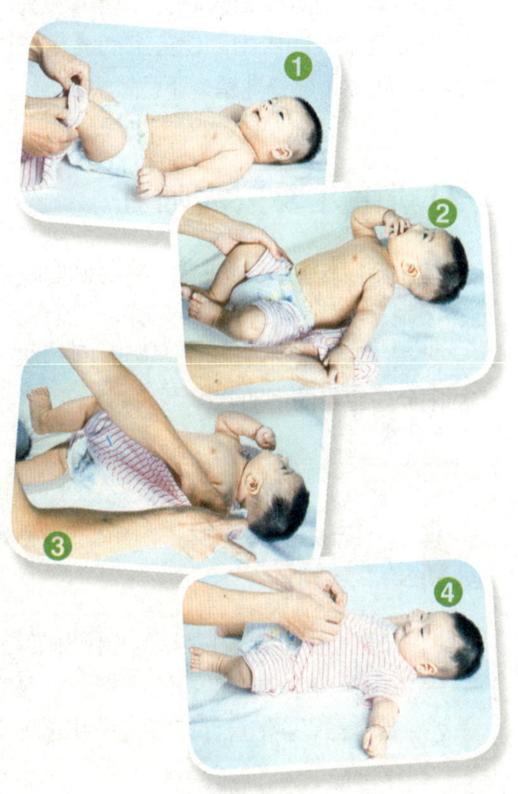

第 4 天

哺乳前先敷乳房，便于宝宝吸吮

有些新妈妈因为乳腺不通，导致乳汁无法顺利排出，造成胀奶，无法顺利喂母乳。建议这些新妈妈可以喂奶前 30 分钟，先用毛巾热敷两侧乳房 5 ~ 10 分钟，再用指腹由乳房外侧往乳头方向按摩，可刺激乳汁分泌。

让宝宝正确衔乳

给宝宝喂奶时，妈妈要先用乳头轻触宝宝的嘴唇，当其嘴张大后，迅速将乳头和乳晕放入宝宝的口中。让宝宝的嘴包住乳头和乳晕或大部分乳晕，下巴紧贴乳房。

对新生儿要按需哺乳

新生宝宝没有时间观念，早期他们睡觉、哭闹、吃奶都没有时间规律，提倡新生宝宝按需哺乳，不必给出喂奶时间和次数的限制，宝宝随饿随吃即可。

经常给宝宝变换睡姿

新生儿睡姿可以有仰卧、侧卧和俯卧几种姿势，没有固定模式，只要宝宝睡得舒服就可以了。新生儿睡姿最好是多种睡姿交替进行，左侧卧、右侧卧、仰卧、俯卧轮流进行，经常给宝宝变换一下。需要注意，俯卧时要注意保持宝宝口、鼻的呼吸顺畅，要防止出现被子、衣物堵住宝宝口鼻的情况发生。

睡梦中不要一哭就抱

有些宝宝会在睡梦中突然哭起来，这时不要立马抱起宝宝，父母可以反应慢半拍，让宝宝自己去适应，或是采取以下的方法让宝宝安然入睡。

1 新妈妈用手轻轻抚摸宝宝的头部，一边抚摸一边发出单调、低弱的“哦哦”声。

2 将宝宝的双侧手臂放在胸前，保持在子宫内的姿势，也能让宝宝产生安全感，很快就能入睡。

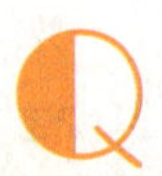

宝宝是否不宜采用俯卧的姿势睡觉？

A 过去老辈人往往认为俯卧睡姿易使宝宝窒息，并因此认为宝宝不宜采取俯卧睡姿。这种看法确实也是对的，但是却也忽略了这种姿势对宝宝的好处，其实，只要注意保持宝宝呼吸的顺畅，也是可以让宝宝采用俯卧姿势睡觉的。

第 5 天

吃完奶拍拍嗝，能防止宝宝吐奶、溢奶

吐奶、溢奶是很多新妈妈遇到头疼的事，因为宝宝喝完奶后，由于胃里下部是奶，上部是空气，所以就会造成胃部压力，出现溢奶、吐奶现象。妈妈们每次喂完宝宝，可以给宝宝拍拍嗝，让宝宝把吸入的空气吐出来，就不容易吐奶、溢奶了。

给宝宝拍嗝的方法

爸爸或妈妈可将宝宝竖抱起来，让宝宝扒在大人肩膀上，然后用空掌由下往上拍打宝宝背部。也可以让宝宝侧坐在大人腿上，大人一手托住宝宝的下巴和脖子，一手以空掌的方式由下向上轻轻拍打。

男宝宝生殖器官的清洁

水温适当

水温控制在 38 ~ 40℃，保护宝宝的皮肤及阴囊不受烫伤。阴囊是男性身体温度最低的地方，最怕热，高温会伤害成熟男性睾丸中的精子。宝宝睾丸中此时虽没有精子，但也必须注意防止烫伤。

切莫挤压

宝宝的阴茎和阴囊都布满筋络和纤维组织，又暴露在外，十分脆弱。洗澡时，新爸爸新妈妈要特别注意，不要因为紧张慌乱而用力挤压，伤到宝宝的这些部位。

重点清洗

把宝宝的阴茎轻抬起来，轻柔地擦洗根部，阴囊多有褶皱，较容易藏脏东西；阴囊下边也是隐蔽之所，包括腹股沟的附近，要着重擦拭。

包皮清洗

在男宝宝周岁前不必刻意清洗包皮，因为这时宝宝的包皮和龟头还长在一起，过早地翻动柔嫩的包皮会伤害宝宝的生殖器。

阴囊褶皱的清洗

宝宝的粪便很容易沾到阴囊的褶皱处，因此在给宝宝换尿布时，可以用浸湿的纱布或者毛巾轻轻擦拭。阴囊表皮的褶皱里也是很容易积聚污垢的，家长可以用手指轻轻地将褶皱展开后擦拭。

女宝宝私处的清洁

女宝宝的尿道较短，如果不注意卫生，细菌可以经较短的尿道进入膀胱，引起泌尿系统炎症，而阴道口也时常留有少量分泌物，若不加清洗，将为细菌繁殖创造有利条件，引起生殖器官炎症。

女宝宝清洗外阴部一般在就寝前或者大便后进行。外阴部一般用温水从前向后清洗即可，水温太高容易烫伤。需要注意的是，妈妈洗漱的用具和宝宝的用具要分开。

第6天

宝宝有鼻屎千万不要用手抠

在正常情况下，新生儿的鼻孔会进行“自我清洁”。如果空气很干燥，鼻孔里可能结有鼻屎，造成新生儿不舒服——因为新生儿出生后头几个星期还不会用嘴呼吸。这时，妈妈要注意不要用手直接去抠，可以用一小块棉棒蘸湿，轻轻放入鼻孔，把鼻屎取出。时间最好选择在哺乳后。

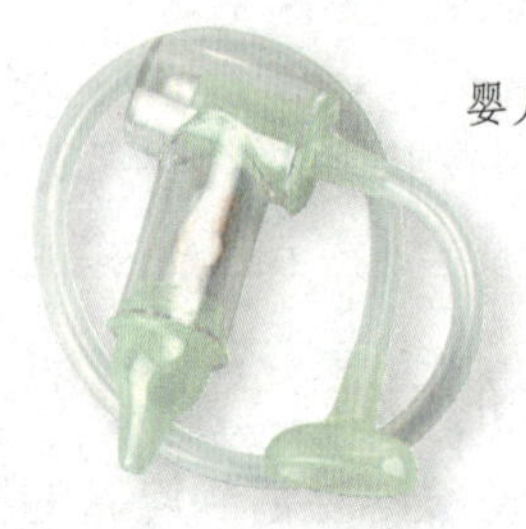

婴儿通鼻器

不要挖耳屎

宝宝的耳道很小很娇嫩，不能像大人一样给宝宝挖耳洞。不用担心其中的耳屎，因为它们会随着宝宝的咀嚼、张口或打哈欠的活动，借助于下颌等关节的运动而自行脱落，并排出耳道。

如若洗澡时不慎进水，可以将新生儿的头转向一侧，用棉棒对耳廓进行清洁。注意，只能清洁到耳孔，不宜深入，以免把耳垢推向深处而引起耳道堵塞。

经常给宝宝修剪指甲

宝宝的指甲长得很快，很容易抓伤自己。为了避免这种情况的出现，父母要经常及时地给宝宝修剪指甲。

此外，宝宝的指甲柔软而光滑，注意不要剪得太短，以免不小心伤到宝宝，光滑平整即可。

婴儿专用指甲剪

最佳时间：

1、宝宝熟睡时

2、宝宝洗完澡后安静地躺在床上时

使用工具：宝宝专用指甲剪或钝鼻指甲剪

指甲形状：短而光滑

宝宝的衣服要分开清洗

1 要用专门的盆单独手洗。

2 洗涤时要用肥皂清洗宝宝的贴身内衣，不要用化学物质。

3 漂洗时，要用清水反复过水2～3次，直到水清为止。

4 最好在太阳下暴晒消毒，如遇到阴天，可以用熨斗熨一下，这样也可以达到消毒和杀菌的目的。

第 7 天

不宜摇晃哄睡

一些宝宝哭闹不停，妈妈就会抱着摇晃着宝宝让其入睡。其实，这种做法是不对的，因为过分摇晃会让宝宝大脑内的颅骨腔受到一定的震动，影响脑部的发育，严重的会使尚未成熟的大脑与较硬的颅骨相撞，造成颅内出血。所以，妈妈们不宜摇晃哄睡，特别是 10 个月以内的宝宝。

经常给宝宝换换头部放置的方向

新生儿斜颈是非常常见的现象。因胎儿蜷曲在子宫内，随着生长，其颈部会渐渐扭曲起来，以协调身体，适应这一狭小的空间。出生后，因颈部两侧肌肉强度不一致，其头部就会偏向颈部较短一侧，造成斜颈；再加上宝宝的骨骼不结实，如果此时再让宝宝总朝一个方向侧躺，头部就易变形，形成偏头。所以，建议新手爸妈平时要经常给宝宝转换侧躺的方向。

卧室不要通宵开灯

一些父母为了方便夜间给宝宝喂奶、换尿布，会把卧室的灯通宵地开着，这对宝宝是不利的。因为通宵开灯会让宝宝不分昼夜，这样会影响宝宝的睡眠和喂养，不利于宝宝的身体健康。调查研究显示，夜间熄灯的宝宝睡眠时间较长，喂奶所需时间较短，体重增加较快，所以宝宝的卧室不宜通宵开灯。

按需喂养，宝宝想吃就喂

很多妈妈会疑惑，每天到底喂宝宝吃几次，其实母乳喂养是一种最自然的方式了，可以在任何宝宝想吃的时候就喂，这种宝宝想吃就喂其实就是一种按需喂养，而不必按时喂养，这样最有利于建立哺乳关系，也有利于乳汁的分泌。

按需喂养不等于宝宝一哭就喂，对于小宝宝来说，他们表达自己的唯一方式就是“哭”，宝宝“哭”可能有很多原因，比如说是拉了、尿了、饿了……妈妈要细心观察判断，而不是一哭了就喂。

避免抱着宝宝睡觉

妈妈最好不要让宝宝养成抱着才能睡觉的习惯，这样不仅会影响宝宝的睡眠，还会影响大人的睡眠。妈妈应该帮助宝宝养成良好的睡眠习惯，让宝宝吃饱后，放在他的小床上，自己睡觉。

刚买来的新衣服不要立刻给宝宝穿，最好是洗后再穿，以免衣物上的细菌、甲醛等残留物对宝宝的皮肤造成刺激，引起各种皮肤不适。

第 2 周

怎么喂奶不呛奶

呛奶主要是因为奶流过快引起的，这一口还没咽下去下一口又来了，造成宝宝呛奶。妈妈这样喂奶可以有效预防婴儿呛奶：

1 不在婴儿大哭时喂奶。

2 注意喂奶姿势，喂奶时要让宝宝的头部略高，上半身成 30° ~ 45°，不要是平躺的状态。

3 控制奶水速度，当妈妈感觉乳房太胀的时候，先挤出去一些再喂宝宝；或者奶水量多时，用手指轻压乳晕，减缓奶水的流出。

4 喂完奶后，将宝宝直立抱起拍完嗝再将宝宝放下。

5 人工喂养的宝宝则要注意奶嘴孔的大小。

宝宝穿衣服前的工作不能忽视

1 剪下新衣服的商标。如果是贴在里面的更要彻底剪下来，因为商标接触皮肤会使皮肤红肿。

2 新衣服用清水漂洗。新生儿的衣服最好用干净的水漂洗后再穿，去掉可能附着在上面的灰尘或异物等，这样接触的感觉会更清爽，也容易吸汗。

3 室温升高后再脱衣服。在确定室内温度升高后，再迅速脱掉或换下宝宝多余的衣物。有的宝宝在脱衣服时会吓一跳，但这是 0 ~ 4 个月宝宝的反射反应，可以抓住宝宝的手或胳膊让其安心。

宝宝的衣服要与大人的分开存放

宝宝的衣服清洗后，最好在太阳下暴晒进行消毒，然后在单独空间存放，不要和大人的衣服放在一起，因为宝宝皮肤娇嫩，抵抗力低，沾染细菌容易生病。此外，存放宝宝衣服的地方，最好不要放樟脑丸等挥发剂，以免这些化学物质渗透到宝宝的衣服中，进而影响宝宝的健康。

不要让宝宝含着乳头睡觉

新生宝宝正处于快速生长期，很容易出现饥饿的情况，所以夜间会吃两三次奶。但需注意不能让宝宝含着乳头睡觉，否则既会影响宝宝睡眠，难以让宝宝养成良好的吃奶习惯，还容易造成窒息。此外，还会导致妈妈出现乳头皲裂。

宝宝的衣物最好要与大人的分开洗涤并存放。

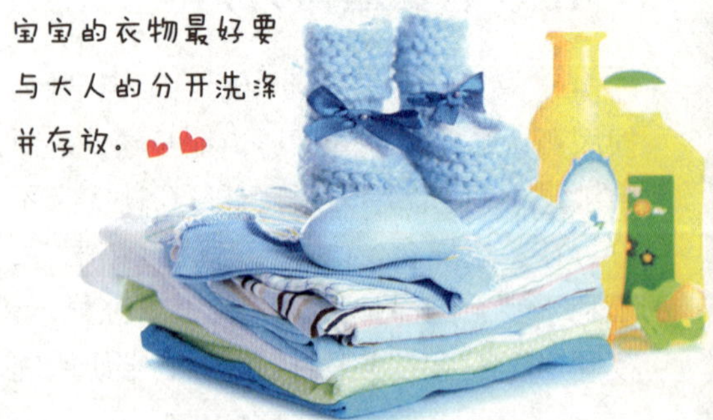

第3~第4周

如何清洗宝宝的头皮痂

有些宝宝，特别是较胖的宝宝在出生后不久，头顶前囟门的部位，有黑色或褐色鳞片状融合在一起的皮痂，且不易洗掉，俗称“胎垢”。这是皮脂腺所分泌的油脂及灰尘等组成的，一般不痒，但清除不易。有些爸爸妈妈用香皂、沐浴液清洗都无济于事，而且还会刺激宝宝的娇嫩皮肤。其实，爸爸妈妈可以在宝宝洗澡前用脱脂棉蘸宝宝按摩油轻轻涂抹在胎垢处，等洗澡结束时，用脱脂棉蘸水轻抹，两三次后头垢基本都可清除，清除手法要轻柔。

宝宝出现枕秃别急

宝宝这时出现的枕秃，主要是因为宝宝大部分时间躺在床上，脑袋和枕头接触的地方容易出汗导致皮肤发痒，而宝宝不会自己抓，主要通过摇晃脑袋来应付脑后发痒，时间长了，宝宝后脑勺的头发就会被磨掉而出现枕秃。妈妈也不必过于担心，等宝宝过了3个月，能自由翻身就好了。

头睡偏了应及时纠正

刚出生的宝宝头颅骨尚未完全骨化，有一定的可塑性。当一方骨片长期承受整个头部重量的压力时，很容易导致宝宝头部睡偏。所以新手爸妈要时刻关注宝宝的睡姿，避免宝宝把头睡偏了。不过，即使在3个月以内头部睡偏了，也是可以帮助宝宝及时纠正的。但过了3个月，宝宝自己能够翻身，就不会再随意由父母改变睡姿了。

不要给宝宝剃满月头

一些地方会在宝宝满月时，给宝宝剔满月头，就是把胎毛全部剃掉，认为这样宝宝的头发就会长得浓黑。事实上，这是没有科学依据的。宝宝头发长得慢与快、粗与细、多与少等，与是否剃除胎毛没有任何关系，而是与宝宝的营养状况及遗传等有关。

此外，宝宝头皮薄、嫩、抵抗力弱，在剃满月头时容易损伤皮肤，导致细菌侵入头发根破坏了毛囊，影响头发生长，甚至会导致脱发。如果宝宝头发长了，而且是炎热的夏季，为防止湿疹，可以把头发剪短，但不宜剃光头，即使出了湿疹，也不要剃光，否则容易引起感染。

宝宝洗完澡不宜马上喂奶

宝宝洗完澡后，血管扩张，内脏的血液供应不足，如果马上喂奶会加重肠道负担，导致血液向肠道转移，进而体温下降，宝宝会感到冷，同时也会让宝宝肠胃受损，所以，宝宝洗完澡后应该休息10分钟再开始喂奶。

附录 1：孕期正常参数表

胎宝宝身体状况

孕周	双顶径（平均值）cm	腹围（平均值）cm	股骨长（平均值）cm
16 周	3.62 ± 0.58	10.32 ± 1.92	2.10 ± 0.51
18 周	4.25 ± 0.53	12.41 ± l.89	2.71 ± 0.46
20 周	4.88 ± 0.58	14.80 ± l.89	3.35 ± 0.47
22 周	5.45 ± 0.57	16.70 ± 2.23	3.82 ± 0.47
24 周	6.05 ± 0.50	18.74 ± 2.23	4.36 ± 0.51
26 周	6.68 ± 0.61	21.62 ± 2.30	4.87 ± 0.41
28 周	7.24 ± 0.65	22.86 ± 2.41	5.35 ± 0.55
30 周	7.83 ± 0.62	24.88 ± 2.03	5.77 ± 0.47
32 周	8.17 ± 0.65	26.20 ± 2.33	6.43 ± 0.49
34 周	8.61 ± 0.63	27.99 ± 2.55	6.62 ± 0.43
36 周	8.81 ± 0.57	29.44 ± 2.83	6.95 ± 0.47
38 周	9.08 ± 0.59	30.63 ± 2.83	7.20 ± 0.43
39 周	9.21 ± 0.59	31.34 ± 3.12	7.34 ± 0.53
40 周	9.28 ± 0.50	31.49 ± 2.79	7.40 ± 0.53

注 对于上述数据，孕妈妈不要过于紧张，特别是中后期，由于胎宝宝在腹内活动幅度较大，加上胎儿体位的不同，还有医生的个体操作差异，都可能会有数字误差，有时甚至波动幅度会很大。超过 30 周，理论上允许有上、下两周的误差，所以一旦报告结果和正常值有出入时，也不必太紧张。复查后确实有问题，再咨询医生，寻求解决方案。

孕妈妈身体状况

孕周	腹围下限（cm）	腹围上限（cm）	标准值（cm）
20 周	76	89	82
24 周	80	91	85
28 周	82	94	87
32 周	84	95	89
36 周	86	98	92
40 周	89	100	94

注 测腹围是通过测量平脐部环腰腹部的长度了解子宫横径大小，对应宫底高度以便了解宫腔内的情况及子宫大小是否符合妊娠周数。腹围受孕妇自身胖瘦影响很大。

孕妈妈宫底高度

孕周	手测宫高	尺测宫高
12 周末	耻骨联合上 2~3 横指	—
16 周末	脐耻之间	—
20 周末	脐下 1 横指	18（15.3~21.4）厘米
24 周末	脐上 1 横指	24（22~25.1）厘米
28 周末	脐上 3 横指	26（22.4~29）厘米
32 周末	脐剑之间	29（25.3~32.0）厘米
36 周末	剑突下 2 横指	32（29.8~34.5）厘米
40 周末	剑脐之间或略高	33（30~35.3）厘米

资料参考《妇产科学》

注 通过测量宫底高度，如发现与妊娠周数不符，过大过小都要寻找原因。如做 B 超等特殊检查，看看有无双胎、畸形、死胎、羊水过多、过少等问题。

附录2：新生儿的全面探秘

医学上将宝宝出生后的头4周称为新生儿期。此时，新生儿太小，太脆弱，一切都要小心谨慎。不过，新生儿比我们想象中要长得结实，而且具有出色的适应能力。新妈妈首先要了解一下宝宝的身体，哪些是正常情况，哪些可能遇到麻烦等。

身躯

刚出生的宝宝身躯小于头部，一般来说，男宝宝的平均胸围是33.6厘米，女宝宝的平均胸围是33.1厘米。到了出生后6个月左右，头围与胸围差不多；周岁以后，胸围会大于头围，腹部全面隆起，一般为腹式呼吸。

生殖器

无论男宝宝还是女宝宝，刚出生时，生殖器一般都处于水肿状态，过了2~3天就会恢复正常。女宝宝可能会出现白带或阴道出血的情况，这是受妈妈激素的影响，不必担心。每个男宝宝的睾丸、阴茎大小、颜色等都不一样。

腿

腹股沟关节张开，膝盖弯曲。随着宝宝的长大，腿逐渐伸直。虽然此时脚还是平足，开始走路后，脚底就会改变形状。

胸

手贴在新生儿的胸部会感觉到心脏的跳动，一般是120~160次/分钟。宝宝的胸部有点膨胀，是妈妈的激素影响到宝宝的乳房。有时会感到有硬块，偶尔还有母乳似的分泌物，但不用担心。

肚脐

刚出生时脐带是湿湿的，出生后7~10天就会干燥变黑，自行脱落。这时要注意避免接触水。每日可用75%酒精擦拭脐部。脐带脱落后，如果有脓水流出，需要立即就医。

皮肤

新生儿皮肤上附着一层像白色膜的光滑胎脂。足月出生的宝宝皮肤光滑且胖，但皮肤皱纹比较多，弹性小，偶尔可以看到血管。

乳房

不管是男宝宝还是女宝宝，刚出生时乳房会稍微凸起，这是因为受到妈妈催乳激素的影响。有时还会分泌乳汁，但不能挤压乳头，否则容易感染。保持原状，几周内就会恢复正常。

指甲

在妈妈肚子里时宝宝也在长指甲，所以有的宝宝指甲挺长的。宝宝的指甲就像纸一样又薄又软但非常尖锐，容易划伤脸，最好及时剪掉。

眼睛

新生儿对光比较敏感，大部分时间都在睡觉，难以完全看到眼珠。也有的宝宝会眯缝着眼睛眨巴眨巴，过几天就没事，有时候会持续2周左右。

嘴

新生儿嘴和舌头的感觉很发达。手指贴在嘴周围，嘴就会转到手指方向，想要舔。出生后2周味觉就会快速发育，新生儿能感觉到全部的酸甜苦辣味。

耳朵

有的宝宝耳朵会出现形状奇怪或左右不对称的情况，是因为在狭窄的子宫里耳朵会被压着，但这种情况会很快恢复。

头发

有的新生儿头发多，有的少，头发的颜色也不尽相同。宝宝在接近100天时开始掉胎发，到周岁时长正式的头发。偶尔会看到像头皮屑的东西，但这只不过是胎脂，很快就会消失。

头

在新生儿的身体中，头部约占身体的1/4，头围比胸围还大1厘米左右。一般来说，男宝宝的平均头围是34.6厘米，女宝宝的平均头围是34.1厘米。

囟门

额头和头顶之间的菱形柔软部位即为“前囟”。新生儿的头骨块没有完全闭合，所以头顶柔软的部位没有骨头，可见呼吸似的活动，孩子哭或紧张时会稍微凸出。另一方面，也为日后大脑发育留出空间。宝宝在12~18个月时前囟会完全关闭。

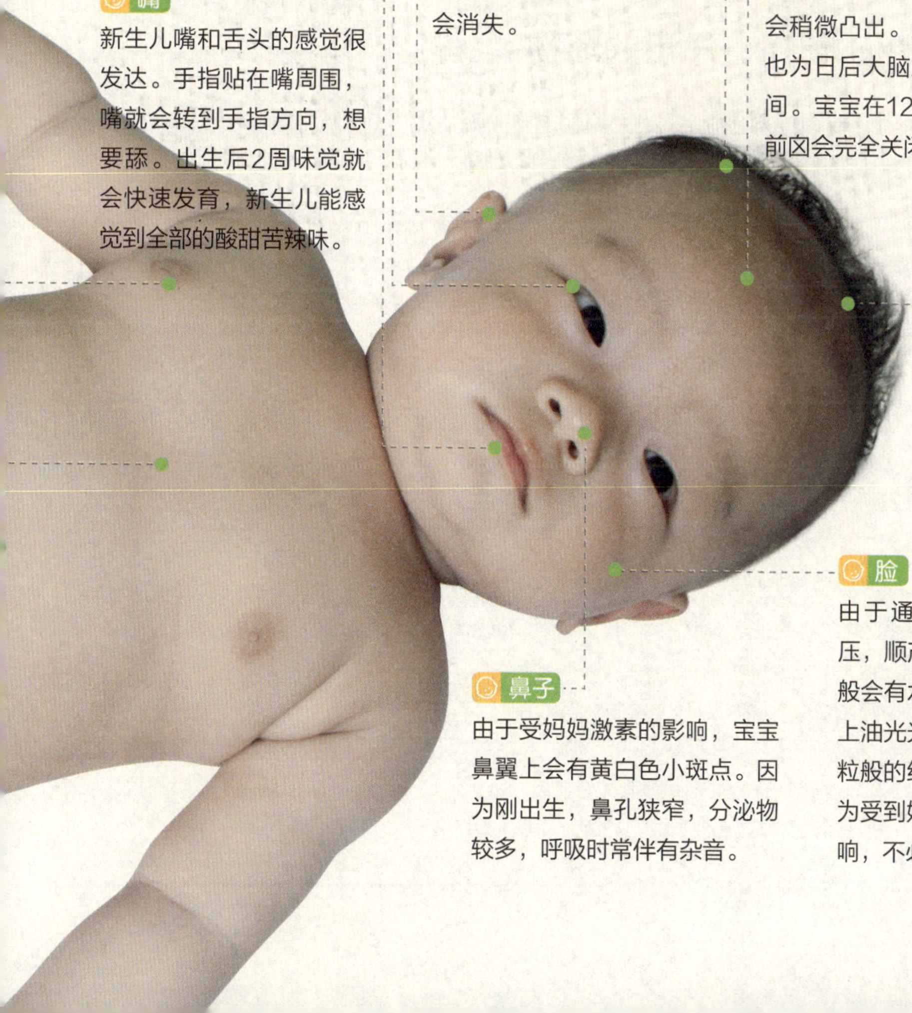

鼻子

由于受妈妈激素的影响，宝宝鼻翼上会有黄白色小斑点。因为刚出生，鼻孔狭窄，分泌物较多，呼吸时常伴有杂音。

脸

由于通过产道的挤压，顺产宝宝的脸一般会有水肿，并且脸上油光光的，还有米粒般的红点，这是因为受到妈妈激素的影响，不必担心。

附录3：孕期如何安全用药

孕期选择药物的原则

- 孕早期尽量不用药，对于原有疾病服药的孕妈妈，可暂停药物，如果不能暂停，应选择对胎宝宝影响小的药物。孕中晚期、分娩期用药要考虑对新生儿的影响，谨遵医嘱。
- 用药必须有明确的指征，且对治疗孕妈妈疾病有益。因为孕妈妈患病不是只吃一味药，疾病严重，对母婴健康都有害。
- 用药要注意孕周，了解胎宝宝的发育特点，需要咨询医生。
- 控制好用药的剂量和时间，要根据病情，及时调整用量，及时停药。
- 对于危及孕妈妈健康，甚至生命时，用药对胎宝宝的影响要次要考虑。
- 几种药物有同样疗效时，要选择对胎宝宝危害较小的一种药物，尽量避免联合用药。

孕期禁用、慎用、忌用的药物

孕妈妈用药，要根据对胚胎或胎宝宝的危险性来判定。1979 年美国药物和食品管理局根据动物实验和临床实践经验，将孕期药物分为 A、B、C、D、X 五大类。

分类	对胎宝宝的危害	药物
A 类（安全）	动物实验和临床实践未见对胎儿有伤害，是一种最安全的药物	维生素 B、维生素 C、维生素 E、叶酸等
B 类（相对安全）	动物实验显示对胎儿有伤害，但临床实践未证实	青霉素家族、头孢菌素类药物、甲硝唑、林可霉素、红霉素、布洛芬、吲哚美辛、毛花苷 C 等
C 类（相对危险）	动物实验证实对胎儿有致畸或杀胚胎的作用，但临床实践未证实	氧氟沙星、阿昔洛韦、齐多夫定、巴比妥、戊巴比妥、肾上腺素、麻黄碱、多巴胺、甲基多巴、甘露醇等
D 类（危险）	临床实践证明对胎宝宝有危害	四环素族、氨基糖苷类、抗肿瘤药物、中枢神经系统镇痛药等
X 类（危险）	动物实验和临床都证实对胎宝宝有危害，是孕期禁用的药物	沙利度胺、性激素己烯雌酚、大剂量维生素 A、大量乙醇等